内科疾病诊疗
与临床药物治疗学

秦兴平 等 主编

吉林科学技术出版社

图书在版编目（CIP）数据

内科疾病诊疗与临床药物治疗学 / 秦兴平等主编
. -- 长春：吉林科学技术出版社，2023.9
ISBN 978-7-5744-0875-3

Ⅰ.①内 … Ⅱ.①秦 … Ⅲ.①内科－疾病－诊疗②内
科－疾病－药物疗法 Ⅳ.① R5

中国国家版本馆 CIP 数据核字 (2023) 第 179670 号

内科疾病诊疗与临床药物治疗学

主　　编	秦兴平等
出 版 人	宛　霞
责任编辑	董萍萍
封面设计	刘　雨
制　　版	刘　雨
幅面尺寸	185mm×260mm
开　　本	16
字　　数	316 千字
印　　张	14.75
印　　数	1-1500 册
版　　次	2023年9月第1版
印　　次	2024年2月第1次印刷

出　　版	吉林科学技术出版社
发　　行	吉林科学技术出版社
地　　址	长春市福祉大路5788号
邮　　编	130118
发行部电话/传真	0431-81629529 81629530 81629531
	81629532 81629533 81629534
储运部电话	0431-86059116
编辑部电话	0431-81629518
印　　刷	三河市嵩川印刷有限公司

书　　号	ISBN 978-7-5744-0875-3
定　　价	90.00元

前　言

为了反映当前临床内科常见病的最新研究成果，更好地为临床工作服务，笔者在广泛参阅国内外最新、最权威文献资料的基础上，结合自己的临床工作经验，编撰了《内科疾病诊疗与临床药物治疗学》一书。

本书观念新颖，从内科疾病结合药物应用的方向，详细阐述了内科各系统常见病、多发病的临床诊疗情况。本书坚持面向临床，注重实用，理论与实践、普及与提高相结合的原则，以临床常见病、多发病为出发点，以诊断和治疗为中心，对每种疾病从分析病因开始，讲述临床表现、实验室及其他检查、诊断和鉴别诊断、治疗等，对临床上经常遇到的疑难问题和重要治疗手段与方法等均进行了系统的阐述，并侧重介绍了当今医学领域的新知识、新理论和新技术。

本书内容突出重点、简明扼要、条理清楚、实用性强，希望对临床医师、临床药师有一定的指导作用。

由于笔者的知识水平所限，书中难免存在失误与不足之处，恳请广大读者提出宝贵的意见。

目 录

第一章 呼吸系统疾病

第一节 新生儿呼吸窘迫综合征

一、概述

新生儿呼吸窘迫综合征（NRDS）又称为新生儿肺透明膜病（HMD），是指婴儿出生后不久即出现进行性呼吸困难、呼吸衰竭症状，病理特征为肺泡壁上附有嗜伊红透明膜和肺不张。

二、病因

（一）早产儿

早产儿肺发育未成熟，磷脂酰丝氨酸（PS）合成分泌不足。胎龄 15 周时，可在细支气管测得 SP-B 和 SP-C 的信使核糖核酸（mRNA）。胎龄 24 ～ 25 周开始合成 PS 和活性 SP-B，以后 PS 合成量逐渐增多。但直到 35 周左右，PS 量才迅速增多。因此，胎龄小于 35 周的早产儿易发生 NRDS。胎龄越小，发生率越高。

（二）围生期窒息

围生期窒息是增加 NRDS 发病率和影响其严重限度的重要因素，围生期窒息可能影响肺泡表面活性物质的产生和导致肺动脉痉挛。

（三）糖尿病

糖尿病母亲的新生儿，其 NRDS 的发病率为无糖尿病母亲的同胎龄新生儿的 5 ～ 6 倍。糖尿病母亲的胰岛素水平升高，具有拮抗肾上腺皮质激素的作用，可使胎儿的肺延迟发育。

（四）其他的危险因素

正常分娩的子宫收缩可使肾上腺皮质激素水平升高，促进肺发育成熟，而剖宫产缺乏这种刺激。

三、发病机制

NRDS 因缺乏由 II 型肺泡细胞产生的表面活性物质而造成。85% 的表面活性物质由脂类组成，在胎龄 20 ～ 24 周时出现，35 周后迅速增加，故本病多见于早产儿。表面活性物质具有降低肺表面张力、保持呼气时肺泡张开的作用。表面活性物质缺乏时，肺泡表面张力增高，肺泡半径缩小，吸气时必须增加压力，吸气时半径最小的肺泡最先萎陷，导致进行性呼吸困难和肺不张。低氧血症等又抑制表面活性物质的合成，由于肺组织缺氧、毛细血管通透性增高、细胞外液漏出、纤维蛋白沉着于肺泡表面形成透明膜，严重妨碍气体交换。

四、临床表现

NRDS 多见于早产儿。出生时或出生后不久（6 h 内）即出现呼吸急促、呼气性呻吟、鼻翼扇动和吸气性三凹征等典型体征。病情呈进行性加重，至出生后 6 h，症状已十分明显。继而出现呼吸不规则、呼吸暂停、发绀，甚至面色青灰合并四肢松弛等症状；心音由强转弱，两肺呼吸音减弱，早期多无啰音，以后可闻及细湿啰音。

五、辅助检查

（一）肺成熟度检查

1. 卵磷脂／鞘磷脂比值

胎儿肺内液体与羊水相通，故可测羊水中卵磷脂／鞘磷脂比值（L/S），L/S < 1.5 表示肺未成熟，NRDS 发生率可达 58%；L/S 为 1.5～1.9 表示肺成熟处于过渡期，NRDS 发生率为 17%；L/S 为 2.0～2.5 表示肺基本成熟，NRDS 发生率仅为 0.5%。

2. 磷脂酰甘油（PG）

PG < 3%，表示肺未成熟，敏感度较高，假阳性率较 L/S 低。

3. 泡沫试验

出生后 1 h 内从新生儿胃内抽出胃液 0.5 mL，加等量 95% 乙醇溶液在试管内，振荡 15 s，然后静立 15 min，观察管壁内泡沫多少来判断结果。"−"为管壁无泡沫；"+"为气泡占管周 < 1/3；"++"为 > 1/3 管周至单层泡沫；"+++"为有双层气泡排列者。"−"者示肺泡表面活性物质不足，易发生 NRDS；"+++"示可排除 NRDS；"+"～"++"为可疑。

（二）肺 X 线检查

本病 X 线检查有特异性表现，需在短期内连续摄片动态观察。通常按病情限度将 NRDS 的 X 线所见分为 4 级。

1. Ⅰ级

肺野透亮度普遍减弱，细小网状及颗粒状阴影分布于两肺野，无肺气肿。

2. Ⅱ级

除全肺可见较大密集颗粒阴影外，出现支气管充气征。

3. Ⅲ级

肺野透亮度明显降低，呈毛玻璃样，横膈及心界部分模糊，支气管充气征明显。

4. Ⅳ级

整个肺野呈"白肺"，支气管充气征更加明显，似秃叶树枝。胸廓扩张良好，横膈位置正常。

六、诊断与鉴别诊断

NRDS 需与围生期引起呼吸困难的其他疾病鉴别，如吸入综合征、肺湿、宫内肺炎、膈疝和肺出血等，通过病史、临床症状和 X 线胸片不难区别。此类引起呼吸困难的疾病大多见于足月儿。

（一）早产儿宫内感染性肺炎

早产儿宫内感染性肺炎早期 X 线胸片很难区别。下述症状提示婴儿有肺炎：胎膜早破超过 24 h；发热或持续有低体温；四肢肌张力减弱，反应低下；出生后 12 h 内出现黄疸；早期出现呼吸暂停和持续性低血压。可抽取胃液检查协助诊断。

（二）青紫型先天性心脏病

先天性心脏病体格检查有异常体征，X 线胸片可见心影增大，肺血增多或减少。

七、治疗措施

（一）肺泡表面活性物质替代疗法

肺泡表面活性物质替代疗法目前已常规性地用于预防或治疗患有 NRDS 的新生儿。目前主张预防性给药，仅限于确有表面活性物质缺乏可能的早产儿，出生后 15 min 内给药。确诊患儿应立即给药。临床推荐治疗剂量：首剂为 100 ～ 200 mg/kg，必要时再重复 1 ～ 2 次，剂量减为 100 mg/kg，每隔 8 ～ 12 h 给药 1 次。

（二）一般治疗

（1）维持中性温度：适度保持温度与湿度，以减少氧气的消耗。使用呼吸器的患儿应置于远红外线开放暖箱，监护呼吸、心率、血压、血氧饱和度等，给予氧气时亦应加热与湿化。

（2）维持营养、体液及电解质平衡：出生后最初 2 ～ 3 天禁止经口喂养，应静脉滴注维持营养需要和体液平衡。出生后 2 ～ 3 天液体需每日 60 ～ 80 mL/kg，钠每日 2 ～ 4 mmol/kg，出生后第 3 天起，钾每日 1 ～ 2 mmol/kg。3 天后可经鼻饲胃管喂养，如不能接受经口喂养，则进行部分或全胃肠外营养。加用氨基酸和脂肪乳使热量高于 232 kJ/kg（60 kcal/kg），并注意补钙。当血浆蛋白低于 25 g/L 时，可输血浆或清蛋白 0.5 ～ 1.0 g/kg。

（3）纠正代谢性酸中毒：根据血气结果纠正，5% 碳酸氢钠溶液 5 mL/kg，加 2.5 倍 5% ～ 10% 葡萄糖溶液配成等渗液静脉滴注，可提高血 HCO_3 3 ～ 5 mmol/L。呼吸性酸中毒用呼吸机改善通气纠正，而不应给予碱性药。

（4）抗生素使用：由于 NRDS 易与 B 组溶血性链球菌感染等宫内肺炎相混淆，且常急剧恶化，经气管内插管可使呼吸道黏膜损伤而发生感染，故所有 NRDS 均应用抗生素治疗。根据呼吸道分泌物培养药敏试验选用有效的抗生素。

（三）氧疗

根据缺氧限度选择不同供氧方法。轻症者用面罩、头罩给氧，使动脉血氧分压

（PaO₂）维持在 60 ～ 80 mmHg（8.0 ～ 10.7 kPa），吸入氧浓度应根据 PaO₂ 值调整，一般为 40% ～ 60%。如吸氧浓度达 60%，PaO₂ 仍低于 50 mmHg（6.67 kPa），发绀无改善，应及早选用持续气道正压通气（CPAP）给氧。

（四）CPAP 给氧

一旦发生呼气性呻吟，即选用 CPAP 给氧。CPAP 一般用于轻型和早期的 NRDS，动脉血二氧化碳分压（PaCO₂）低于 60 mmHg（8 kPa），使用 CPAP 后可避免进行机械通气。

（五）机械通气

用 CPAP 治疗时，压力＞ 8 cmH₂O（0.79 kPa），氧浓度为 80%，如 PaO₂ ＜ 50 mmHg，呼吸暂停反复发作；血气分析呈 II 型呼吸衰竭，PaO₂ ＞ 70 mmHg（9.33 kPa）；X 线胸片显示病变在III级或III级以上。具有其中任何一条者，均为应用机械通气的指征。呼吸机参数初调值：吸入氧浓度 60%，吸气峰压（PIP）20 ～ 25 cmH₂O（1.96 ～ 2.45 kPa），呼气末正压（PEEP）4 ～ 5 cmH₂O（0.139 ～ 0.490 kPa），呼吸频率 30 ～ 40 次 /min，吸呼比 1:1.0 ～ 1:1.2。然后根据血气分析和病情变化适当调节参数。

八、预后

病情轻者，72 h 后逐渐恢复。病情重者，如无机械辅助通气，多在数小时或 3 天内死亡；如能生存 3 天以上而未并发脑室内出血或肺炎等并发症，则肺泡 II 型细胞可产生足够的表面活性物质，使患儿病情逐渐好转，经数日可痊愈。

第二节 胎粪吸入综合征

据统计，胎粪吸入综合征（MAS）占活产新生儿的 1.2% ～ 1.6%，本病发生于足月儿、小于胎龄儿及过期产儿；早产儿（尤其是胎龄小于 34 周者）虽有严重窒息，在宫内也不排胎粪。此类婴儿病史中常有围生期窒息史，母亲常有产科并发症，分娩时常有产程延长及羊水胎粪污染史。如在妊娠末期或产时能做好胎心监护，产房能做好吸引，常可避免大量胎粪吸入。急慢性缺氧（或）感染均可造成胎儿在宫内排出胎粪，在应激状态下，胎儿喘气可吸入大量被胎粪污染的羊水。

一、病因及发病机制

急性、慢性宫内缺氧可导致肠系膜血管收缩，肠道缺血，肠蠕动亢进，肛门括约肌松弛，从而引起宫内排胎粪，宫内缺氧使胎儿呼吸时可吸入已被胎粪污染的羊水，婴儿前几次呼吸可将在上呼吸道含胎粪小颗粒的羊水吸入细支气管，造成小节段性肺不张、局限性阻塞性肺气肿及化学性肺炎，使肺的通气、血流比例失调，影响气体交换，造成严重呼吸窘迫，甚至并发气胸及新生儿持续性肺动脉高压（PPHN），1/3 的胎粪吸入综合征患儿并发 PPHN，在宫内脐带长时间受压可导致肺血管重构，造成 PPHN。

二、临床表现

婴儿出生时皮肤常覆盖胎粪，指、趾甲及脐带为胎粪污染呈黄色、绿色。经复苏，建立自主呼吸后不久即出现呼吸困难、面色发绀。当气体滞留于肺部时，因肺部过度扩张可见胸廓前后径增宽呈桶状，听诊可闻粗大啰音及细小捻发音；出生时有严重窒息者可有面色苍白和肌张力低下症状，严重缺氧可造成心功能不全、心率减慢、末梢循环灌注不足及休克表现。10% ～ 20% 的患儿可伴有气胸及纵隔积气，严重病例当并发持续性胎儿循环时面色严重发绀。

多数病例于 7 ～ 10 天恢复。

三、X 线表现

（一）轻型

肺纹理增粗，呈轻度肺气肿，横膈轻度下降，诊断需结合病史及临床，常仅需吸入低于 40% 的氧气，吸氧时间小于 48 h。

（二）中型

肺野有密度增加的粗颗粒或片状、团块状、云絮状阴影；或有节段性肺不张及透亮充气区，心影常缩小，常需吸入高于 40% 的氧气，持续吸氧时间大于 48 h，但无气漏发生。

（三）重型

两肺有广泛粗颗粒阴影或斑片云絮状阴影及肺气肿现象，有时可见肺不张和炎症融合形成大片状阴影，常并发气胸或纵隔积气，需行机械通气治疗，持续通气时间常超过48 h，常伴 PPHN。

四、治疗

（一）清理呼吸道

见到胎粪污染羊水时，于婴儿胸部娩出前清理口、鼻、咽中的分泌物，用大口径吸管吸出含有胎粪的黏液、羊水，窒息如无活力婴儿出生时，立即在喉镜下用胎粪吸引管做气管内吸引，然后再按复苏步骤处理，必要时需再次气管插管吸引。如自主呼吸有力，可拔除气管插管，继续观察呼吸症状，同时摄胸片了解肺部吸入情况。出生后的 2 h 内，每 30 min 行胸部物理治疗及吸引 1 次，如有呼吸道症状出现，胸部 X 线片有斑片阴影时，以后每隔 3 ～ 4 h 做胸部物理治疗及吸引 1 次。

（二）一般处理及监护

应注意保温，需将患儿置于合适的中性环境温度中；有呼吸系统症状者应进行血氧监测，可做血气或以经皮测氧仪或脉搏血氧饱和度仪监测氧合状态，及时处理低氧血症，有严重低氧血症疑并发 PPHN 时，如条件许可，应做脐动脉插管。严重窒息者应每隔 2 h 监测血压 1 次，当有低血压、灌流不足及心搏出量不足表现时，可输入生理盐水，必要时可考虑输入血浆或 5% 清蛋白；对于严重窒息患儿，尚需精确记录尿量，为防止脑水肿及肾衰竭，需限制液体，出生后第 1 天给液量为 60 mL/kg，第 2 天根据尿量可增加至 60 ～ 80 mL/kg，有代谢性酸中毒者应给予碳酸氢钠纠正。此外，尚需监测血糖及血钙，发现异常均应及时纠正。

（三）氧疗

物理治疗过程中需同时供氧，证实有低氧血症时应给予头罩湿化、加温吸氧，随时调整吸入氧浓度，使血氧分压保持在 6.65 kPa 以上，因为持续低氧会造成肺血管痉挛并发 PPHN。

（四）机械通气

严重病例当吸入氧浓度增加至 60%，而 $PaO_2 <$ 6.65 kPa 或 $PaCO_2 >$ 7.98 kPa 时，需机械通气治疗。对于呼吸机应用参数，各家报道并不完全一致，但为防止空气进一步滞留于肺内不能用太高的呼气末正压，推荐用 0.196 ～ 0.390 kPa（2 ～ 4 cmH_2O，1 cmH_2O=0.098 kPa）。有人认为可用较高吸气峰压 2.94 ～ 3.43 kPa（30 ～ 35 cmH_2O），呼吸频率 20 ～ 25 次 /min，吸气时间 0.4 ～ 0.5 s，应有足够呼气时间；也有人认为开始呼吸机设置可为吸入氧浓度 0.8，呼吸频率 60 次 /min，吸气峰压 2.45 kPa，呼气末正压 0.29 kPa。某些患儿对较快的通气频率及较短的吸气时间（每次 0.2 s）反应良好，常规呼吸机治疗失败或并发气漏时，改用高频振荡通气常能取得良好效果。呼吸机应用过程中，如有躁动，需同时用镇静剂或肌肉松弛剂，胎粪吸入综合征患儿在机械通气时，应随时警惕气胸之发生，需准备好抽气注射器及排气设备。

（五）药物治疗

胎粪会加速细菌生长，故当 X 线胸片显示肺部有浸润变化时，应常规给予广谱抗生素治疗，必要时做气管分泌物细菌培养。

（六）严重低氧血症病例

经上述处理不能使低氧改善时，常并发 PPHN。

五、预防

对于有胎盘功能不良的孕妇，如有妊娠毒血症或高血压等，或已确诊为小于胎龄儿及过期产儿时，在妊娠末近分娩期应做胎心监护。发现胎粪污染羊水时，应做好吸引胎粪及复苏准备，力争建立第一次自主呼吸前，吸出咽喉部及气管内胎粪。

第三节 新生儿持续性肺动脉高压

新生儿持续性肺动脉高压（PPHN），过去又称为新生儿持续性胎儿循环（PFC），发生率占活产婴儿的 1/1200～1/600。PPHN 是由于胎儿出生后肺血管阻力的持续增加，阻止由胎儿循环过渡至正常新生儿循环，当肺血管压力高至超过体循环压力时，大量血液经卵圆孔及（或）动脉导管水平的右向左分流，临床表现为面色严重发绀，低氧血症及酸中毒，吸高浓度氧发绀不能消失，部分患儿治疗困难。

一、病因及病理机制

（一）肺血管发育不全

肺血管发育不全为气道肺泡及肺小动脉数量减少，肺血管横截面积减少，使肺血管阻力增加。常见病因为肺发育不全及先天性膈疝等。

（二）肺血管发育不良

肺内平滑肌自肺泡前生长至正常无平滑肌的肺泡内动脉，肌性动脉比例增多，但肺小动脉数量正常。因血管内平滑肌肥厚，管腔弯窄，使血管阻力上升。宫内慢性缺氧可使肺血管重构，中层肌肉肥厚。此外，如母亲曾应用过阿司匹林及吲哚美辛等药物，可使胎儿动脉导管早闭和继发肺血管增生，从而导致 PPHN。

（三）肺血管适应不良

肺血管适应不良是指婴儿出生后肺血管阻力不能迅速降低，常见于围生期窒息、低氧、酸中毒等因素，是 PPHN 发生的主要原因，如围生期胎粪吸入综合征导致的 PPHN。在上述病因中，第一类、第二类治疗效果较差，第三类治疗效果较好。

（四）其他因素

某些先天性心脏病，如左右侧梗阻性心脏病可导致 PPHN；心肌功能不良也可导致 PPHN；肺炎、败血症可导致 PPHN（可能由于氧化氮的产生抑制，内毒素抑制心肌功能，同时血栓素、白三烯等释放，导致肺血管收缩）。此外，某些代谢问题，如低血糖、低钙血症亦有可能引起 PPHN。红细胞增多症，血液高黏滞状态淤滞，也易导致 PPHN。

二、临床表现

足月儿或过期产儿有围生期窒息，有胎粪吸入史者若于出生后数小时内出现严重全身性发绀、呼吸增快，必须考虑 PPHN。临床表现酷似青紫型先天性心脏病，部分病例在胸骨左或右下缘闻及收缩期杂音，为二尖瓣或三尖瓣反流所致，有心功能不全时可闻及奔马律，并有末梢灌注不良及血压下降现象。

三、诊断

出生后不久出现严重发绀者，在怀疑 PPHN 时必须排除青紫型先天性心脏病，并以一系列无损伤性检查证实卵圆孔及（或）动脉导管水平的右向左分流，一般采取以下诊断步骤。

（一）针对低氧的诊断步骤

1. 高氧试验

吸纯氧 10 min 后测动脉导管后的 PaO_2（取左桡或脐动脉血）。当 $PaO_2 < 50$ mmHg（6.65 kPa）时，提示有右向左分流，但需进一步鉴别分流来源，即来自结构异常的先天性心脏病或继发于 PPHN。

2. 动脉导管前、后 PaO_2 差异试验

同时取导管前（颞动脉、右桡动脉）和导管后动脉血标本，或导管前、后 PaO_2 差异 > 15 mmHg，或经皮动脉血氧饱和度（SpO_2）> 10%，导管前高于导管后说明存在导管水平右向左分流，当仅有卵圆孔水平分流时，差异不明显。

3. 高氧、高通气试验

高氧、高通气试验可作为 PPHN 的诊断试验。在吸入 100% 氧时，用呼吸机或皮囊行手控通气，以 100 ~ 120 次 /min 的呼吸频率，2.94 kPa 的吸气峰压进行通气，使 $PaCO_2$ 达到 25 ~ 30 mmHg（3.32 ~ 4.00 kPa），pH 在 7.45 ~ 7.55 时，如为 PPHN，则因肺血管扩张，阻力降低，右向左分流逆转，PaO_2 上升。但高通气因需要较高吸气峰压，有时会导致肺气压伤，故目前已较少应用。

（二）排除先天性心脏病的诊断措施

1. 胸部 X 线片

胸部 X 线片能观察心脏的外形、大小，肺血管影及有无肺实质性疾病。PPHN 如无结构异常的先天性心脏病或肺实质性疾病时，胸部 X 线片的变化不大，偶可显示肺血管影减少。

2. 心电图

PPHN 的心电图常显示与年龄一致的右心室占优势征象，亦可有心肌缺血 ST-T 的改变。

3. 超声心动图检查

超声心动图检查能排除先天性心脏病的存在，同时可进行一系列血流动力学评估，以确定 PPHN 的存在。

（1）PPHN 的间接征象。

①可用 B 超或多普勒方法测定：右心室收缩前期与右心室收缩期时间的比值（PEP/RVET），一般为 0.35 左右，大于 0.50 时 PPHN 机会极大。

②多普勒方法测定：肺动脉血流加速时间（AT）及加速时间 / 右心室射血时间比值（AT/RVET）缩小，提示 PPHN。

③多普勒方法测定：左或右肺动脉平均血流速度，流速降低提示肺血管阻力增加，存在 PPHN。系列动态观察对评估 PPHN 的治疗效果有一定意义。

（2）PPHN 的直接征象。

①以彩色多普勒超声在高位左胸骨旁切面显示开放的动脉导管，根据导管水平的血流方向可确定右向左分流、双向分流或左向右分流。也可将多普勒取样点置于动脉导管内，根据流速，参照体循环压，以简化的伯努利方程（压力差 $=4 \times V^2$）计算肺动脉压力。

②利用 PPHN 患儿的三尖瓣反流（绝大多数患儿有此反流），以连续多普勒测定反流流速，以简化的伯努利方程计算肺动脉压力：肺动脉收缩压 $=4 \times$ 反流血流速度 $^2+$ 中心静脉压（CVP）（假设 CVP 为 5 mmHg）。当肺动脉收缩压大于 75% 体循环收缩压时，可诊断为 PPHN。

③以彩色多普勒超声直接观察心房水平卵圆孔的右向左分流，如不能显示，还可采用 $2 \sim 3$ mL 生理盐水经上肢或头皮静脉（中心静脉最佳）快速推注，如同时见"雪花状"影由右房进入左房，即可证实右向左分流。这些方法能直接给出（通过血流变化的流体力学原理计算）肺动脉压或通过血流方向确定因右心（肺动脉）系统压力高于左心系统而出现的血液流向（右向左）改变。

4. 其他诊断措施

疑 PPHN 时应同时做血糖、血钙、血细胞比容及血培养检查，以明确造成 PPHN 的可能病因。

四、鉴别诊断

（一）需与结构异常的先天性心脏病鉴别

患儿常有心脏扩大、脉搏细弱、上下肢血压及脉搏有差异、心杂音较响等症状，可有肺水肿表现。高氧或高氧高通气试验不能使 PaO_2 升高，PaO_2 持续低于 40 mmHg（5.32 kPa），胸片及超声心动图可帮助诊断。

（二）单纯肺部疾病所致的发绀

一般呼吸困难程度较明显，有辅助呼吸肌活动及肺部体征等，胸部 X 线片、高氧试验可鉴别。

五、治疗

应积极处理低氧逆转低氧血症，改善体循环、肺循环的灌注，尽量减少低氧缺血所导致的其他脏器损害，以合适的呼吸支持达到正常血氧值，或使血液处于轻度偏碱状态。一旦患儿好转后并处于稳定状态时，再逐项撤离心肺支持。撤离时必须非常谨慎，每一项撤离步骤均不能过快，必须密切观察患儿的心肺耐受情况及氧合状态。

（一）氧支持

低氧可导致肺血管收缩，必须用氧以达到正常血氧值或略高的血氧值。如为足月儿或近足月儿，需维持导管后 $SpO_2 > 95\%$，用氧过程中需持续以无创伤性的导管前、后 SPO_2 监测。当患儿不能立即改善时，必须置入动脉插管，行导管后血气标本检查。

（二）插管及机械通气

目前推荐用轻度高通气维持适当的氧合，维持 $SpO_2 > 95\%$，在 12～24 h 维持 $PaCO_2$ 在 35～45 mmHg（4.6～6.0 kPa）及维持 pH 于 7.35～7.45。

无肺泡疾病时，高胸腔压力可梗阻心脏搏出，并使肺血管阻力上升，建议行机械通气时，用快速、低压力、短吸气时间的通气，以减少对肺静脉回流及心排出量的影响。

有肺实质疾病时，机械通气必须考虑到肺本身的疾病，高频振荡通气（HFOV）往往用于具有肺实质病伴有 PPHN 者。此外，HFOV 又可为吸入一氧化氮（NO）提供有效的递送手段。

（三）吸入 NO 治疗

吸入 NO 经弥散进入肺泡后，能松弛肺血管平滑肌，扩张肺血管，选择性地降低肺动脉压力。NO 进入血液循环后，与血红蛋白结合，使生物性失活，因此不会导致体循环血压下降，用 5～20 mg/L 的 NO 吸入，可改善低氧症状，减少体外膜氧合器（ECMO）的应用。大剂量、长时间地应用有可能导致高铁血红蛋白血症及其潜在的毒性反应，故在用 NO 治疗时，需监测高铁血红蛋白。吸入 NO 后，氧合好转，NO 的吸入剂量不能下降太快，否则会导致低氧反跳。必须逐渐下降，当下降至 1 mg/L 而氧合仍稳定时，才能撤除吸入。

（四）体外膜氧合器（ECMO）

患儿对最大限度的常规治疗及（或）NO 吸入治疗无效者，如足月儿或近足月儿，条件许可时，可考虑 ECMO 治疗。ECMO 指征为：每间隔 30 min 的两次血气检查得出的肺泡 - 动脉氧分压差（A-aDO$_2$）> 600 mmHg 或氧合指数（OI）> 30 持续 0.5～6.0 h。但在行 ECMO 前，应着手先行高频通气加 NO 吸入治疗，观察是否有效。

（五）镇静治疗

烦躁可使儿茶酚胺的释放增加，促使肺血管阻力上升，应用镇静麻醉剂能够阻断此反应，可用芬太尼 2～5 μg（kg·min）协助治疗。部分患儿需考虑应用肌肉松弛剂，如泮库溴铵，剂量为每次 0.1 mg/kg，必要时每 1～4 h 可重复应用。

（六）维持轻度代谢性碱血症状态

纠正酸中毒为治疗 PPHN 仅次于提高氧合的重要手段。轻度碱血症可使肺血管阻力下降。为达到此目的，可用温和的高通气方法，或谨慎地应用碳酸氢钠，使 pH 维持在 7.35～7.45。

（七）血流动力学支持

必须保证合适的心排出量，以达到良好的组织氧合。维持体循环压力至超过上升的肺血管阻力，可以有效地减少血液右向左分流。由于 PPHN 时，肺血管阻力往往接近或超过体循环压力，所以开始治疗时，需将收缩压置于 50 ～ 75 mmHg，将平均动脉压维持于 45 ～ 55 mmHg。当有容量不足时，可以补充生理盐水或输入红细胞。不推荐用清蛋白制剂，因其渗漏后可恶化肺间质水肿。此外，可用正性肌力药物，如多巴胺、多巴酚丁胺或肾上腺素等，达到适当的心排出量。当心功能较差时，可用米力农治疗以增强心输出量及降低肺动脉阻力。多巴胺的剂量一般为 3 ～ 5 μg/（kg·min），亦可应用肾上腺素剂量为 0.03 ～ 0.10 μg/（kg·min）。

（八）纠正代谢异常

如同时存在低血糖、低钙血症，必须予以纠正。PPHN 同时伴有多血症时，必须采用部分换血治疗，使血细胞比容维持在 50% ～ 55%。

（九）其他药物治疗

如用西地那非扩张肺血管压力，每次剂量为 0.6 ～ 1.0 mg/kg，每 6 h 可重复应用。硫酸镁每次 200 mg/kg，稀释后 30 min 内静脉注入，也可用维持量为每小时 20 ～ 50 mg/kg 及硝酸甘油雾化吸入等。

第四节　支气管肺发育不良的诊断及防治

支气管肺发育不良（BPD）是新生儿，尤其是早产儿长期吸入高浓度氧导致肺部出现以炎症和纤维化为主要特征的急慢性损伤。纵观近 10 年国内外新生儿诊疗领域发展史，高氧导致的肺损伤越来越受到关注，研究的内容涉及活性氧、细胞因子、生长因子、基质金属蛋白酶，以及细胞信号转导等介导的肺损伤。令人遗憾的是，目前仍然缺乏有效的治疗方法逆转或减缓这种疾病的进程。

一、BPD 的定义及诊断标准

BPD 是早产儿，尤其是小早产儿常见的呼吸系统疾病，具有独特的临床、影像学及组织学特征。1967 年，诺思韦（Northway）等首次报道并命名。此为经典型 BPD，其特点是常继发于有 NRDS、30 ～ 34 周的早产儿，并将此命名为传统 BPD。1988 年，BPD 定义修正为患儿矫正胎龄 36 周仍需持续辅助用氧。随着产前类固醇激素的应用、肺表面活性物质（PS）替代治疗及机械通气方式的改进，目前更为常见的新型 BPD 主要发生于出生体质量＜ 1200 g、胎龄＜ 30 周的早产儿，出生时仅有轻度或无肺部疾病，无须给氧或仅需低体积分数氧，住院期间逐渐出现氧依赖持续时间超过矫正胎龄 36 周。

2000 年 6 月，美国国家儿童卫生与人类发展研究所（NICHD），美国国家心脏、肺和血液研究院及少见疾病委员会制定了 BPD 的新定义，即任何氧依赖（$FiO_2 > 21\%$）超过 28 天的新生儿可诊断为该病，并依据胎龄进行分度。如胎龄＜ 32 周，根据矫正胎龄 36 周或出院时所需的吸入气氧浓度（FiO_2）分为轻度、中度、重度。

（一）轻度

未用氧。

（二）中度

$FiO_2 < 30\%$。

（三）重度

$FiO_2 > 30\%$ 或需机械通气。如胎龄≥ 32 周，根据出生后 56 天或出院时需 FiO_2，分为上述轻度、中度、重度。

二、流行病学

2010 年 NICHD 发布的报告显示，2003—2007 年美国 20 个中心出生体重在 401 ～ 1500 g 和胎龄在 22 ～ 28 周的 68% 的早产儿患有 BPD，轻度占 27%，中度占 23%，重度占 18%。

三、病理生理

呼吸道狭窄、间质纤维化、肺水肿、肺不张导致肺动态顺应性降低，呼吸道阻力逐渐增加，致使患儿出现浅快呼吸、反常呼吸，从而使无效腔样通气增多，吸入气体分布不均。血管平滑肌增生，成纤维细胞进入血管壁，血管直径变小，顺应性降低，导致血管阻力增加，通气 / 血流（V/Q）比值失调，引起低氧血症。新型 BPD 肺泡数量大量减少，现存肺泡结构简单，肺微血管发育不良，加重肺泡简单化，导致通气、换气功能严重降低，缺乏呼吸支持时缺氧严重。缺氧导致血管收缩，引发 PPHN，严重者导致左右心室肥大、高血压、主肺动脉侧支循环加重，患儿病死率高。

四、病因和发病机制

以前多数学者认为 BPD 的本质是在基因易感性的基础上，宫内和出生后的多重打击（呼吸机容积伤、氧毒性、肺水肿、脓毒血症等）引起促炎、抗炎因子的级联反应，对发育不成熟的肺造成损伤，以及损伤后血管化失调和肺组织异常修复。其中，肺发育不成熟、肺损伤、损伤后异常修复是导致 BPD 的关键环节。

（一）基因易感性

（1） BPD 的发病可能存在个体差异，与基因易感性有关。帕克（Parker）等报道遗传因素增加个体患 BPD 的风险，是 BPD 发病的独立因素之一。随后，拉沃伊（Lavoie）等以患有 BPD、胎龄小于 30 周的双胞胎早产儿为研究对象，应用模拟拟合模型分析方法，进一步证实遗传因素参与 BPD 的发病机制。目前研究的重点是基因，这些基因最后生成的蛋白有调节免疫功能、调节血管、肺重建等作用。目前报道的有肺表面活性物质蛋白 B（SP-B）基因、肿瘤坏死因子 -α（TNF-α）、甘露糖结合凝集素 2（MBL2）、血管内皮生长因子（VEGF）、Toll 样受体（TLR）、基质金属蛋白酶 16（MMP16）等。

（2）不同种族可能存在不同的 BPD 易感基因，如 TNF-α、TLR-10 基因位点多态性可能与汉族早产儿 BPD 发生有关，而非洲裔美国人中 rs3771150（IL18RAP）和 rs3771171（IL18R1）两个单核苷酸多态性与 BPD 相关。加拿大的一项研究发现，LR-4-299 杂合型在加拿大裔重度 BPD 患儿中高度表达，但在芬兰裔患儿中并未发现这种关系。有研究显示，部分 BPD 易感基因可能与其临床严重程度相关，这有待进一步证实。

（3）针对基因易感性的研究，可明确 BPD 易感基因，有助于对早产儿 BPD 进行预测和预防，进行特效的个体化基因治疗，这对优生优育工作具有重大的指导意义。

（二）早产和肺发育不成熟

流行病学提示早产和低体质量是 BPD 发生的最危险因素，BPD 发病率随着胎龄和体质量的增加而减少。调查显示，胎龄小于 26 周、体质量为 501 ～ 1500 g 的早产儿最易发生 BPD。其主要原因是婴儿 26 周时，肺处于小管期，发育极不成熟。

（三）产前感染和炎症

绒毛膜羊膜炎、宫内炎症因子的暴露和胎儿炎症诱导肺部出现含有异常损伤修复的炎症反应，以炎症细胞的迅速募集和随之一系列有害介质的增多为特征，这一过程可能直接影响肺泡 - 毛细血管组织的完整性。

（1）产前感染和炎症与早产密切相关，胎龄越小，其母亲绒毛膜羊膜炎的发生率就越高。导致宫内感染和炎症的最主要原因是病原体（如解脲支原体等）经生殖道的上行性感染，继而引发绒毛膜羊膜炎、脐炎，甚至胎儿炎症反应综合征。

（2）宫内感染和炎症不仅可导致早产，并且可对早产儿有多方面的损害，包括改变大脑和肺脏的发育。患有绒毛膜羊膜炎的母亲所生婴儿患 NRDS 的概率明显降低，但婴儿患 BPD 的可能性增加，产前感染对于肺脏发育的这一矛盾效应被称为瓦伯格效应。曾暴露于绒毛膜羊膜炎的早产儿，出生后早期有更高的致病性需氧菌和真菌的气道定植发生率，这使他们更容易罹患 BPD。

（四）高浓度氧

早产儿出生时，过氧化氢酶、半胱氨酸（谷胱甘肽前体）及其他抗氧化物质水平低，复苏及氧疗时用氧频率高，抗氧化压力大。高氧导致动物肺部病理改变同 BPD，提示高氧是 BPD 发病的独立因素。将胎龄 32 周持续需氧患儿置于高氧环境中，可提高 BPD 的发病率，短期将极早产儿置于高氧环境中也可诱发 BPD。高氧可引起肺水肿、炎症反应、纤维蛋白沉积及 PS 活性降低，同时在体内形成高活性的氧自由基，加重炎症反应，导致肺损伤。并且高氧可导致肺泡中 VEGF 表达下降，使血管生成减少，导致肺泡化降低，引发 BPD。

（五）机械通气

机械通气是引起 BPD 的独立危险因素。不充分的呼气末正压和随后的肺泡塌陷、高气压引起的过度充气均可导致肺损伤，引起肺泡上皮细胞、弹力纤维、毛细血管内皮破裂，小分子蛋白和液体渗漏至肺泡腔；机械通气还可通过炎性因子级联效应促发炎性反应。接受机械通气的新生儿肺部有上调血管生成抑制基因和下调促血管生成基因的总体趋势，也就意味着血管发生改变。这个改变可能与新生血管畸形有关，从而形成 BPD 患儿肺部肺泡化障碍的特点。

（六）营养

营养在肺的发育和成熟中占有重要地位，营养不良可严重影响肺功能。早产儿低水平的 N- 乙酰半胱氨酸、维生素 A、维生素 E、肌醇影响其抗氧化能力、肺发育和表面活性物质的产生。脂质过氧化物可加重早产儿抗氧化负担。

（七）其他

先兆子痫被单独列为 BPD 的高危因素。先兆子痫时，肺血管生发受到抑制。

五、BPD 的临床表现

新型 BPD 患儿通常出生时无症状或较轻，仅需低体积分数氧或无须用氧，但随着日龄增加，症状逐渐加重，出现进行性呼吸困难、发绀、三凹征，呼吸支持程度逐渐增加。部分患者经过一段时间的治疗可逐渐撤机或停氧；少数 BPD 患儿到 2 岁时仍需要氧支持，极其严重者可导致呼吸衰竭，甚至死亡。并发症如下。

（1）并发肺损伤，中度至重度 BPD 患儿 6、12、24 个月时，肺损伤无改善。通气受限是 BPD 患儿童年时期最常见的并发症。2 岁时有明显气流阻塞的患儿在儿童期仍会有相应的表现。50% 的 BPD 患儿在儿童期，主要是 2 ～ 3 岁时反复住院，尤其是有呼吸道合并病毒感染时。

（2）BPD 患儿发生脑性瘫痪（脑瘫）和认知、运动功能延迟的危险较大，可能与使用糖皮质激素（GC）有关。

六、BPD 的辅助检查

（一）影像学检查

1. X 线检查

诺思韦（Northway）等根据 BPD 的病理过程将经典 BPD 的胸部 X 线表现分为 4 期：Ⅰ期（1 ～ 3 天），两肺野模糊呈磨玻璃样改变，与 NRDS 的 X 线表现相同；Ⅱ期（4 ～ 10 天），两肺完全不透明；Ⅲ期（11 ～ 30 天），进入慢性期，两肺野密度不均匀，可见线条状或斑片状阴影间伴充气的透亮小囊腔；Ⅳ期（1 个月后），两肺野透亮区扩大呈囊泡状，两肺结构紊乱，有散在的条状或片状影，以及充气过度和肺不张。1994 年，温斯坦（Weinstein）等将 BPD 的肺部 X 线表现分为 6 级。

（1）Ⅰ级：不清楚、不明确的混浊影，肺野模糊。

（2）Ⅱ级：明确的线网状混浊影，主要分布于中内带。

（3）Ⅲ级：粗大的线网状混浊影延伸至外带，与内带融合。

（4）Ⅳ级：除Ⅲ级表现外，还有非常小但明确的囊状透亮影。

（5）Ⅴ级：囊状透亮影大于Ⅳ级，不透亮区与囊状透亮区近似相等。

（6）Ⅵ级：囊状透亮区大于不透亮区，肺呈囊泡状改变；新型 BPD 的胸部 X 线表现早期常无改变或仅见磨玻璃状改变，表现不典型。有时仅表现为肺野模糊，肺纹理增多、增粗、紊乱，反映了肺体积弥漫性减小或液体增多；有时表现为节段性肺不张或肺叶性不张，或者呈炎性浸润的斑片状阴影。尽管 BPD 的胸部 X 线表现没有特征性，也不再作为疾病严重程度的评估依据，但可初步评估新型 BPD 患儿的肺功能。

2. 胸部 CT

对于临床怀疑而 X 线片无明显改变的患儿，应行胸部 CT 以期早期确诊。与 X 线片相比，CT 更易发现肺结构的异常，主要征象为肺野呈毛玻璃状密度影及实变影（部分可见充气支气管征）、过度充气及囊状透亮影、条索状致密影、线性和胸膜下三角形密度增高影。病变多发生在双下肺，常呈对称性。有学者提出 CT 上的多发囊泡影是诊断 BPD 的重要依据。

3. 肺部 B 超

近年来，超声诊断肺疾病已成为一种重要的检查和治疗效果监测手段而被临床医师所认可。超声可以减少放射线的应用，在个别先进的新生儿重症监护病房（NICU）或重症医学领域，已建议用肺部超声替代胸部 X 线或 CT 检查来作为肺疾病的一线诊断手段。早产儿早期肺部 B 超对于 BPD 的诊断具有一定的预测价值。

（二）其他

液性肺活检、敏感的血清学指标等都是近年来研究 BPD 预测及早期诊断的热点。

1. 支气管肺泡灌洗液（BALF）

实验室检测被称为安全、有效的液性肺活检，对 BALF 从细胞学、蛋白、酶类，到细胞因子、分子遗传学、微生物学等方面进行检测，对 BPD 患儿的早期诊断具有重要作用。

2. 其他

出生后 3 天血清中 IL-8 和 1L-10 水平升高或趋化因子蛋白水平降低，以及出生后 14～21 天的 IL-6 水平升高增加 BPD 发病风险（按矫正胎龄 36 周定义）。血小板活化因子（PAF）、TNF-α、可溶性晚期糖基化终末产物受体（sRAGE）等在急性肺损伤时血清中异常表达，有可能成为 BPD 早期敏感的生化指标，为 BPD 的防治提供帮助。

七、BPD 的防治

BPD 的防治包括预防早产、防治机械通气肺损伤、防治氧化应激和炎性导致的肺损伤、合理营养和液体摄入等五个方面。

（一）预防早产

早产是 BPD 发生的最危险因素，且胎龄越小，发病率就越高。

1. 孕酮

目前，孕酮已用于有早产史的高危产妇预防。一项关于孕酮预防早产的多中心随机对照研究和 Meta 分析结果表明，治疗组产妇在 37 周前分娩的发生率明显降低，出生体重 ≥ 2.5 kg 婴儿的发生率明显降低；新生儿颅内出血的发病率明显降低。然而，尽管孕酮使早产的风险降低了 50%，却对新生儿预后无明显影响，临床上推广应用还缺乏循证医学证据的支持。

2. 抗生素治疗

应给予早产、胎膜早破的孕妇抗生素治疗，以降低早产的风险。早产的发生与宫内感染有关，且胎龄越小，宫内感染的发生率就越高。胎龄小于 28 周的早产儿宫内感染和炎症发生率在 90% 以上。

3. 产前应用糖皮质激素

2013 年欧洲共识建议：应给予所有孕 23 ～ 34 周、有早产危险的孕妇单疗程产前糖皮质激素治疗；当第一个疗程糖皮质激素治疗已超过 2 周，而胎龄小于 33 周时，应进行第二个疗程的产前糖皮质激素治疗；足月前需剖宫产的孕妇应给予糖皮质激素治疗。产前 1 ～ 7 天应用糖皮质激素可降低发生呼吸窘迫的风险，然而目前尚无确切的证据提示其能降低 BPD 的发生率，甚至有研究显示多疗程糖皮质激素可显著增加 BPD 的发生率。

（二）合理的呼吸管理策略

1. 肺保护策略

机械通气的目的是促进有效的气体交换，减少呼吸做功，减轻肺损伤。对于有 NRDS 风险的早产儿，出生后应即刻使用 CPAP，以减少机械通气。NRDS 患儿应尽早采用 INSURE 策略，以降低机械通气的应用和 BPD 发生率。在机械通气的过程中，可采用允许性高碳酸血症策略及目标潮气量通气模式以减少肺损伤，尽可能缩短机械通气的持续时间，减少 BPD 发生。

2. 合理用氧

适宜的氧疗可以维持全身代谢及生长发育的需要，有助于纠正低氧血症。氧饱和度过高或过低对机体都是不利的。高氧与早产儿视网膜病变（ROP）及 BPD 关系密切，而氧饱和度过低可以增加患儿的病死率。氧疗的最佳目标是维持组织适当氧供，但不产生氧中毒和氧应激。合理用氧对于预防和治疗 BPD 均起到重要作用。目前将 SpO_2 90% ～ 95% 作为早产儿出生后推荐用氧监测指标。

3. 枸橼酸咖啡

枸橼酸咖啡可防治早产儿呼吸暂停，能明显缩短机械通气时间，降低 BPD 的发生率，降低脑瘫和认知功能障碍发生率，可作为出生体重在 1250 g 的 NRDS 早产儿常规治疗的一部分。首次负荷量为 20 mg/（kg·d），以后维持在 5 mg/（kg·d），可酌情持续使用至临床纠正胎龄 34 周。但需注意其可能存在的潜在不良反应，如增加氧耗使体质量增长缓慢、抑制腺苷受体，从而减弱神经保护作用。

4. 吸入性支气管扩张剂

β-肾上腺素受体激动剂可降低气道阻力，改善通气。心动过速是其主要的不良反应。首选沙丁胺醇，仅雾化吸入而不应口服给药。可用沙丁胺醇计量吸入器或 0.5% 沙丁胺醇溶液（5 mg/mL），0.02 ~ 0.04 mL/kg 雾化吸入，逐渐加量直至 0.1 mL，每 6 ~ 8 h 1 次。

5. 吸入 NO

吸入一氧化氮（iNO）不仅可以治疗 PPHN，还可以改善早期的肺功能，改善肺的发育和细胞外基质的沉积，从而减少低氧性呼吸衰竭早产儿 BPD 的发生，降低病死率。目前的证据不支持在小于 34 周早产儿中早期常规、抢救或晚期复苏中应用 NO。NO 的吸入疗法目前仍是新生儿 BPD 防治中的热点，对其合适剂量、给药时间、疗程等仍有待论证。

6. PS 治疗

自从 20 世纪 90 年代初外源性 PS 应用以来，早产儿，尤其是超低出生体重儿的存活率显著提高，BPD 的严重性和病死率已显著降低。但各种不同方案的 PS 替代疗法 Meta 分析结果表明，PS 并不能降低 BPD 的发生率。

（三）抗炎治疗

1. 糖皮质激素

由于炎性损伤是 BPD 发生的关键环节，肾上腺糖皮质激素可抑制炎症反应、减轻支气管痉挛及肺水肿和肺纤维化，促进肺抗氧化酶及 PS 的生成，迅速改善肺功能，有助于撤离呼吸机，降低 BPD 发生率，因此糖皮质激素已广泛用于预防和治疗 BPD。由于糖皮质激素可增加病死率，抑制头围生长、神经系统发育及肺组织成熟，尤其早期（出生后 96 h 内）或早中期（出生后 7 ~ 14 天）应用或大剂量应用时，可引起婴儿神经系统发育迟缓和脑瘫，还可引起高血糖、高血压、感染、消化道溃疡、生长抑制和心肌肥大等，所以临床上对糖皮质激素的使用还存在争议。对于极低出生体重儿出生后使用地塞米松应采取谨慎态度，不应常规作为预防或治疗 BPD 药物。而循证医学证据表明，新生儿期使用糖皮质激素治疗 BPD，随访至 5 ~ 8 岁，其对中枢神经的损伤在远期是可逆的。欧洲和北美都已分别制定了 BPD 时糖皮质激素的应用指南。

2. 吸入型糖皮质激素

吸入型糖皮质激素具有局部抗炎作用，而全身性反应甚微，因此可考虑应用，常用药物有布地奈德、倍氯米松等。吸入 1 ~ 4 周，可显著提高拔管成功率。对于正准备拔管的婴儿，吸入型糖皮质激素有减少机械通气时间和 36 周时氧需要的趋势，然而目前尚无证据证实吸入型糖皮质激素在预防或治疗 BPD 中的疗效。故仍需进一步随机对照研究其是否有预防 BPD 的作用及不同给药途径、剂量、治疗方案的疗效，利弊比及远期影响等，尤其是对神经发育的影响。美国儿科学会建议，不主张将糖皮质激素全身给药作为极低出生体重儿（VLBWI）预防或治疗 BPD 的常规方案。临床医师对患儿只能做个体化的处理：是否有成功拔管的较大可能性？是否一定需要全身糖皮质激素的使用？是否可给予吸入型糖皮质激素？临床对地塞米松（DEX）的使用应限制在呼吸机依赖的婴儿若不使用全身糖皮质激素就不可能存活者，并应限制在最低的剂量和最短的疗程上。

（四）抗感染治疗

由于病程中继发细菌、病毒或真菌感染是诱发病情加重而危及生命的常见原因，因此 NICU 应加强消毒隔离制度，避免医源性感染；密切观察患儿有无合并感染，必要时行血、痰培养。机械通气患儿可行支气管肺泡灌洗液培养，以确定病原体，选择有效的抗生素治疗。临床上已有使用阿奇霉素防治早产儿 BPD 的研究报道，由于各自报道的研究设计不一致，观察指标不同，研究质量高低不等，其研究结论有待进一步评估，目前还缺乏循证医学的证据。

（五）抗氧化应激

氧自由基在 BPD 发病中起到关键作用。而早产儿内源性抗氧化酶系统缺陷，出生后较足月儿更常暴露在多种氧化应激中。因此，临床上已开展试用抗氧化剂预防 BPD，如人重组抗氧化酶 - 超氧化物歧化酶、维生素 A、维生素 E；自由基清除剂，如 N- 乙酰半胱氨酸、别嘌呤醇、黄嘌呤氧化酶的抑制剂等。

（六）合理营养和液体摄入

预防关键是在最小的液体容积里浓缩尽量高的热量及蛋白质，以提供足够的营养支持和热量供给。

1. 营养支持

提供充足的热卡和蛋白质，以利于增加机体抗感染、氧中毒能力，以及维持正常肺组织的生长、成熟和修复。总热卡 140 ～ 160 kCal/（kg·d）；进食不足者加用静脉营养。长链多不饱和脂肪酸可减轻肺炎性损伤；谷氨酰胺是肺细胞能量的主要来源，均应补充。BPD 患儿常合并贫血，可输血和应用重组人类红细胞生成素，以维持血红蛋白水平正常。

2. 限制液体

尽管出生后第 1 周限制液体并未降低 BPD 发生率，但 BPD 患儿液体平衡异常，对液体耐受性差，即使摄入正常量的液体也可导致肺间质和肺泡水肿，肺功能恶化，因此应严格控制液体量和钠的摄入。小早产儿常有轻度低钠血症且可耐受，不需要处理，当血清钠在 125 mmol/L 时，除限制液体摄入外，可适当补充钠盐。出现下列情况可短期使用利尿剂。

（1）出生后 1 周出现呼吸机依赖、早期 BPD 表现。

（2）病程中因输入液量过多致病情突然恶化。

（3）治疗无改善。

（4）需增加热量、加大输液量时首选呋塞米，可迅速控制肺水肿、改善肺顺应性、减低气道阻力、改善肺功能。每周用药 2 ～ 3 天，直至能够停氧。用药过程中需注意该药的不良反应，如电解质紊乱、骨质疏松、肾钙化等，不主张长期应用。也可联合应用双氢克尿噻和安体舒通，以减少药物的不良反应。极低出生体质量儿限制液体的标准还不清楚，因此尚没有明确的规定将限制液体作为预防 BPD 的措施之一。BPD 患儿的能量需要是健康新生儿的 1.25 倍，其正常发育依赖充足的热量摄取，蛋白质、脂肪、碳水化合物间比例适宜，以及微量金属元素，如钙、磷、铁等，以促进组织的生长和修复。

（七）治疗进展

1. 干细胞治疗

用多功能干细胞代替受损伤的细胞，以重新产生肺组织。动物研究已证实。

2. 抗氧化剂

补充人重组抗氧化酶可能是预防 BPD 发生的有前景的治疗方法。在针对早产儿的初步研究中发现，气管内预防性使用单剂量或重复使用重组人铜锌超氧化物歧化酶（CuZn-SOD）有可能减少炎症变化，以及氧中毒和机械通气诱导的严重肺损伤，且无不良反应。

3. 氦氧混合物

研究发现，与氮氧混合物相比，氦氧混合物可以减少早产儿呼吸做功、改善气体交换，以及减少长期机械通气患儿对呼吸机辅助通气的依赖，但是可能会导致低氧血症的发生。氦氧混合物是否有利于早产儿撤机和预防 BPD 的发生及其应用的安全性有待进一步研究证实。

尽管 BPD 的防治已取得较大进展，但上述各种治疗的长期疗效及安全性问题仍需循证医学进一步佐证。预防 BPD 的发生远比治疗更重要，应针对 BPD 发病的每个环节预防肺损伤的发生、发展；进一步加强 BPD 的基础研究及药物治疗途径的研究，将取得的成果最大可能应用于临床，必将有望进一步改善 BPD 预后。

第五节 常用中药及中成药治疗呼吸系统疾病

一、中药

（一）麻黄

麻黄为麻黄科多年生草本小灌木草麻黄、木贼麻黄和中麻黄的干燥草质茎，主产于山西、内蒙古、河北、甘肃等地。麻黄始载于《神农本草经》，可生用、蜜炙或捣绒用。处方用名：麻黄、净麻黄、蜜炙麻黄、麻黄绒。

1. 性味

辛、微苦，性温。

2. 归经

肺经、膀胱经。

3. 功效

发汗解表，宣肺平喘，利水消肿。

4. 临床应用

（1）风寒表实证：本品辛散温通，善于宣肺气、开毛窍而发汗解表，可用于外感风寒表实证。见发热、恶寒、无汗、头痛、身痛等症，常与桂枝配伍；因其兼有抗感染、解热、抗病原微生物、抗过敏作用，故风湿性关节炎体质偏实患者亦常配伍使用，尤适用于风寒湿侵袭肌肉经脉所致周身酸痛、关节肿胀发热、屈伸不利者，常与羌活、黄芪、薏苡仁、细辛等配伍。如《金匮要略》麻黄杏仁薏苡甘草汤，主治一身尽疼，发热，日晡所剧者，名风湿，此病伤于汗出当风，或久伤取冷所致。又如《世医得效方》治历节痛风无汗，麻黄二钱，羌活一钱，黄芪、细辛各七分半，水煎服。此外麻疹初起，风寒外束、麻疹透发不出者也可使用，如《奇效良方》麻黄紫草汤治疹子不出，麻黄（去节）、人参各一分，杏仁七枚，研为粗末，每服二钱，水二盏，紫草五寸，煎至一盏，分四服，作二日服。

（2）风水水肿：本品既能宣通肺气，调畅气机；又能通调水道，畅利三焦，开膀胱之气化而利水消肿，故可用于风水初起，面目水肿，小便不利；而兼有发热无汗表实证者，如《金匮要略》越婢汤主治"风水恶风，一身悉肿，脉浮不渴，续自汗出，无大热"。本方对急性肾炎水肿疗效肯定，常与甘草、白术、生石膏、生姜为伍。水肿脉沉属阴水者亦可应用，可明显增强利水消肿之功，常配附子、白术。

（3）咳喘证：本品是中医治疗咳喘的要药，通过配伍，可用于风寒、风热、痰热、痰饮等实证咳喘及正虚久喘复发者，临床用于治疗鼻炎、气管炎、支气管哮喘、肺炎、肺气肿等病，均可奏效。风寒及痰饮咳喘证见咳喘胸满、痰多清稀，多与杏仁、干姜、细辛、清半夏、甘草等配伍，如《圣济总录》四神汤治肺喘，麻黄一两，杏仁二十五枚，甘草（炙）半两，五味子一两，为散，每服五钱，水二盏，煎至一盏温服；风热及痰热咳喘证见身热气喘，痰黄而黏，多与生石膏、杏仁、黄芩、瓜蒌等配伍，如《仁斋直指方》五虎汤治喘急痰气，麻黄七分，杏仁一钱，甘草四分，细茶八分，石膏一钱五分，作一服，白水煎。

（4）黄疸、胆结石：本品既启玄府，发腠理，使邪随汗而外解，又能肃肺行水，通调水道，使湿从前阴而利，还能活血利胆，使浊毒从大便而泄。《伤寒论》麻黄连翘赤小豆汤即为黄疸用麻黄而开先河，可用于治疗胆囊炎、胆石症、胆绞痛等。

（5）病态窦房结综合征及窦性心动过缓：表现为平时胸闷心悸，动则气短，甚者出现昏厥，中医辨证为少阴症，心阳不振，寒邪痹阻胸阳，用麻黄附子细辛汤加味水煎服有效[附子 25 g（先煎 15 分钟），麻黄 10 g，细辛 5 g，党参 25 g，瓜蒌 15 g，炙甘草 10 g]。

5. 用法与用量

发汗、利水多生用；平喘止咳多炙用。内服煎汤 3～10 g，外用适量煎水温洗患处。麻黄不同炮制品的生物碱含量有差别，7 种炮制品的生物碱含量依次为生品＞麻黄绒＞蜜麻黄＞炒麻黄＞蜜制麻黄绒＞生姜、甘草制麻黄＞煅麻黄。经数理统计分析，生品与麻黄绒之间的生物碱含量无显著性差异，而与其他炮制品之间的生物碱含量有显著性差异。生姜、甘草制及煅制麻黄使生物碱含量下降更明显。煎煮时间影响麻黄碱的溶出率，单煎30分钟左右溶出率最高，因此麻黄先煎20分钟，再与其他药物合煎，麻黄碱的溶出率最高，平喘效果最好。而复方合煎过程中麻黄碱溶出量高于相同条件下的麻黄单煎，可能是因为麻黄碱具有碱性，在煎煮过程中能和处方中的有机酸反应生成盐，增加了溶出量。有报道，麻黄蜜炙后挥发油减少52%，清炒后挥发油减少33%～43%，而麻黄蜜炙后所含的平喘止咳成分L-α-萜品烯醇、四甲基吡嗪、石竹烯，以及有镇咳祛痰、抗菌、抗病毒作用的柠檬烯、芳樟醇含量增高。

6. 不良反应与注意事项及对策

麻黄毒性较小，但其所含麻黄碱毒性较强，可引起豚鼠黏膜损伤，以及小鼠眼球突出、发绀；而伪麻黄碱毒性较弱。麻黄碱用于前列腺肥大患者，有时可引起排尿困难，导致尿潴留。本品服用过量可出现急性中毒反应：头痛、失眠、胸闷、心悸、流泪、流涕、发热、震颤、眩晕、大汗不止、恶心、呕吐、耳鸣、血压升高、心动过速、期前收缩、大剂量可抑制心脏引起心搏徐缓，因此高血压、冠心病、甲亢患者应忌用。

中毒解救措施：催吐、洗胃、导泻、输液、给氧。

（二）桂枝

桂枝为樟科植物肉桂的干燥嫩枝，主产于广东、广西、云南、福建等地。桂枝之名始见于《伤寒杂病论》。一般切片或切段生用。处方用名：桂枝、嫩桂枝、桂枝尖。

1. 性味

辛、甘，性温。

2. 归经

心经、肺经、膀胱经。

3. 功效

发汗解肌，温经通脉，平冲降逆。

4. 临床应用

（1）风寒表证：如表虚有汗、恶风、脉缓者，配用芍药、甘草、生姜、大枣，以调和营卫，解肌除邪；无汗脉紧者，协同麻黄可增加发汗作用。

（2）风寒痹证：如寒湿偏重、肢痛畏寒者，常配附子、甘草以温经祛寒，如甘草附子汤；热痹关节红肿者，可配石膏、知母以清热蠲痹。若血虚受寒致肢体冷痛、脉微，常配黄芪、生姜、芍药、大枣，如黄芪桂枝五物汤。

（3）胸痹心痛证：如胸阳不振、痰气痹阻者，常配薤白、瓜蒌、枳实；由心气不足心血亏虚所致，见脉结代、心动悸者，常配炙甘草、党参、生地黄、阿胶等。心下痞、诸逆、心悬痛，用桂枝、生姜各三两，枳实五枚，以水六升煮取三升，分温三服。（《金匮要略》桂枝生姜枳实汤）

（4）阳虚水肿证：由脾肾阳虚、痰饮内停而致的水肿心悸，常配茯苓、白术；由阳虚肾水上凌，发为奔豚，见脐下悸动，上冲心胸，则重用桂枝，配以茯苓、大枣、甘草，如茯苓桂枝甘草大枣汤；若水饮逆冲心胸，头眩心悸、小便不利者，常配白术、猪苓、泽泻等。

（5）痛经、月经不利、腹痛：用于经寒血滞、月经不调、痛经、经闭或少腹痛等，常与牡丹皮、桃仁、赤芍、茯苓配伍，如桂枝茯苓丸。中焦虚寒之腹痛，常与白芍、饴糖、大枣配伍，如小建中汤。

（6）喘咳宿疾急发或太阳表证用下法后微喘者：桂枝有下气除咳逆作用，常与厚朴、杏仁、芍药、生姜等配伍，如桂枝加厚朴杏子汤。

（7）支饮溃肺而咳，引动肾气，从下上冲，多唾、口燥、小便难、眩晕等症，配茯苓、五味子、甘草等，如桂苓五味甘草汤。

5. 用法与用量

内服：煎汤，3～10 g；或入丸、散。关于古文献中要求桂枝"去皮"的问题，是因为古今所用的"桂枝"有别。古代的桂枝、肉桂及桂心并无严格区别，均指桂树的枝皮，如《蜀本草》："嫩枝皮……谓之桂枝，又名肉桂，削去上皮，名为桂心。"古代所用的桂枝是指桂树较粗的枝皮，因其生长在南方，气候炎热潮湿，树皮表面常有青苔和霉衣，故古人要求去其"粗皮"。现代所用桂枝均为樟科植物肉桂之嫩枝，而且以嫩为佳，自然没有"粗皮"可去。

6. 不良反应与注意事项及对策

毒性：桂枝对小鼠的毒性和半数致死量（LD50）有显著昼夜差异，白天的毒性和致死作用较夜间明显增强，小鼠 LD50 静脉注射为 132 mg/kg，腹腔注射为 610 mg/kg，口服为 2225 mg/kg。

本品辛温助热，能伤阴动血，凡温热病及阳盛阴虚之证，血热妄行所致的血证均忌服，孕妇及月经过多者慎用。

（三）细辛

细辛为马兜铃科植物东北细辛或华细辛的干燥全草。其首载于《神农本草经》，主产于辽宁、吉林、陕西、山东等省。阴干切段。处方用名：细辛、北细辛、炙细辛。

1. 性味

味辛，性温，有小毒。

2. 归经

心经、肺经、肾经。

3. 功效

解表散寒，温肺化痰，祛风止痛，通鼻窍。

4. 临床应用

（1）风寒表证：本品芳香走窜，气盛味烈，能散风寒、化寒饮，故可用于外感风寒发热恶寒、头痛身痛、鼻塞等症，常与防风、羌活等同用。对于阳虚外感，寒邪入里而见恶寒、发热脉沉之症，需与麻黄、附子同用，如麻黄附子细辛汤。

（2）肺寒咳喘：本品能温肺散寒，故可用于寒饮内停犯肺所致的咳嗽气喘、痰多清稀等症，常配伍干姜、五味子等，如小青龙汤。

（3）诸种痛证：本品止痛作用较强，为治疗少阴头痛的主药，风冷头痛常与川芎、白芷、羌活等配伍，如川芎茶调散；治牙痛配荜茇煎汤含漱，或配川乌研末擦患处；胃火牙痛，常配白芷、石膏；风湿痹痛常配羌活、川乌、草乌等；小腹寒痛配肉桂、当归；胸痹心痛配桂枝、薤白。

（4）鼻渊：常配辛夷、白芷，能宣通鼻窍。

（5）中风或痰厥昏迷，牙关紧闭，属实证：用细辛研为末，吹入鼻中，以取嚏开窍。

（6）口舌生疮：与黄连或黄柏同用，研末。擦患处，或单味研末，醋调，敷于脐部，12 h 更换 1 次。或用干细辛 15 g 左右研成细末，加入少许蜂蜜调成糊状，装入无菌容器中备用，疗前先用生理盐水漱口，创伤性溃疡患者先去除刺激因子，调少许细辛蜂蜜糊剂均匀覆盖溃疡表面，每日 3 次，一般 3 天可痊愈。

（7）阳痿：细辛 5 g，水煎代茶饮。

（8）治疗缓慢性心律失常：处方中以细辛为主，每日总量 6～31 g，用药规律为 6 g、10 g、12 g、15 g、18 g、20 g、25 g、27 g、31 g，初用 6 g，与处方中其他药同煎，日服 2 次，服用 6 剂后如心率无明显提高，则增加一个剂量级，即每日 10 g，依次类推，直至达到疗效为止，治疗 60 例（病窦综合征 30 例、窦性心动过缓 17 例、房室及窦房传导阻滞 13 例），总有效率 93%（症状和或心电图）。认为最佳剂量是 10～15 g。用量大于 20 g 时，有 2 例患者出现唇舌、指趾发麻等不良反应。

5. 用法与用量

内服：煎汤，3～5 g；寒实证或寒盛痛甚者可用 5～10 g；热痛证用量宜小，为 1.0～1.5 g，煎煮时间长短对毒性大小有很大影响，煎煮 30 分钟后，煎汁还保持一定量的有效成分——甲基丁香酚，而有毒成分黄樟酸的含量已大大下降，不足以引起中毒，因此内服细辛时一定要长时间煎煮，有必要先煎。若研末冲服，用量仅 4～5 g 即出现胸闷、恶心、呕吐毒副反应，用量宜小于 3 g。外用：适量研末搐鼻、掺口或煎水含漱。

对"细辛不过钱"的说法，近年来通过实践证明用量应根据病情、服法和煎煮时间而定，不可一概而论。有学者认为单味用散剂口服，特别是用根部，仍应遵"细辛不过钱"戒律，若用全草入复方汤剂，则不必受此限制，但也不是用量越大越好，要视具体病情掌握用量，对沉疴顽疾，小量无效时可适当逐步加大剂量，一般为 6～12 g，入复方汤剂中水煎 30 分钟，以治风寒外感、痰饮咳喘、风湿痹痛等阴寒性病症。

6. 不良反应与注意事项及对策

细辛煎剂给小鼠灌胃 LD50 为 12.375 g/kg，北细辛挥发油对蛙、小鼠、家兔等均先兴奋后转入抑制，随意运动及呼吸减慢，反射消失，最后因呼吸麻痹而死。这与《本草纲目》所言"若单用末，不可过一钱，多则气闷塞不通者死"十分吻合。

本品性温气燥，故气虚汗多、血虚头痛、肺热咳嗽、阴虚干咳者忌服，若使用不当而引起中毒时，可表现头痛、呕吐、出汗、呼吸迫促、烦躁不安，继而牙关紧闭、角弓反张、四肢抽搐、意识不清，最后因呼吸麻痹而死。《本草经集注》："恶狼毒、山茱萸、黄芪，畏滑石、硝石、反藜芦。"

（四）防风

防风为伞形科多年生草本植物防风的根，主产于黑龙江、吉林、辽宁等省。防风始载于《神农本草经》，名铜芸，春秋季（二月、十月）采挖，除去根头及须根，晒干，润透切片。处方用名：防风、炒防风、防风炭。

1. 性味

味甘、辛，性温。

2. 归经

膀胱经、肝经、脾经。

3. 功效

发表散风、胜湿止痛、止痉、止泻、止血。

4. 临床应用

（1）风寒、风热、风湿表证：治风寒表证，头痛身疼，配伍紫苏、荆芥、白芷；治风热表证，目赤咽痛，可配薄荷、连翘、桔梗等；治风寒挟湿表证，头身重痛，常配羌活、苍术等；如平素表虚自汗，易感外邪者，可重用补气固表的黄芪、白术，佐以本品，以防治虚热感冒。

（2）偏正头痛：风寒头痛配川芎、白芷；风热头痛配黄芩、菊花。如《普济方》疗偏正头风，痛不可忍，用防风、白芷各四两，研为细末，炼蜜为丸，如弹子大，空心服。

（3）破伤风证及小儿惊风：如《本事方》玉真散治破伤风，以本品与天南星各等份研末，敷伤口，并以温酒调服一至二钱，如牙关紧闭，角弓反张，用药二钱，童子小便调下；小儿高热惊风手足抽搐，需与钩藤、黄连、牛黄等配伍。

（4）搏证：用于风寒湿痹，与羌活、当归、黄芪、赤芍等配伍，如《百一选方》蠲痹汤。痹证寒邪偏胜，疼痛剧烈，肢体重着，手足屈伸不利，可配川乌、草乌、附子以祛风胜湿，散寒止痛。若属热痹，关节肿痛而热，可配地龙、桑枝、络石藤以清热宣痹止痛。如《太平圣惠方》防风散治白虎风，走转疼痛，两膝热肿，用防风、地龙、漏芦各等份，捣细为散，每服以温酒调下二钱。

（5）炒炭有止泻、止血作用，用于治疗腹泻及肠风便血、尿血、血崩：防风"乃风药中润剂，凡补脾胃，非此引用不能行"。故脾虚泄泻或肝脾不和之腹痛泄泻，可于利湿健脾或柔肝健脾剂中配用防风，增加止泻、止痛之效；治肠风下血、崩漏、尿血，于复方中加用防风以祛风和止血。治腹泻腹痛，如痛泻要方，以本品配伍陈皮、白芍、白术；脾虚泄泻，清阳不升，可配黄芪、白术、柴胡等以升清止泻。如《本草汇言》治疗久泻不止，防风五钱（炒）、白术四钱（土拌炒）、骨碎补三钱（酒洗，炒）、黑枣五个、生姜三片，水煎服。治妇女血崩，单用本品炙赤研末，每服二钱。肝经风热，血崩、便血、尿血，黄芩、防风各等份，研为细末，酒糊为丸，梧桐子大，每服 30 ～ 50 丸，食远或食前用米汤或温酒送下。（《景岳全书》防风黄芩丸）

（6）治疮消疹：防风可用来治疗麻疹透发不畅、风疹、湿疹、疥癣等引起的皮肤瘙痒，有透疹止痒之功。治麻疹初期透发不畅，配薄荷、荆芥、蝉衣、柽柳等以祛风透疹。各种原因如风疹、湿疹、疥癣等引起的瘙痒症，防风为首选药，如风胜者常配白鲜皮、刺蒺藜等，以增防风祛风之效；湿胜者，常配地肤子、苍术同用，以祛风利湿止痒；血热甚者，配生地黄、牡丹皮、苦参、赤芍等，以凉血祛风止痒。如用于治疗肝经风热而致的目赤肿痛，配羌活、黄茶、黄连等同用，以祛风清肝明目；用于治疗手足麻木不仁，可配羌活、黄芪、桂枝、地龙等，以祛风和血通络。治痈肿疮毒，可配白芷、金银花、穿山甲、天花粉等；风火上攻所致的风火目赤、喉痛、乳蛾、小儿弄舌、口臭等，皆可随症用之。

5. 用法与用量

内服：煎汤，3 ～ 10 g，大剂量可用至 30 g，入丸、散适量。外用：研末调敷或煎水洗。一般多生用，治出血症宜炒炭用。

6. 不良反应与注意事项及对策

血虚发痉、阴虚火旺者忌服。《药对》："恶干姜、藜芦、白蔹、芫花。"《新修本草》："畏萆薢。"《本草发挥》："误服泻人上焦元气。"《本经逢原》："惟肺虚有汗喘乏，及气升作呕，火升发嗽，阴虚盗汗，阳虚自汗者勿服。妇人产后血虚发痉，婴儿泻后脾虚发搐，咸为切禁。"

二、口服中成药

（一）贝羚胶囊

1. 成分

川贝母、羚羊角、猪去氧胆酸、麝香、沉香、人工竺黄（飞）、青礞石（煅，飞）、硼砂（煅）。

2. 功能主治

清热化痰，止咳平喘。用于治疗痰热阻肺、气喘咳嗽，以及小儿肺炎、喘息性支气管炎、成人慢性支气管炎见上述证候者。

3. 用法与用量

口服，每次 0.6 g，每日 3 次；小儿每次 0.15 ～ 0.60 g，周岁以内酌减，每日 2 次。

4. 注意

大便溏薄者不宜使用。

（二）百蕊片

1. 成分

百蕊草。

2. 功能主治

清热消炎，止咳化痰。用于治疗急慢性咽喉炎、气管炎、鼻炎、感冒发热、肺炎、中耳炎等症。

3. 用法与用量

口服，每次 4 片，每日 3 次。

（三）半夏露糖浆

1. 成分

半夏、甘草、枇杷叶、浓橙皮酊、远志（制）、薄荷油、紫菀、桔梗、麻黄。

2. 功能主治

止咳化痰。用于治疗咳嗽多痰及支气管炎。

3. 用法与用量

口服，每次 15 mL，每日 4 次。

4. 注意事项

本品含有毒药材半夏，请在医生指导下使用。

（四）蛤蚧定喘胶囊

1. 成分

蛤蚧、紫苏子（炒）、瓜蒌子、苦杏仁（炒）、麻黄、石膏、甘草、紫菀、鳖甲（醋制）、黄芩、麦冬、黄连、百合、石膏（煅）。

2. 功能主治

滋阴清肺，祛痰平喘。用于治疗虚劳咳喘、气短胸闷、自汗盗汗等症。

3. 用法与用量

口服，每次 3 粒，每日 2 次，或遵医嘱服用。

（五）恒制咳喘胶囊

1. 成分

法半夏、红花、生姜、白及、佛手、甘草、紫苏叶、薄荷、香橼、陈皮、红参、西洋参、砂仁、沉香、丁香、豆蔻、肉桂、赭石（煅）。

2. 功能主治

益气养阴，温阳化饮，止咳平喘。用于治疗气阴两虚及阳虚痰阻所致的咳嗽痰喘、胸脘满闷、倦怠乏力等症。

3. 用法与用量

口服，每次 2～4 粒，每日 2 次。

第二章 循环系统疾病

第一节 老年稳定型心绞痛

心绞痛是由冠状动脉供血不足，心肌发生急剧的、暂时的缺血与缺氧而引起的临床综合征，可伴心功能障碍，但没有心肌坏死。一般临床上所指的老年稳定型心绞痛即指稳定型劳力性心绞痛，常发生于老年人劳力或情绪激动时，持续数分钟，休息或应用硝酸酯制剂后症状消失。

一、发病机制

对心脏予以机械性刺激并不引起疼痛，但心肌缺血与缺氧则引起疼痛。

心肌氧耗的多少由心肌张力、心肌收缩强度和心率决定，故常用"心率×收缩压"，即二重乘积作为估计心肌氧耗的指标。心肌能量的产生要求大量的氧供。心肌细胞摄取血液氧含量的 65% ～ 75%，而身体其他组织则仅摄取 10% ～ 25%。因此，心肌平时对血液中氧的摄取已接近最大量，对心肌氧供应的增加更多依靠增加冠状动脉的血流量来实现。在正常情况下，冠状循环有很大的储备力量，其血流量可随身体的生理情况而有显著的变化。在剧烈运动心率加快的同时，小冠状动脉扩张，冠状动脉阻力下降，冠脉循环血流量可增加为休息时的 6 ～ 7 倍。当大的心外膜冠状动脉管径狭窄超过 50% 时，其传输功能受损，以至于对血流量产生相当的阻力，此时冠脉循环的最大储备量下降。然而，由于缺血可激活自动调节机制，造成小冠状动脉扩张，使总的冠状动脉阻力趋于正常，静息血流量仍可保持正常。但当心脏负荷加重及其心肌耗氧量增加超过小冠状动脉的扩张储备能力时，则发生相对的心肌供血不足。这种由心肌需氧量的增加最终超过固定狭窄的冠状动脉最大代偿供血能力所引起的心肌缺血是稳定型心绞痛的最常见机制。

而冠状动脉痉挛或暂时性血小板聚集、一过性血栓形成及狭窄局部血液流变学异常所致的血流瘀滞等冠状动脉血流的动力性阻塞因素，导致心肌供血的突然减少，则是产生心绞痛的又一重要因素。

此外，在突然发生循环血流量减少的情况下，心肌血液供求之间的矛盾加深，心肌血液供给不足，也可引起心绞痛。严重贫血的患者，在心肌供血量虽未减少的情况下，可因红细胞减少、血液携氧量不足而引起心绞痛。此类型在老年人群中较为常见，不容忽视。

产生疼痛的直接因素，可能是在缺血、缺氧的情况下，心肌内积聚过多的代谢产物，如乳酸、丙酮酸、磷酸等酸性物质或类似激肽的多肽类物质，刺激心脏内自主神经的传入纤维末梢，经上颈神经节至第 5 胸交感神经节和相应的脊髓段传至大脑，产生疼痛感觉。这种痛觉常投射到与自主神经进入水平相同脊髓段的脊神经所分布的皮肤区域，称为"牵涉痛"，使心绞痛常表现为胸骨后疼痛并放射至左肩、臂内侧和手指，而多不在心脏解剖位置处。

二、病理解剖与病理生理

冠状动脉造影显示稳定型劳力性心绞痛的老年人，有 1 支、2 支或 3 支冠脉直径减少大于 70% 的病变各占 25%，10% 的老年人有左冠脉主干狭窄，其余约 15% 的老年人无显著狭窄。后一种情况，提示这些老年人的心肌血供和氧供不足，可能是冠状动脉痉挛、冠状循环的小动脉病变、血红蛋白和氧的离解异常、交感神经活动过度、儿茶酚胺分泌过多或心肌代谢异常等所致。

三、辅助检查

（一）心电图（ECG）

1. 静息 ECG 检查

（1）稳定型心绞痛老年人静息 ECG 一般是正常的，所以静息 ECG 正常并不能排除严重的冠心病。

（2）最常见的 ECG 异常是 ST-T 改变，包括 ST 段压低（水平型或下斜型）、T 波低平或倒置，ST 段改变更具特异性。

（3）少数可伴有陈旧性心肌梗死（MI）的表现，可有多种传导障碍，最常见的是左束支传导阻滞和左前分支传导阻滞。

2. 心绞痛发作时 ECG 检查

（1）常见 ST 段压低 0.1 mV 以上，有时出现 T 波倒置，症状缓解后 ST-T 改变可恢复正常，动态变化的 ST-T 对诊断心绞痛的参考价值较大。

（2）静息 ECG 上 ST 段压低（水平型或下斜型）或 T 波倒置的患者，发作时可变为无压低或直立的所谓"假性正常化"，并且支持心肌缺血的诊断。

3. ECG 负荷试验

ECG 负荷试验是对疑有冠心病的老年人患者给心脏增加负荷（运动或药物）而激发心肌缺血的 ECG 检查。

（1）ECG 负荷试验的适应证。

①临床上怀疑冠心病。

②对有冠心病危险因素患者的筛选。

③冠状动脉搭桥及心脏介入治疗前后的评价。

④陈旧性 MI 患者对非梗死部位心肌缺血的监测。

（2）ECG 负荷试验的禁忌证。

①急性心肌梗死（AMI）。

②高危的不稳定型心绞痛（UA）。

③急性心肌、心包炎。

④严重高血压 [收缩压 ≥ 200 mmHg 和（或）舒张压 ≥ 110 mmHg]。

⑤心功能不全。

⑥严重主动脉瓣狭窄。

⑦肥厚型梗阻性心肌病。

⑧静息状态下有严重心律失常。

⑨主动脉夹层。

⑩静息状态下 ECG 即有明显 ST 段改变的患者如完全性左束支或右束支传导阻滞，或心肌肥厚继发 ST 段压低等也不适合行 ECG 负荷试验。

（3）负荷试验终止的指标。

① ST-T 降低或抬高 ≥ 0.2 mV。

②心绞痛发作。

③收缩压超过 220 mmHg。

④血压较负荷前下降。

⑤室性心律失常（多源性、连续 3 个室早和持续性室速）。

（4）阳性结果。

①运动中或运动后 ST 段水平型或下斜型压低 0.1 mV（J 点后 60 ～ 80 ms），持续超过 2 min。

②运动中出现典型心绞痛。

③运动中出现血压下降（≥ 10 mmHg）。

4. 动态 ECG

连续记录 24 h 或 24 h 以上的 ECG，可从中发现 ST-T 改变和各种心律失常，可将出现 ECG 改变的时间与患者的活动和症状相对照。

（二）超声心动图

怀疑主动脉瓣狭窄、二尖瓣反流、二尖瓣腱索断裂、瓣膜脱垂、室间隔破损、肥厚型心肌病可应用超声心动图以明确诊断。如患者存在心梗病史或存在病理性 Q 波，可经超声心动图了解心肌搏动情况。对于伴有心力衰竭症状和体征或复杂心律失常患者，评估其左心室功能，并根据左心室功能进行危险分层。

（三）放射性核素检查

（1）静息和负荷心肌灌注显像，心肌灌注显像常用 ^{201}TI 或 ^{99m}Tc-MIBI 静脉注射使正常心肌显影而缺血区不显影的"冷点"显像法，结合运动或药物（双嘧达莫、腺苷或多巴酚丁胺）负荷试验，可查出静息时心肌无明显缺血的患者。

（2）放射性核素心腔造影：用 ^{99m}Tc 等标记红细胞或白蛋白行心室血池显影有助于了解室壁运动，可测定左室射血分数（LVEF）及显示室壁局部运动障碍。

（四）磁共振成像

磁共振成像可同时获得心脏解剖、心肌灌注与代谢、心室功能及冠状动脉成像的信息。

（五）心脏 X 线检查

心脏 X 线检查可无异常发现或见主动脉增宽、心影增大、肺淤血等。

（六）CT 检查

（1）显示冠状动脉病变及形态的无创性检查方法。

（2）有较高的阴性预测价值，如计算机体层血管成像（CTA）检查未见血管病变，一般不进行各有创检查。

（3）存在钙化时会显著影响狭窄程度的判断，因此检查结果仅供参考。

（七）有创介入检查

1. 冠状动脉造影术

冠状动脉造影术为目前诊断冠心病的"金标准"。

（1）适应证。

①不明原因胸痛，无创性检查不能确诊，临床怀疑冠心病，需要按冠心病进行治疗。这种患者精神负担较重，工作和生活压力较大，经常四处就医，花费也较大，而真正罹患冠心病的机会并不大。对此类患者行冠状动脉造影检查，明确诊断，非常有价值。

②不明原因的心律失常，如顽固的室性心律失常及传导阻滞。有时需行冠状动脉造影除外冠心病。

③不明原因的左心功能不全，主要见于扩张型心肌病或缺血性心肌病，两者鉴别往往需要行冠状动脉造影。

④经皮冠脉介入术（PCI）后或冠状动脉旁路移植术后复发心绞痛。

⑤先心病和瓣膜病手术前，易合并有冠状动脉的畸形或动脉粥样硬化，可以在手术的同时进行干预。

⑥无症状但怀疑是冠心病。

⑦稳定型心绞痛，内科治疗效果不佳，影响工作和生活。

⑧不稳定型心绞痛，首先采取内科积极强化治疗，一旦病情稳定，积极行冠脉造影，内科药物治疗无效或症状不缓解，一般需紧急造影。对于高危的不稳定型心绞痛患者，以自发性胸痛为主伴有明显 ECG 的 ST 段改变及梗死后心绞痛，也可直接行冠状动脉造影。

⑨急性心肌梗死（AMI），急性心肌梗死的主要治疗措施是闭塞血管的再灌注治疗，PCI 以其成功率高、效果确实可靠已成为急性心肌梗死再灌注治疗的首选方法。有条件的

医院对急性心肌梗死患者应首选直接冠状动脉造影，进行 PCI，包括冠状动脉的球囊扩张及支架术。如果无条件开展 PCI，对于 AMI 后溶栓有禁忌的患者，应尽量将其转入有条件的医院。AMI 后静脉溶栓未再通的患者，应适时争取补救性 PCI 措施；静脉溶栓再通者，一旦出现梗死后心绞痛，应行冠状动脉造影评价。对于无并发症的患者，应考虑梗死后 1 周左右，择期行冠状动脉造影。AMI 伴有心源性休克、室间隔穿孔等并发症，应尽早在辅助循环的帮助下行血管再灌注治疗。对高度怀疑 AMI 而不能确诊，特别是伴有左束支传导阻滞、肺栓塞、主动脉夹层、心包炎的患者，可直接行冠状动脉造影以明确诊断。

⑩无症状性冠心病，其中运动实验阳性、伴有明显的危险因素的患者，应行冠状动脉造影。

⑪原发性心脏骤停，此类患者出现左主干病变或前降支近段病变的可能性较大，属高危人群，应早期行血管病变干预治疗，需要冠状动脉造影进行血管评价。

⑫冠脉 CT 等影像学检查发现或怀疑冠状动脉中度以上的狭窄或存在不稳定斑块。

（2）相对禁忌证。

①碘过敏或造影剂过敏。

②有严重的心肺功能不全、不能耐受手术者。

③未控制的严重心律失常，如室性心律失常、快速房颤及室上性心动过速等。

④未纠正的低钾血症、洋地黄中毒及电解质紊乱和酸碱平衡失调等。

⑤严重的肝肾功能不全者。

⑥出血性疾病，如出血和凝血功能障碍患者。

⑦患者身体状况不能接受和耐受该项检查者。

⑧发热及重度感染性疾病。

⑨拒绝行冠状动脉造影术的患者。

2. 血管内超声（IVUS）成像

IVUS 是将微型超声探头送入冠状动脉，显示血管的横断面，可同时了解管腔的狭窄程度和管壁上的病变情况，根据病变的回声特性了解病变性质。

3. 光学相干断层扫描（OCT）技术

OCT 的成像原理与 IVUS 相似，但分辨率更高，不过穿透力较低。血管镜在显示血栓性病变方面有独特的应用价值。血管内多普勒血流速度测定技术能测定冠状动脉血流速度及血流储备，评价微循环功能。

4. 冠状动脉血流储备分数（FFR）测定

FFR 可获得的血流储备分数可评价狭窄病变导致的机械性梗阻程度。

四、诊断

（1）劳累或激动后诱发短暂的缺血性胸痛，休息或含服硝酸甘油可以缓解。

（2）有前述 ECG 改变，胸痛缓解后恢复。

（3）运动负荷实验阳性。

（4）血清心肌损伤标志物不高。

（5）症状稳定在 1 个月以上。

（6）对于无创检查诊断困难合并危险因素的患者行有创检查。

五、治疗

治疗有两个主要目的：一是预防 MI 和猝死，改善预后，延长患者的生存期；二是减少缺血发作次数和缓解症状，提高生活质量。

（一）一般治疗

（1）发作时立刻休息，一般在停止活动后症状即可消除。

（2）平时应尽量避免各种已知的诱发因素，如过度的体力活动、情绪激动、饱餐等；冬天注意保暖。

（3）调节饮食，一次进食不宜过饱，避免油腻饮食，戒烟限酒；调整日常生活与工作量；减轻精神负担。

（4）保持适当的体力活动，以不发生疼痛症状为度。

（5）治疗高血压、糖尿病、贫血、甲状腺功能亢进等相关疾病。

（二）药物治疗

药物治疗首先考虑预防 MI 和死亡，其次是减少缺血、缓解症状及改善生活质量。

1. 抗心绞痛和抗缺血治疗

（1）硝酸酯类药物：能降低心肌需氧，同时增加心肌供氧，从而缓解心绞痛。除扩张冠状动脉、降低阻力、增加冠状循环的血流量外，还通过对周围容量血管的扩张作用，减少静脉回流心脏的血量，降低心室容量、心腔内压和心室壁张力，减轻心脏前负荷，对动脉系统有轻度扩张作用，减低心脏后负荷和心脏的需氧。常用药物有短效的硝酸甘油、中效的硝酸异山梨酯及长效的 5- 单硝酸异山梨酯。硝酸酯药物长期应用的主要问题是耐药性。防止发生耐药的最有效方法是每天保持足够长（8～10 h）的无药期。硝酸酯药物的不良反应有头晕、头胀痛、头部跳动感、面红、心悸等，偶有血压下降。

（2）β受体阻滞剂：阻断拟交感胺类对心率和心收缩力的刺激作用，减慢心率、降低血压、减低心肌收缩力和氧耗量，从而缓解心绞痛的发作。此外，β受体阻滞剂还能减少运动时血流动力的反应，使同一运动量水平上心肌氧耗量减少；使不缺血的心肌区小动脉（阻力血管）缩小，从而使更多的血液通过极度扩张的侧支循环（输送血管）流入缺血区。不良反应有心室射血时间延长和心脏容积增加，虽然可能使心肌缺血加重或引起心肌收缩力降低，但其使心肌耗氧量减少的作用远超过其不良反应。常用的制剂是美托洛尔 25～100 mg，每天 2～3 次，其缓释制剂每天仅需口服 1 次；比索洛尔 5～10 mg，每天 1 次。本药常与硝酸酯制剂联合应用，比单独应用效果好。但要注意本药与硝酸酯制剂有协同作用，因而剂量应偏小，开始剂量尤其要注意减少，以免引起直立性低血压等不良反应。停用本药时应逐步减量，如突然停用，有诱发 MI 的可能。支气管哮喘及心动过缓、高度房室传导阻滞者不宜应用。

（3）钙通道阻滞剂（CCB）：抑制钙离子进入心肌，也抑制心肌细胞兴奋－收缩耦联中钙离子的作用，因而抑制心肌收缩，减少心肌氧耗；扩张冠状动脉，解除冠状动脉痉挛，改善心内膜下心肌的供血；扩张周围血管，降低动脉压，减轻心脏负荷；还降低血黏度，抗血小板聚集，改善心肌的微循环。对于需要长期用药的患者，目前推荐使用控释、缓释或长效剂型。低血压、心功能减退和心力衰竭加重可以发生在长期使用该药期间。该药的不良反应包括周围性水肿和便秘，还有头痛、面色潮红、嗜睡、心动过缓或过速和房室传导阻滞等。CCB 对于减轻心绞痛大体上与 β 受体阻滞剂的效果相当。本类药可与硝酸酯联合使用，其中硝苯地平尚可与 β 受体阻滞剂同服，但维拉帕米和地尔硫卓与 β 受体阻滞剂合用时则有过度抑制心脏的危险。变异型心绞痛首选 CCB 治疗。

（4）代谢类药物：曲美他嗪通过抑制脂肪酸氧化、增加葡萄糖代谢而增加缺氧状态下高能磷酸键的合成，治疗心肌缺血，无血流动力学影响，可与其他药物合用。其可作为传统治疗不能耐受或控制不佳时的补充或替代治疗。口服每天 40 ～ 60 mg，每次 20mg，每天 2 ～ 3 次。

（5）伊伐布雷定：该药是目前唯一的高选择 If 离子通道抑制剂，通过阻断窦房结起搏电流 If 通道、降低心率，发挥抗心绞痛的作用，对房室传导功能无影响。该药适用于对 β 受体阻滞剂和 CCB 不能耐受、无效或禁忌，又需要控制窦性心律的患者。

2. 预防心肌梗死和死亡的药物治疗

（1）抗血小板治疗：稳定型心绞痛患者至少需要服用一种抗血小板药物。常用药物有阿司匹林、氯吡格雷和噻氯匹定等。阿司匹林是通过抑制血小板环氧化酶和血栓素 A_2（TXA_2），抑制血小板在动脉粥样硬化斑块上的聚集，防止血栓形成，同时也通过抑制 TXA_2 来抑制它导致的血管痉挛，能使稳定型心绞痛的心血管事件的危险性平均降低 33%。所有急性或慢性缺血性心脏病的患者，无论有否症状，只要没有禁忌证，都应每天常规应用阿司匹林 75 ～ 300 mg。不良反应主要是胃肠道症状，并与剂量有关，使用肠溶剂或缓释剂、抗酸剂可以减少对胃的不良作用。禁忌证包括过敏、严重未经治疗的高血压、活动性消化性溃疡、局部出血和出血体质。氯吡格雷和噻氯匹定是通过腺苷二磷酸（ADP）受体抑制血小板内 Ca^{2+} 活性，并抑制血小板之间纤维蛋白原桥的形成。氯吡格雷的剂量为 75 mg，每天 1 次；噻氯匹定为 250 mg，每天 1 ～ 2 次，由于后者引起胃肠道不适和过敏发生率高，也可以引起白细胞、中性粒细胞和血小板减少，因此要定期做血常规检查，目前已较少使用。前者粒细胞减少的不良反应小并且起效更快，一般不能耐受阿司匹林者可口服氯吡格雷。其他的抗血小板制剂有西洛他唑，属于磷酸二酯酶抑制剂，剂量为 50 ～ 100 mg，每天 2 次。

（2）降脂药物：降脂药物在治疗冠状动脉粥样硬化中起重要作用，胆固醇的降低与冠心病死亡率和总死亡率降低有明显关系。他汀类药物可以进一步改善内皮细胞的功能，抑制炎症，稳定斑块，使部分动脉粥样硬化斑块消退，显著延缓病变进展。慢性稳定型心绞痛患者即使只是出现轻到中度低密度脂蛋白胆固醇（LDL-C）升高，也建议采用他汀类药物治疗，建议目标是将 LDL-C 水平降到 100 mg/mL 以下。

（3）血管紧张素转化酶抑制剂（ACEI）：ACEI 并非控制心绞痛的药物，但可降低缺血性事件的发生概率。ACEI 能逆转左心室肥厚及血管内皮增厚，延缓动脉粥样硬化进展，能减少斑块破裂和血栓形成，另外有利于心肌氧供／（氧耗）平衡和心脏血流动力学，并降低交感神经活性。ACEI 可应用于已知冠心病患者的二级预防，尤其是合并有糖尿病者。对收缩压小于 90 mmHg、严重肾衰竭、双侧肾动脉狭窄和过敏者禁用。不良反应主要包括干咳、低血压和罕见的血管性水肿。

（三）经皮冠脉介入术（PCI）

PCI 与内科药物保守疗法相比，能使患者的生活质量明显提高，但是总体的 MI 发生率和死亡率无显著差异。随着新技术的出现，尤其是新型支架及新型抗血小板药物的应用，PCI 不仅可以改善生活质量，而且对存在大面积心肌缺血的高危患者可明显降低其 MI 的发生率和死亡率。PCI 适应证有以下几种。

（1）药物难以控制的中度、重度心绞痛。

（2）无创检查提示较大面积的心肌缺血，且冠状动脉病变适合 PCI 者，可以行冠状动脉支架术治疗。

（3）患者充分了解手术相关风险后倾向于选择 PCI。

（四）冠状动脉旁路移植术（CABG）

CABG 是使用老年患者自身的大隐静脉或游离内肱动脉或桡动脉作为旁路移植材料，一端吻合在主动脉，另一端吻合在有病变的冠状动脉段的远端，从而引入主动脉的血流以改善该病变冠状动脉所供心肌的血流供应。CABG 在冠心病发病率高的国家已成为最普通的择期性心脏外科手术，对于缓解心绞痛和改善患者的生活质量有较好效果。最近的微创冠状动脉旁路移植术，采用心脏不停跳的方式进行，并发症少，患者恢复快。手术适应证有以下几种。

（1）冠状动脉多支血管病变，尤其是合并糖尿病的老年患者。

（2）冠状动脉左主干病变。

（3）不适合行介入治疗的老年患者；AMI 后合并室壁瘤，需要进行室壁瘤切除的老年患者。

（4）闭塞段的远段管腔通畅，血管供应区有存活心肌。

（五）运动锻炼疗法

谨慎安排进度适宜的运动锻炼，有助于促进侧支循环的发展，提高体力活动的耐受量，进而改善症状。

第二节 老年急性冠脉综合征

急性冠脉综合征（ACS）是指急性心肌缺血引起的一组临床综合征，主要包括急性ST 段抬高心肌梗死（STEMI）、急性非 ST 段抬高心肌梗死（NSTEMI）和不稳定型心绞痛（UA）。不同类型的急性冠脉综合征的治疗方案与策略选择存在一定差异，因此根据发病时的心电图 ST 段是否抬高，可将 ACS 分为 ST 段抬高急性冠脉综合征（STE-ACS）和非 ST 段抬高急性冠脉综合征（NSTE-ACS）；根据心肌坏死标志物 [肌酸激酶同工酶（CK-MB）或心肌肌钙蛋白（cTn）] 测定结果是否升高，将 NSTE-ACS 又分为NSTEMI 和 UA，NSTEMI 患者的心肌坏死标志物升高而 UA 患者正常或轻微升高。

ACS 是目前威胁人类健康的常见杀手，其发病率和死亡率均较高，是导致人类死亡的重要原因之一。2012 年 1 月，《新英格兰医学杂志》指出，冠心病是人类，尤其是高龄患者致死的最主要原因。《中国心血管病报告 2015》指出，心血管病死亡占城乡居民总死亡原因的首位，农村为 44.60%，城市为 42.51%，每 5 例死亡者中就有 2 例死于心血管病。老年 ACS 患者通常存在多种危险因素，血管病变弥漫，缺乏典型的临床表现，极易误诊和漏诊，临床上具有较高的死亡率。

一、不稳定型心绞痛和非 ST 段抬高心肌梗死

（一）病因

UA/NSTEMI 的病因和临床表现相似，但是程度不同，二者的主要不同在于缺血严重程度及是否导致心肌坏死。绝大多数 ACS 是冠状动脉斑块破裂、裂隙或夹层引起冠脉内血栓形成的结果。少数 ACS 继发于心肌氧供需失衡（如冠脉痉挛、心律失常、贫血、呼吸衰竭、高血压或低血压等）。一部分 ACS 为非动脉粥样硬化性疾病（如动脉炎、外伤、夹层、血栓栓塞、先天异常、心脏介入治疗或 CABG 治疗并发症）所致。一旦冠状动脉的供氧量与心肌的需氧量之间发生不平衡，冠脉血流量不能满足心肌代谢时氧的需求导致心肌细胞缺氧时，即可出现心绞痛，当血供急剧减少或中断，使心肌严重而持久的急性缺血达 20 min 以上，即可发生急性心肌梗死。

（二）发病机制及病理特点

UA/NSTEMI 共同的病理机制为在不稳定粥样硬化斑块破裂或糜烂的基础上出现血小板聚集、血栓形成、冠脉痉挛收缩、微血管栓塞导致急性或亚急性心肌供氧失衡。NSTE-ACS 时，冠状动脉中稳定斑块破裂形成富含血小板的白色血栓，常导致冠脉严重狭窄，却多为不完全阻塞，若心肌出现严重而持续的缺血便会导致心肌坏死发生，病理上出现灶性或心内膜下心肌坏死。

ACS 患者的冠脉内大多存在不稳定斑块，其与稳定斑块的区别在于不稳定斑块纤维帽较薄、脂核大、富含炎症细胞和组织因子。斑块破裂的主要机制为单核巨噬细胞或肥大细胞分泌的蛋白酶腐蚀纤维帽，斑块内 T 淋巴细胞通过合成 γ- 干扰素抑制平滑肌细胞分泌间质胶原，使斑块纤维帽变薄，动脉壁压力、斑块位置和大小、血流对斑块表面的冲击、冠脉内压力升高、血管痉挛、心动过速时心室过度收缩和扩张所产生的剪切力，以及斑块滋养血管破裂，均可诱发与正常管壁交界处的斑块破裂。

高龄本身就是冠心病独立和重要的危险因素，也是急性心肌梗死患者死亡预测最强的指标之一。老年 ACS 患者通常已存在冠状动脉病变，甚至是严重病变，并伴有冠脉储备功能显著低下。与其他冠心病患者比较，老年 ACS 患者单支冠脉病变所占比例明显少于多支病变患者。与年轻 ACS 患者相比，年龄大于 75 岁的 ACS 患者发生再梗死的风险增加 2 倍，而死亡危险增加 4 倍，同时具有更高的发生心力衰竭、心源性休克、心房颤动和机械并发症的风险。

（三）辅助检查

1. 心电图

ECG 是目前诊断 ACS 的一线工具，目前临床指南都明确指出对拟诊为 ACS 的患者需在 10 min 内完成 18 导联心电图，病情变化时随时记录心电图变化情况。大多数患者胸痛发作时，心电图表一过性 ST 段偏移（表现为抬高或压低）和（或）T 波倒置（可表现为振幅下降、T 波低平或倒置），个别表现为 U 波倒置。除变异型心绞痛患者症状发作时心电图表现为一过性 ST 段抬高外，UA 患者症状发作时主要表现为 ST 段压低，其心电图变化随症状缓解而完全或部分消失，如心电图变化持续 12 h 以上，则提示发生 NSTEMI。NSTEMI 时一般不出现病理性 Q 波，但有持续性 ST 段压低 ≥ 0.1 mV 和（或）伴对称性 T 波倒置，相应导联的 R 波电压进行性降低，以上这些 ST 段和 T 波的改变常持续存在。连续的心电监测可发现无症状或心绞痛发作时的 ST 段变化。

2. 心肌损伤标志物

心肌损伤标志物的增高水平与心肌梗死的范围和预后明确相关，是鉴别 UA 和 NSTEMI 的主要标准。其中，心肌肌钙蛋白（cTnI 或 cTnT）是明确诊断和危险分层的重要依据之一，与 CK 及 CK-MB 相比，心肌肌钙蛋白的可靠性、特异性和敏感性更高。UA 时心肌标志物一般无异常增高，心肌肌钙蛋白升高表明存在心肌损害，若 cTnT 及 cTnI 超过正常值的 3 倍，可考虑 NSTEMI 的诊断。

3. 超声心动图

应用超声心动图可以评价患者心脏功能，并初步与非心源性胸痛相鉴别。超声心动图可发现节段性室壁运动障碍，可为急性心肌梗死的早期诊断及心肌梗死部位诊断提供影像学支持，并可评估心肌损害的范围。同时，可用于诊断急性心肌梗死的并发症，如心力衰竭、二尖瓣功能障碍、室间隔穿孔等，并可与主动脉夹层、心包炎及肺栓塞等相鉴别。

4. 冠状动脉造影和其他有创性检查

考虑行血运重建术的患者，尤其是经积极药物治疗症状控制不佳或高危患者，应尽早行冠状动脉造影来明确病变情况以帮助评价预后和指导治疗。在长期稳定型心绞痛基础上出现的 UA 患者常存在多支冠状动脉病变，而新发作的静息心绞痛患者可能只有单支冠状动脉病变，病变常呈偏心性狭窄或表面毛糙或充盈缺损。冠状动脉造影正常或无阻塞性病变者，可能 UA 的诊断有误，但也可能是冠状动脉内血栓自发性溶解、微循环灌注障碍、病变遗漏或冠状动脉痉挛等，IVUS、血管镜或 OCT 可提高病变的诊断率。对于低危患者在早期药物治疗控制症状后，也要根据无创性负荷试验（ECG、运动心电图、超声心动图和放射性核素等）的检查结果评价预后并指导下一步治疗；若有大面积心肌缺血者，应建议进一步行冠状动脉造影。多排螺旋 CT 造影已经越来越多地为临床诊断冠状动脉病变所青睐。

（四）诊断

（1）诊断：根据患者病史、既往心血管疾病危险因素、心绞痛症状、缺血性心电图改变（新发或一过性 ST 段压低或 T 波改变）及心肌损伤标志物（cTnT、cTnI 或 CK-MB 等）测定，可以做出 UA/NSTEMI 诊断。诊断不能明确的患者根据实际情况可行负荷心电图或负荷超声心动图、核素心肌灌注显像、冠脉 CT、冠状动脉造影等检查。冠状动脉造影是诊断冠心病的金标准，可以明确显示冠状动脉狭窄程度，对治疗策略起到决定性作用。尽管急性冠脉综合征的发病机制相同，但 UA/NSTEMI 和 STEMI 二者的治疗原则有所不同，因此需进行鉴别。

（2）危险评估：ACS 是常见的心血管急危重症，老年患者病死率高，对患者的危险评估应贯穿于 ACS 诊治的全过程。尽早对患者进行危险评估与分层意义重大。

① GRACE 评分：此评分为目前最常用的危险评估与分层工具，可以预测 UA/NSTEMI 患者院内病死率及发病 6 个月病死率，其主要内容包括年龄、心率、收缩压、血肌酐、Killip 分级、是否有已知心脏事件、心肌损伤标志物、ST 段改变等 8 项。对于 UA/NSTEMI 患者，推荐使用 GRACE 评分作为患者入院、出院的首选评分方法。若 GRACE 评分超过 140 分，应在 24 h 内行冠状动脉造影检查，对中危患者冠状动脉造影和血运重建可适当推迟，但最好在入院 72 h 内进行。

② TIMI 危险评分：TIMI 危险评分包括 7 项指标，即年龄超过 65 岁、具有三项或以上冠心病危险因素（家族史、高血压、糖尿病、高脂血症或吸烟）、既往冠状动脉狭窄 ≥ 50%、ST 段改变（抬高 ≥ 0.5 mm）、严重心绞痛症状（24 h 内发作 > 2 次）、过去 7 d 内应用阿司匹林及心肌损伤标志物升高。每一项评 1 分，评分 0 ~ 2 分为低危，3 ~ 4 分为中危，5 ~ 7 分为高危。低危患者 14 d 三重终点（死亡、再发非致命性心肌梗死或需要急诊血运重建的再发心绞痛）发生率为 4.7%，而最高风险者（评分 6 ~ 7 分）14 d 三重终点发生率高达 40.9%。

（五）治疗

1. 一般处理

UA 或 NSTEMI 患者应收治在心内科监护病室，进行持续心电监护，卧床休息 12～24 h，病情不稳定或高危患者卧床时间应延长。需保持大便通畅，避免便时用力，如便秘可适当应用缓泻剂。存在低氧血症或左心室功能衰竭者需吸氧治疗。在疾病初期，饮食以流质为主，此后随着症状减轻而逐渐过渡到半流质饮食、普食，需少量多餐，钠盐和液体的摄入量应根据患者的汗量、尿量、呕吐量及有无心力衰竭而定。

2. 抗心肌缺血和其他治疗

（1）硝酸酯类药物：硝酸酯类药物可选择舌下含服、口服、经皮肤或静脉给药。常用短效硝酸酯类药物为硝酸甘油，对于存在持续性胸闷痛、高血压、急性心力衰竭的患者，在最初 24～48 h 的治疗中，静脉应用有利于改善心肌缺血。用法可为先舌下含服 0.3～0.6 mg，续以静脉给药，起始量 5～10 μg/min，每 5～10 min 增加 5～10 μg/min，直至症状缓解或平均压降低 10%，但收缩压不得低于 90 mmHg。静脉应用硝酸甘油的患者在症状消失 24 h 后，应改为口服制剂或应用皮肤制剂。耐药可在持续静脉应用硝酸甘油 24～48 h 出现。口服硝酸酯类药物主要包括硝酸异山梨酯和 5- 单硝酸异山梨酯。

（2）β 受体阻滞剂：所有无禁忌证的 UA/NSTEMI 患者均应使用，可减少心肌缺血发作次数和减缓心肌梗死的进展。首选具有心脏选择性的药物，如阿替洛尔、美托洛尔和比索洛尔。应用 β 受体阻滞剂前需排除心力衰竭、低血压（收缩压低于 90 mmHg）、显著心动过缓、严重房室传导阻滞或有哮喘等情况。口服给药，从小剂量开始逐渐增加剂量，β 受体阻滞剂的剂量应个体化，目标心率为患者静息时 50～60 次 /min。

（3）钙通道阻滞剂：CCB 与 β 受体阻滞剂同样可有效减轻症状，但 CCB 应用于 UA，不能预防 AMI 的发生或降低病死率，目前仅推荐用于全量硝酸酯和 β 受体阻滞剂之后仍有持续性心肌缺血的患者，或对 β 受体阻滞剂有禁忌的患者。诊断为冠状动脉痉挛者，治疗上首选非二氢吡啶类 CCB。对心功能不全的患者联合应用 β 受体阻滞剂及 CCB 需特别谨慎。

（4）ACEI/ 血管紧张素 II 受体阻滞剂（ARB）：UA/NSTEMI 患者长期应用 ACEI 能显著降低心血管事件发生率及死亡率，明显改善患者的预后。对于无禁忌证患者，ACEI 和 ARB 都应长期使用，不能耐受 ACEI 者可使用 ARB。

（5）调脂药物：应在入院 24 h 内评估 ACS 患者的血脂水平。他汀类药物不仅可以调节血脂，还具有稳定斑块、改善内皮细胞功能等多重作用，所以若无禁忌证，无论血脂基线水平和饮食控制情况如何，均建议早期应用他汀类药物，使 LDL-C 水平降至 1.8 mmol/L 或下降 50%。常用的他汀类药物有辛伐他汀、普伐他汀、氟伐他汀、阿托伐他汀或瑞舒伐他汀等。

（6）镇痛剂：应用足量硝酸酯药物后不能使疼痛迅速缓解，可应用吗啡或哌替啶，但应注意对呼吸功能的抑制作用。应用吗啡后如出现低血压，可仰卧或静脉滴注生理盐水，很少需要用升压治疗。若出现呼吸抑制，则可静脉应用纳洛酮治疗。对于存在吗啡禁忌证（低血压和既往过敏史）者，可应用哌替啶。疼痛较轻者可用罂粟碱肌内注射或口服。

3. 抗栓治疗

UA/NSTEMI 患者应积极地抗栓治疗而并不是溶栓治疗。合理的抗栓治疗可进一步预防冠状动脉内血栓形成、促进内源性纤溶活性而溶解血栓和减轻冠脉狭窄程度。抗栓治疗包括抗血小板治疗和抗凝治疗两部分，应用抗栓治疗时需警惕老年患者出血风险。

（1）抗血小板治疗。

环氧化酶抑制剂：若无禁忌证，应尽早给予阿司匹林治疗，起始负荷剂量为 300 mg，以后 100 mg/d 长期维持。主要不良反应是胃肠道反应和上消化道出血。

腺苷二磷酸（ADP）受体阻滞剂：无禁忌证者应早期应用氯吡格雷负荷剂量 300 mg，若采取早期介入治疗方案，可给予 600 mg 负荷剂量，以后 75 mg/d 长期维持；或应用替格瑞洛起始负荷剂量为 180 mg，之后改为每次 90 mg，每天 2 次口服。对于非 ST 段抬高 ACS 患者，无论是否行介入治疗，小剂量阿司匹林和 ADP 受体阻滞剂联合应用为常规治疗，至少联合应用 12 个月。对于植入药物支架的患者，这种联合治疗时间可适当延长。对于阿司匹林不能耐受的患者，氯吡格雷可替代阿司匹林作为长期的抗血小板治疗。

血小板糖蛋白 II b/ III a（GP II b/ III a）受体阻滞剂：此类药物主要包括阿昔单抗、替罗非班和依替巴肽。以上 3 种 GP II b/ III a 受体阻滞剂静脉制剂均适用于 ACS 患者急诊 PCI，可明显降低急性和亚急性血栓形成的发生率，如果在 PCI 前 6 h 内开始应用该类药物，疗效更好。若未行 PCI 治疗，GP II b/ III a 受体阻滞剂可用于高危患者，尤其是心肌标志物升高或尽管接受合适的药物治疗症状，仍持续存在，或两者兼有的患者。GP II b/ III a 受体阻滞剂应持续应用 24 ～ 36 h。不推荐常规联合应用 GP II b/ III a 受体阻滞剂和溶栓药。

环核苷酸磷酸二酯酶抑制剂：对阿司匹林不能耐受或禁忌者，可选用西洛他唑替代阿司匹林，需与 ADP 受体阻滞剂联用。

（2）抗凝治疗：抗凝药物的选择应根据治疗策略，以及缺血和出血事件的风险来进行。常用的抗凝药包括普通肝素、低分子肝素、磺达肝癸钠和比伐芦定。需紧急介入治疗者，应立即开始使用普通肝素或低分子肝素或比伐芦定。对于选择保守治疗、出血风险高的患者，应优先选择磺达肝癸钠。

普通肝素与低分子肝素：普通肝素的推荐剂量是先静脉推注给药 80 U/kg，后以 18 U/（kg·h）的速度持续静脉给药，根据活化部分凝血活酶时间（APTT）调整用量，使 APTT 控制在 45 ～ 70 s。未口服阿司匹林的患者骤然停用普通肝素后可能使胸痛加重，与停用普通肝素后引起继发性凝血酶活性增高有关，所以普通肝素以逐渐停用为宜。低分子肝素具有更合理的抗 X a 因子及抗 II a 因子活性比例的作用，可以皮下应用，不需要实验室监测。低分子肝素较普通肝素有疗效肯定、使用方便等优点。临床常用低分子肝素有依诺肝素、那曲肝素或达肝素等，低分子肝素通常皮下注射，每 12 h 给药 1 次，在急性期用 5 ～ 6 d，尽量避免交叉应用。对肾功能不全者，低分子肝素易蓄积，需谨慎应用或调节剂量。肝素应用期间应监测血小板计数以早期检出肝素诱导的血小板减少症。磺达肝癸钠是 X a 因子抑制剂，在降低 UA/NSTEMI 缺血事件方面的效果与低分子肝素无异，但出血并发症明显减少，因此安全性较好，但不能单独用于介入治疗中。

直接抗凝血酶的药物：在接受介入治疗的非 ST 段抬高 ACS 人群中，应用比伐芦定较联合应用普通肝素 / 低分子肝素和 GP Ⅱ b/ Ⅲ a 受体阻滞剂的出血并发症少、安全性更好、临床效益相当。

4. 冠状动脉血运重建治疗

冠状动脉血运重建治疗包括 PCI 和 CABG，NSTE-ACS 患者不推荐使用溶栓治疗。

（1） PCI 治疗：对于高危患者，主张早期介入治疗（于症状发生最初 24 ～ 48 h）行诊断性冠状动脉造影，然后根据冠脉病变情况做血运重建治疗更有利；对于难治性心绞痛伴心力衰竭、危及生命的室性心律失常或血流动力学不稳定的极高危患者，可行紧急侵入性策略（2 h 内）；对于无严重并发症或血运重建禁忌证的患者，应及早行冠脉造影或血运重建；对于最初稳定且无严重并发症和血运重建禁忌证的 NSTE-ACS 患者，最初可考虑保守治疗；对于低危患者，通常不建议常规行介入检查；对于并存严重疾病，如肝功能、肺功能衰竭或癌肿患者，不主张行早期诊断性冠脉造影和血运重建。

（2） CABG 治疗：对于伴发多支血管病变，且存在左心室功能不全或伴糖尿病者，建议行 CABG 术；对于合并严重左主干病变者，CABG 术也是首选。

二、急性 ST 段抬高心肌梗死

急性心肌梗死（AMI）是在冠状动脉病变的基础上，发生冠状动脉血供急剧减少或中断，使相应的心肌严重而持久地缺血所致的部分心肌急性坏死。本病主要的临床特点包括持久的剧烈胸痛、血中心肌坏死标志物增高及心电图进行性的改变，常常合并心律失常、急性肺水肿，甚至心源性休克，是心血管病的急危重症。由于老年人基础疾病多，常常伴有高血压、糖尿病、肾功能不全等慢性疾病，因此老年患者起病常常比较隐匿，易造成误诊。AMI 的并发症较多，常合并心力衰竭、心律失常、低血压、心源性休克较多，病死率较高。有报道称老年人心梗死亡率明显高于一般成人，大于 80 岁的老年患者心梗死亡率是小于 80 岁的 2 倍，老年 AMI 心力衰竭表现者占 20% ～ 70%，并发症多，高危病人多，使老年心梗的病情更复杂。老年心梗除具有并发症多的特点外，还有以下一些特点，如梗死后心绞痛发生率高、再梗率高、非 ST 段抬高心梗检出率高、猝死发生率高。

（一）病因及发病机制

在急性心肌梗死的患者中，大约有 11% 的患者在发病前存在诱因，如剧烈运动、创伤、情绪波动、急性失血、出血性或感染性休克、主动脉瓣狭窄、发热、心动过速等引起心肌耗氧增加的因素，都在变异型心绞痛患者中，反复发作的冠状动脉痉挛也可发展为 AMI。还有一些少见的病因，如反复应用可卡因等心血管兴奋药、有心内膜血栓和左侧栓塞性疾患的患者，以及血清病、黄蜂蜇伤、心脏挫伤等。

大量研究证明，绝大多数的 AMI 是因不稳定的粥样硬化斑块溃破，继而出血和管腔内血栓形成，而使管腔闭塞。少数情况下，粥样斑块内出血或血管持续痉挛也可使冠状动脉完全闭塞。

（二）辅助检查

1. 心电图

应争取在 10 min 内完成首份 18 导联心电图。

（1）起病数小时内可无异常或出现异常高大、两肢不对称的 T 波，为超急性期改变。

（2）数小时后，ST 段明显抬高（胸部导联 ≥ 0.2 mV，肢体导联多为 0.1 mV），弓背向上，与直立的 T 波连接，形成单相曲线；数小时到 2 d 出现病理性 Q 波，同时 R 波减低，为急性期改变。

（3）Q 波在 3 ~ 4 d 稳定不变，以后 70% ~ 80% 永久存在，如不进行治疗干预，ST 段抬高持续数日至 2 周，逐渐回到基线水平，T 波则变为平坦或倒置，为亚急性期改变。

（4）数周至数月以后，T 波呈 V 形倒置，两肢对称，波谷尖锐，为慢性期改变，T 波倒置可永久存在，也可在数月到数年逐渐恢复。

（5）新发的完全性左束支传导阻滞。

（6）常规记录 18 导联心电图，避免遗漏后壁及右心室心肌梗死。定位特定范围有 Q 波心肌梗死者，可根据出现特征性和动态性改变的导联数来判断心肌梗死的部位和范围。

2. 血清心肌损伤标志物检查

（1）心肌肌钙蛋白（cTn）：cTnT 或 cTnI 的出现和增高是反映急性坏死的指标。cTnT 在 AMI 后 3 ~ 4 min 开始升高，2 ~ 5 d 达到峰值，持续 10 ~ 14 d，其动态变化过程与 MI 时间、梗死的范围大小、溶栓治疗及再灌注情况有密切关系。cTnI 在 AMI 后 4 ~ 6 h 或更早即可升高，24 h 后达到峰值，约 1 周后降至正常。血清 cTnT 或 cTnI 均有高度敏感性和良好重复性。

（2）其他血清心肌损伤标志物：以往用于临床诊断 AMI 的血清酶学指标包括肌酸激酶（CK 及其同工酶 CK-MB）、门冬氨酸氨基转移酶（AST）、乳酸脱氢酶（LDH）。但因 AST 和 LDH 分布于全身许多器官，对 AMI 的诊断特异性较差，目前临床已不推荐应用。CK-MB 诊断 AMI 的敏感性和特异性均极高，分别达到 100% 和 99%。老年人心肌酶学具有峰值低、出现迟、持续时间长的特点。CK/CK-MB 在 AMI 起病后 4 ~ 6 h 增高，16 ~ 24 h 达到高峰，3 ~ 4 d 恢复正常。STEMI 静脉内溶栓治疗时若冠状动脉再通，则 CK/CK-MB 的高峰距 STEMI 发病时间提早出现。

（3）血肌红蛋白增高：其出现最早而恢复也快，有助于早期发现或除外 AMI，但特异性差。

3. 放射性核素检查

放射性核素检查用于判断梗死后造成的室壁运动失调和室壁瘤。目前多用单光子发射计算机体层摄影（SPECT）来检查。新的方法正电子发射计算机体层成像（PET）可观察心肌的代谢变化，判断是否有存活心肌。

4. 超声心动图

根据超声心动图上所见的室壁运动异常可对心肌缺血区域做出判断，在评价有胸痛而无特征性 ECG 变化时，超声心动图可以帮助排除主动脉夹层。此外，该技术的早期使用可以评估心脏整体和局部功能、乳头肌功能不全和室间隔穿孔的发生。

5. CT

疑似主动脉夹层、肺栓塞等特殊情况时可考虑行 CT 检查。

6. 冠状动脉 CT 检查

冠状动脉 CT 检查对冠心病的诊断具有较高的阴性预测价值。

7. 磁共振成像

磁共振成像对心肌显像具有时间与空间分辨率方面的优势，可评价室壁厚度、左心室整体和节段性室壁运动；梗死区域心肌表现为厚度变薄，收缩活动减弱至消失或出现矛盾运动；结合药物（多巴酚丁胺）负荷则可精确评估心肌收缩储备能力；还可评价心肌灌注缺损、微血管床堵塞，以及心肌瘫痪或纤维化。磁共振成像有取代 PET 成为评估心肌活力的标准方法的趋势。

8. 其他实验室检查

在起病 24 ～ 48 h，白细胞可增至（10×10^9 ～ 20×10^9）/L，中性粒细胞增多，嗜酸性粒细胞减少或消失，血沉加快，均可持续 1 ～ 3 周。起病数小时至 2 d，血中游离脂肪酸增高。C 反应蛋白（CRP）的增高与预后不良有关，脑钠肽（BNP）或氨基末端脑钠肽前体（NT-proBNP）的升高提示心室壁张力的升高，反映心功能不全。

9. 冠状动脉造影

冠状动脉造影可明确冠状动脉闭塞的部位，若无禁忌证，冠状动脉造影为首选检查手段。

（三）诊断

有以下任何一种情况，可确诊心肌梗死。

（1）血清心肌损伤标志物（肌钙蛋白具有良好的敏感性）增高或增高后降低，至少有 1 次数值超过参考值上限的 99 百分位（正常上限），并有以下至少 1 项心肌缺血的证据。

①心肌缺血临床症状。

②心电图出现新的心肌缺血变化，即新的 ST 段改变或左束支传导阻滞，并按心电图是否有 ST 段抬高，分为急性 ST 段抬高心肌梗死和非 ST 段抬高心肌梗死。

③心电图出现病理性 Q 波。

④影像学证据显示新的心肌活力丧失或区域性室壁运动异常。

（2）突发、未预料的心脏性死亡，涉及心脏停搏，常伴有提示心肌缺血的症状、推测为新的 ST 段抬高或左束支传导阻滞、冠状动脉造影或尸体检验显示新鲜血栓的证据，死亡发生在可取得血标本之前或心肌损伤标志物在血中出现之前。

（3）在基线肌钙蛋白值正常、接受 PCI 的患者，心肌损伤标志物升高超过正常上限提示围手术期心肌坏死。心肌损伤标志物升高超过正常上限的 3 倍定为 PCI 相关的心肌梗死，其中包括 1 种已经证实的支架血栓形成相关的亚型。

（4）基线肌钙蛋白值正常、行 CABG 患者，心肌损伤标志物升高超过正常上限，提示围手术期心肌坏死。按习惯裁定，将心肌损伤标志物升高超过正常上限的 5 倍并发生新的病理性 Q 波，或新的左束支传导阻滞，或冠状动脉造影证实新移植的，或自身的冠状动脉闭塞，或有心肌活力丧失的影像学证据，确定为与 CABG 相关的心肌梗死。

（5）有 AMI 的病理学发现。

（四）治疗

1. 院前急救

（1）院前急救的基本任务是帮助 AMI 患者安全、迅速地转运到医院，以便尽早开始再灌注治疗。

（2）缩短患者就诊时间和院前检查、处理、转运所需的时间。尽量识别 AMI 的高危患者，直接送至有条件进行冠状动脉血管重建术的医院。

（3）送达医院急诊室后，力争在 10 ～ 20 min 完成病史采集、体检、ECG 检查和血样采集。对明确的 STEMI，应尽早开始再灌注治疗，在典型临床表现和 ECG 中 ST 段抬高已能确诊为 AMI 时，绝不能因等待血清心肌损伤标志物检查结果而延误再灌注治疗。

2. 住院治疗

（1）一般治疗。

①绝对卧床：血流动力学稳定且无并发症的患者一般卧床休息 1 ～ 3 d，病情不稳定的高危患者卧床时间延长。注意长期卧床的患者血栓形成的风险，注意预防。

②严密监护：持续监测生命体征、血氧饱和度和心电图。必要时行有创血流动力学监测，包括肺毛细血管压力和心排血量。定期复查血气分析及心肌损伤标志物检测。溶栓治疗期间，必须仔细观察有无出血情况。

③饮食和排便：禁食至胸痛消失，然后给予流食、半流食，逐步过渡到普通饮食。按需使用缓泻剂，以防止便秘时排便用力导致心脏破裂或引起心律失常、心力衰竭。

④氧疗：所有患者均应吸氧，对血流动力学稳定的患者通常采取鼻导管吸氧。严重左心功能衰竭、肺水肿、合并有并发症的患者需根据情况选择面罩加压给氧，或气管插管加机械通气。

⑤安抚患者及其家属的情绪，使其对治疗产生信心，减轻焦虑。必要时给予镇痛及镇静药物。

（2）再灌注治疗：再灌注治疗尽早再通闭塞的冠状动脉是 STEMI 治疗最为关键的措施，可最大限度地降低死亡率及改善预后。对于 STEMI 来说，"时间就是心肌，时间就是生命"。因此，医疗机构应尽量缩短患者入院至再灌注治疗开始的时间。再灌注治疗目前采用 3 种方法。

①溶栓治疗：溶栓治疗具有快速、简便、经济、易操作的特点，特别是当因各种原因使就诊至血管开通时间延长致获益降低时，静脉溶栓仍然是较好的选择。在发病 3 h 内行溶栓治疗，其临床疗效、远期预后与直接 PCI 相当。发病 3 ~ 12 h 行溶栓治疗，其疗效不如直接 PCI，但仍能获益。发病 12 ~ 24 h，如果仍有持续或间断的缺血症状和持续 ST 段抬高，溶栓治疗仍然有效。但是老年人，特别是年龄大于 75 岁者，溶栓获益有限，建议首选 PCI 或转院行 PCI，如无条件或转运明显延迟而不得不溶栓的话，需要谨慎选择剂量，并密切注意出血并发症。

a. 溶栓适应证。

第一，发病 12 h 内到不具备急诊 PCI 治疗条件的医院就诊、不能迅速转运、无溶栓禁忌证的 STEMI 患者均应进行溶栓治疗（Ⅰ，A）。《2013ACCF/AHA ST 段抬高心肌梗死指南》中强调，当预料到初级 PCI 不能在首次医疗接触（FMC）120 min 内实施时，应在缺血症状发生 12 h 内进行溶栓（Ⅰ，A）。

第二，患者就诊早（发病小于等于 3 h）而不能及时进行介入治疗者（Ⅰ，A），或虽具备急诊 PCI 治疗条件，但就诊至球囊扩张时间与就诊至溶栓开始时间相差大于 60 min，且就诊至球囊扩张时间大于 90 min 者应优先考虑溶栓治疗（Ⅰ，B）。

第三，对再梗死患者，如果不能立即（症状发作后 60 min 内）进行冠状动脉造影和 PCI，可给予溶栓治疗（Ⅱb，C）。

第四，对发病 12 ~ 24 h 仍有进行性缺血性疼痛和至少 2 个胸导联或肢体导联 ST 段抬高大于 0.1 mV 的患者，若无急诊 PCI 条件，对经过选择的患者也可溶栓治疗（Ⅱa，B）。《2013ACCF/AHA ST 段抬高心肌梗死指南》中指出，当存在 PCI 禁忌和 PCI 不起作用时，如果在发病 12 ~ 24 h 有临床和（或）心电图缺血证据出现时，大面积心肌处于梗死危险或血流动力学不稳定，那么对 STEMI 患者进行溶栓治疗是合理的（Ⅱa，C）。

第五，STEMI 患者症状发生 24 h，症状已缓解，不应采取溶栓治疗（Ⅲ，C）。

b. 溶栓禁忌证。

第一，既往任何时间脑出血病史。

第二，脑血管结构异常（如动静脉畸形）。

第三，颅内恶性肿瘤（原发或转移）。

第四，6 个月内缺血性卒中或短暂性脑缺血史（不包括 3 h 内的缺血性卒中）。

第五，可疑主动脉夹层。

第六，活动性出血或者出血倾向（不包括月经来潮）。

第七，3 个月内的严重头部闭合性创伤或面部创伤。

第八，收缩压大于等于 180 mmHg 或者舒张压大于等于 110 mmHg。

第九，痴呆或已知的其他颅内病变。

第十，创伤（3 周内）或者持续大于 10 min 的心肺复苏，或者 3 周内进行过大手术。

第十一，近期（4 周内）内脏出血。

第十二，近期（2 周内）不能压迫止血部位的大血管穿刺。

第十三，感染性心内膜炎。

第十四，5 d 至 2 年曾应用过链激酶，或者既往有此类药物过敏史（不能重复使用链激酶）。

第十五，妊娠。

第十六，活动性消化性溃疡。

第十七，目前正在应用抗凝剂 [国际标准化比值（INR）水平越高，出血风险越大]。

第十八，根据综合临床判断，患者的风险 / 效益比不利于溶栓治疗，尤其是有出血倾向者，包括严重肝肾疾病、恶病质、终末期肿瘤等。

c. 药物选择、剂量和用法。

第一，阿替普酶，有 2 种给药方案。全量 90 min 加速给药法：首先静脉推注 15 mg，随后 0.75 mg/kg 在 30 min 内持续静脉滴注（最大剂量不超过 50 mg），继之 0.5 mg/kg 于 60 min 持续静脉滴注（最大剂量不超过 35 mg）。半量给药法：50 mg 溶于 50 mL 专用溶剂，首先静脉推注 8 mg，之后 42 mg 于 90 min 内滴完。近来的研究表明，半量给药法血管开通率偏低，因此建议使用按体重计算的加速给药法。

第二，链激酶（SK）150 万 U，60 min 内静脉滴注。

第三，尿激酶（UK）150 万 U 溶于 100 mL 生理盐水，30 min 内静脉滴注。溶栓结束后 12 h 皮下注射普通肝素 7500 U 或低分子肝素，共 3 ～ 5 d。

第四，瑞替普酶：10 MU 溶于 5 ～ 10 mL 注射用水，2 min 以上静脉推注，30 min 后重复上述剂量。

第五，替奈普酶：一般为 30 ～ 50 mg 溶于 10 mL 生理盐水静脉推注。根据体重调整剂量：如体重小于 60 kg，剂量为 30 mg；体重每增加 10 kg，剂量增加 5 mg，最大剂量为 50 mg（尚缺乏国人的研究资料）。

溶栓治疗期间的辅助抗凝治疗：UK 和 SK 为非选择性的溶栓剂，故在溶栓治疗后短时间内（6 ～ 12 h）不存在再次血栓形成的可能，对于溶栓有效的 AMI 患者，可于溶栓治疗 6 ～ 12 h 后开始给予低分子肝素（LMWH）皮下注射。对于溶栓治疗失败者，辅助抗凝治疗无明显临床益处。阿替普酶（rt-PA）等为选择性的溶栓剂，故溶栓使血管再通后仍有再次血栓形成的可能，因此在溶栓治疗前后均应给予充分的肝素治疗。溶栓前先给予 5000 U 肝素冲击量，然后以 700 ～ 1000 U/h 的肝素持续静脉滴注 24 ～ 48 h，以出血时间延长 2 倍为基准，调整肝素用量。亦可选择 LMWH 替代普通肝素（UFH）治疗，其临床疗效相同。如依诺肝素，首先静脉推注 30 mg，然后以 1 mg/kg 的剂量皮下注射，每 12 h 注射 1 次，治疗 3 ～ 5 d 为宜。

d. 出血并发症及其处理：溶栓治疗的主要风险是出血，尤其是颅内出血（0.9% ～ 1.0%）。65% ～ 77% 的颅内出血发生在溶栓治疗 24 h 内，表现为意识状态突然改变、单部位或多部位神经系统定位体征、昏迷、头痛、恶心、呕吐和抽搐发作、高血压急症，部分患者可迅速死亡。高龄、低体重、女性、既往脑血管疾病史、入院时收缩压和舒张压升高是颅内出血的明显预测因子。一旦发生，应当采取以下积极措施。

第一，立即停止溶栓、抗血小板和抗凝治疗。

第二，明确出血情况。

第三，测定红细胞比积、血红蛋白、凝血酶原、活化部分凝血活酶时间、血小板计数和纤维蛋白原、D- 二聚体，并化验血型及交叉配血。

第四，降低颅内压，包括适当控制血压、抬高床头 30°、静脉滴注甘露醇，气管插管和辅助通气，必要时行外科脑室造口术、颅骨切除术及抽吸血肿等。

第五，必要时使用逆转溶栓、抗血小板和抗凝的药物：24 h 内每 6 h 给予新鲜冰冻血浆 2 U，4 h 内使用过普通肝素的患者，推荐用鱼精蛋白中和（1 mg 鱼精蛋白中和 100 U 普通肝素）；如果出血时间异常，可输入 6 ～ 8 U 血小板。

第六，适当控制血压。

e. 疗效评估：溶栓开始后 60 ～ 180 min 应监测临床症状、心电图 ST 段抬高和心律变化。血管再通的间接判定指标如下。

第一，60 ～ 90 min 抬高的 ST 段至少回落 50%。

第二，TnT（I）峰值提前至发病 12 h 内，CK-MB 酶峰提前到 14 h 内。

第三，2h 内胸痛症状明显缓解。

第四，治疗后的 2 ～ 3 h 出现再灌注心律失常，如加速性室性自主心律、房室传导阻滞（AVB）或束支传导阻滞突然改善或消失，或者下壁心肌梗死患者出现一过性窦性心动过缓、窦房传导阻滞伴或不伴低血压。

上述 4 项中，心电图变化和心肌损伤标志物峰值前移最重要。

第五，冠状动脉造影判断标准：TIMI 2 或 3 级血流表示再通，TIMI 3 级为完全性再通，TIMI 0 ～ 1 级表示溶栓失败，梗死相关血管持续闭塞。

② PCI 治疗：2012 年中国经皮冠状动脉介入治疗指南关于急性 ST 段抬高心肌梗死 PCI 的建议及 2013 年美国心脏病学会（ACC）/ 美国心脏学会（AHA）更新的指南对 PCI 提出以下推荐。

a. 直接 PCI。

第一，如果即刻可行，且能及时进行（就诊至球囊扩张时间＜ 90 min），对症状发病 12 h 内的 STEMI（包括正后壁心肌梗死）或伴有新出现或可能新出现左束支传导阻滞的患者应行直接 PCI。急诊 PCI 应当由有经验的医生（每年至少独立完成 50 例 PCI），并在具备条件的导管室（每年至少完成 100 例 PCI）进行。

第二，年龄小于 75 岁，在发病 36 h 内出现休克，病变适合血管重建，并能在休克发生 18 h 内完成者，应行直接 PCI，除非因为患者拒绝、有禁忌证和（或）不适合行有创治疗。

第三，症状发作小于 12 h。伴有严重心功能不全和（或）肺水肿（killip III级）的患者应行直接 PCI。

第四，年龄大于等于 75 岁、在发病 36 h 内发生心源性休克、适合血管重建并可在休克发生 18 h 内进行者，如果患者既往心功能状态较好、适宜血管重建并同意介入治疗，可考虑行直接 PCI。

第五，如果患者发病 12 ～ 24 h 具备以下一个或多个条件时可行直接 PCI 治疗：严重心力衰竭；血液动力学或心电不稳定；持续缺血的证据。

第六，无血液动力学障碍患者，在直接 PCI 时不应该对非梗死相关血管进行 PCI 治疗。

第七，发病大于 12 h、无症状、血液动力学和心电稳定的患者不宜行直接 PCI 治疗。

b. 转运 PCI。

第一，发病 1 ～ 3 h，而估计 1 h 内不能完成转运到具备急诊 PCI 条件的医院。如患者无溶栓禁忌证，建议溶栓治疗。

第二，高危 STEMI 患者就诊于无直接 PCI 条件的医院，尤其是有溶栓禁忌证或虽无溶栓禁忌证但已发病大于 3 h 的患者，可在抗栓（抗血小板或抗凝）治疗的同时，尽快转运患者至可行 PCI 的医院。

第三，发病 3 ～ 12 h 的患者，溶栓效果不佳，建议转运 PCI。

第四，根据我国国情，可尽快请有资质的医生到有 PCI 硬件条件的医院行直接 PCI。

c. 溶栓后紧急 PCI：接受溶栓治疗的患者具备以下任何一项，推荐其接受冠状动脉造影及 PCI 治疗。

第一，年龄小于 75 岁、发病 36 h 内的心源性休克、适合接受再血管化治疗。

第二，发病 12 h 内严重心力衰竭和（或）肺水肿（killip III级）。

第三，有血液动力学障碍的严重心律失常。

第四，年龄大于等于 75 岁、发病 36 h 内已接受溶栓治疗的心源性休克、适合进行血运重建的患者，进行冠状动脉造影及 PCI。

第五，溶栓治疗后血液动力学或心电不稳定和（或）有持续缺血表现者。

第六，溶栓 45 ～ 60 min 仍有持续心肌缺血表现的高危患者，包括有中等或大面积心肌处于危险状态（前壁心肌梗死，累及右心室的下壁心肌梗死或胸前导联 ST 段下移）的患者急诊 PCI 是合理的。

第七，对于已经接受溶栓治疗的患者，如果不适宜 PCI 或不同意接受进一步有创治疗，不推荐进行冠状动脉造影和 PCI 治疗。

d. CABG 术：下列患者可考虑进行急诊 CABG。

第一，实行了溶栓治疗或 PCI 后仍有持续的或反复的胸痛。

第二，冠状动脉造影显示高危冠状动脉病变（左冠状动脉主干病变）。

第三，有 MI 并发症，如室间隔穿孔或乳头肌功能不全引起的严重二尖瓣反流。

③抗血小板治疗：冠状动脉内斑块破裂诱发局部血栓形成，是导致 STEMI 的主要原因。故抗血小板治疗已成为急性 STEMI 常规治疗，溶栓前即应使用。

A. 阿司匹林：通过抑制血小板环氧化酶使血栓素 A_2 合成减少，达到抑制血小板聚集的作用。心肌梗死急性期，所有患者只要无禁忌证，均应立即口服水溶性阿司匹林或嚼服肠溶阿司匹林 300 mg。继以 100 mg/d 长期维持。

B. 噻吩吡啶类：氯吡格雷主要抑制 ADP 诱导的血小板聚集，口服后起效快。

a. 2012 年国内指南建议：术前 6 h 或更早服用者通常给予氯吡格雷 300 mg；术前 6 h 未服用氯吡格雷者，给予 600 mg 负荷剂量。术后服用氯吡格雷 75 mg/d 至少 1 年。

b. 2013 年 ACC/AHA 急性心肌梗死指南中强调应在直接 PCI 过程中或术后尽早给予患者氯吡格雷 600 mg 或普拉格雷 60 mg 或替卡格雷 180 mg（Ⅰ，B）。术后接受 1 年氯吡格雷 75 mg/d 或普拉格雷 10 mg/d 或替卡格雷 90 mg×2 次/日（Ⅰ，B）。

c. 对阿司匹林禁忌者，可长期服用氯吡格雷。正在服用氯吡格雷而准备择期行 CABG 的患者，应至少在术前 5～7 d 停药。

C. GP Ⅱb/Ⅲa 受体阻滞剂：静脉溶栓联合 GP Ⅱb/Ⅲa 受体阻滞剂可提高疗效，但出血并发症增加。在前壁心肌梗死、年龄小于 75 岁而无出血危险因素的患者，阿昔单抗和半量瑞替普酶或替奈普酶联合使用，可预防再梗死及 STEMI 的其他并发症。对于大于 75 岁的患者，因为颅内出血风险明显增加，不建议使用是合理的。

④抗凝治疗：凝血酶是使纤维蛋白原转变为纤维蛋白最终形成血栓的关键环节，因此抑制凝血酶至关重要。主张所有 STEMI 患者在急性期均应进行抗凝治疗。

A. 普通肝素：已成为 STEMI 溶栓治疗的最常用的辅助用药，随溶栓制剂不同，肝素用法亦不同。

a. rt-PA 为选择性溶栓剂，故必须与充分抗凝治疗相结合。溶栓前先静脉注射肝素 60 U/kg（最大量 4000 U），继以 12 U/（kg·h）（最大 1000 U/h），使 APTT 值维持在对照值 1.5～2.0 倍（50～70 s），至少应用 48 h。

b. 尿激酶和链激酶均为非选择性溶栓剂，对全身凝血系统影响很大，因此溶栓期间不需要充分抗凝治疗，溶栓后 6 h 开始测定 APTT 或活化凝血时间（ACT），待其恢复到对照时间 2 倍以内时开始给予皮下肝素治疗。

c. 使用肝素期间应监测血小板计数，及时发现肝素诱导的血小板减少症。对静脉滴注肝素过程中行 PCI 的患者，须给予一定附加剂量，以使 APTT 值达到要求。

d. 若需用 GP Ⅱb/Ⅲa 受体阻滞剂，肝素剂量需酌情减量。

B. 低分子量肝素：由于其应用方便、不需监测凝血时间、肝素诱导的血小板减少症发生率低等优点，建议可用低分子量肝素代替普通肝素。依诺肝素用法如下。

a. 年龄小于 75 岁，肌酐小于等于 221 μmol/L（2.5 mg/dL）（男）或小于 177 μmol/L（2.0 mg/dL）（女）者，先静脉推注 30 mg，15 min 后开始 1 mg/kg 皮下注射，每 12 h 注射 1 次，直至出院，最长使用 8 d。

b. 年龄大于等于 75 岁者，不用静脉负荷量，直接 0.75 mg/kg 皮下注射，每 12 h 注射 1 次，最长使用 8d。

c. 肌酐清除率小于 30 mL/min 者，给予 1 mg/kg 皮下注射，每 24 h 注射 1 次。

d. 对已用适当剂量依诺肝素治疗而需 PCI 的患者，若最后一次皮下注射在 8 h 之内，PCI 前可不追加剂量；若最后一次注射在 8 ～ 12 h，应静脉注射依诺肝素 0.5 mg/kg。

C. 磺达肝癸钠：间接 X a 因子抑制剂。接受溶栓或不行再灌注治疗的患者，磺达肝癸钠有利于降低死亡率和再梗死概率，而不增加出血并发症。无严重肾功能不全的患者，血肌酐小于 265.2 μmol/L（3 mg/dL），初始静脉注射 2.5 mg，随后每天皮下注射 1 次（2.5 mg）。磺达肝癸钠单独用于 STEMI 直接 PCI 时，需联合普通肝素治疗，以减少导管内血栓形成发生。

D. 比伐芦定：直接 PCI 时可考虑用比伐芦定，无论之前是否用肝素治疗。用法为先静脉推注 0.75 mg/kg，再静脉滴注 1.75 mg/（kg·h），不须监测 ACT，操作结束时停止使用。若 STEMI 患者 PCI 术中出血风险高，推荐应用比伐芦定。

E. 口服抗凝剂治疗：STMI 急性期后，以下情况需口服抗凝剂治疗。超声心动图提示心腔内有活动性血栓，口服华法林 3 ～ 6 个月；合并心房颤动者；不能耐受阿司匹林和氯吡格雷者，可长期服用华法林，INR 维持在 2 ～ 3（Ⅱ a，B）。若需在阿司匹林和氯吡格雷的基础上加用华法林时，需注意出血的风险，严密监测 INR，缩短监测间隔。

⑤抗心肌缺血和其他治疗。

A. 硝酸酯类：STEMI 最初 24 ～ 48 h 静脉滴注硝酸酯类药物用于缓解持续缺血性胸痛、控制高血压或减轻肺水肿。发病 48 h 后，为控制心绞痛复发或心功能不全，如不妨碍 β 受体阻滞剂和血管紧张素转化酶抑制剂的使用，仍可静脉或口服应用。如不存在复发性心绞痛或心功能不全，则继续使用硝酸酯类药物可能对患者有帮助，但其价值尚需研究确定。常用硝酸酯类药物包括硝酸甘油、硝酸异山梨酯和 5- 单硝山梨酯。

B. β 受体阻滞剂：通过降低交感神经张力、减慢心率、降低体循环血压和减弱心肌收缩力，以减少心肌耗氧量和改善缺血区的氧供需失衡，缩小心肌梗死面积，减少复发性心肌缺血、再梗死、室颤及其他恶性心律失常，对降低急性期病死率有肯定的疗效。无该药禁忌证时，应于发病后 24 h 内常规口服应用。

C. 血管紧张素转化酶抑制剂和血管紧张素 Ⅱ 受体阻滞剂：ACEI 主要通过影响心肌重构、减轻心室过度扩张而减少充血性心力衰竭的发生，降低 ARB 病死率。对于合并 LVEF 小于等于 0.4 或肺淤血，以及高血压、糖尿病和慢性肾病的 STEMI 患者，只要无使用此药禁忌证，应该尽早应用。

D. 醛固酮受体阻滞剂：通常在 ACEI 治疗的基础上使用。对 STEMI 后 LVEF 小于等于

0.4，有心功能不全或糖尿病，无明显肾功能不全 [血肌酐男性小于等于 221 μmol/L（2.5 mg/dL），女性小于等于 177 μmol/L（2.0 mg/dL），血钾小于等于 5 mmol/L] 的患者，应给予醛固酮受体阻滞剂。ACEI 和螺内酯联合应用较 ACEI 和 ARB 联合应用有更好的价效比，一般不建议三者联合应用。

E. 钙拮抗剂：STEMI 患者不推荐使用短效二氢吡啶类钙拮抗剂；对无左心室收缩功能不全或 AVB 的 STEMI 患者，为了缓解心肌缺血、控制房颤或心房扑动的快速心室率，如果 β 受体阻滞剂无效或禁忌使用（如支气管哮喘），则可应用非二氢吡啶类钙拮抗剂。STEMI 后合并难以控制的心绞痛时，在使用 β 受体阻滞剂的基础上可应用地尔硫卓；STEMI 合并难以控制的高血压时，在使用 ACEI 和 β 受体阻滞剂的基础上，应用长效二氢吡啶类钙拮抗剂。

F. 他汀类药物：除调脂作用外，他汀类药物还具有抗炎、改善内皮功能、抑制血小板聚集的作用，因此所有无禁忌证的 STEMI 患者入院后应尽早开始他汀类药物治疗，且无须考虑胆固醇水平。他汀类治疗的益处不仅见于胆固醇升高患者，也见于胆固醇正常的冠心病患者。所有心肌梗死后患者都应该使用他汀类药物将低密度脂蛋白胆固醇水平控制在 1.8 mmol/L（70 mg/dL）以下。

第三节　老年冠心病合并心力衰竭

心力衰竭（简称"心衰"）是心脏结构或功能异常导致心室充盈或射血能力受损的一组复杂临床综合征，其主要临床表现为呼吸困难和乏力（活动耐量受限）及液体潴留（肺淤血和外周水肿）。心衰为各种心脏疾病的严重和终末阶段，发病率高，是当今重要的心血管病之一。各年龄段心衰病死率均高于同期其他心血管病，其主要死亡原因依次为左心功能衰竭（59%）、心律失常（13%）和猝死（13%）。老年冠心病是心衰最常见的病因，可因心绞痛而限制运动耐量，也可因发生心肌梗死（MI）而导致进一步的心肌损伤，故应根据相应的指南治疗基础冠心病，改善其预后。

依据左心室射血分数（LVEF），心衰可分为 LVEF 降低的心衰（HFREF）和 LVEF 保留的心衰（HFPEF）。一般来说，HFREF 是指传统概念上的收缩性心衰，而 HFPEF 是指舒张性心衰。LVEF 保留或正常的情况下，收缩功能仍可能是异常的，部分心衰患者收缩功能异常和舒张功能异常可以共存。LVEF 是心衰患者分类的重要指标，也与预后及治疗反应有关。根据心衰发生的时间、速度、严重程度，心衰可分为慢性心衰和急性心衰。在原有慢性心脏疾病的基础上逐渐出现心衰症状、体征的为慢性心衰。慢性心衰症状、体征稳定 1 个月以上称为稳定性心衰。慢性稳定性心衰恶化称为失代偿性心衰，如失代偿突然发生则称为急性心衰。急性心衰的另一种形式为心脏急性病变导致的新发心衰。

根据心衰发生发展的过程，从心衰的危险因素进展成结构性心脏病，出现心衰症状，直至难治性终末期心衰，可分成前心衰（A）、前临床心衰（B）、临床心衰（C）和难治性终末期心衰（D）4 个阶段。这 4 个阶段不同于纽约心脏协会（NYHA）的心功能分级。心衰是一种慢性、自发进展性疾病，很难根治，但可预防。心衰的阶段划分正是体现了重在预防的概念，其中预防患者从阶段 A 进展至阶段 B，即防止发生结构性心脏病，以及预防从阶段 B 进展至阶段 C，即防止出现心衰的症状和体征，尤为重要。

一、病因

老年冠心病合并心衰病因特点如下。

（一）多种病因并存

在老年人心衰中，两种或两种以上心脏病并存的检出率高达 65%，以冠心病伴肺心病、高血压伴冠心病多见，其中一种心脏病是引起心衰的主要原因，另一种则参与和促进心衰的发生和发展。

（二）诱因更重要

老年人心衰的诱因与成年人大致相似，但有程度上的差异。由于老年人心脏储备功能差和心脏病相对较重，对非老年人无关紧要的负荷，如快速输入几十毫升液体，就可使老年人发生心衰。因此，诱因在老年人心衰中所起的作用比非老年人更重要。主要诱因如下。

（1）感染：尤其是呼吸道感染，患肺炎的老年人中 9% 死于心衰。

（2）心肌缺血：老年人因冠状动脉储备功能下降，由心肌缺血诱发心衰者（10.3%）明显高于成年人（2.8%）。冠心病患者发生心衰，有时是由潜在的、可逆性左心室功能不全引起，通过血管成形术或血管重建术恢复冠状动脉血流，往往给患者带来心功能的显著改善。

（3）心律失常：老年人心律失常诱发心衰占 6.7% ～ 8.8%，尤其是快速心律失常。

二、发病机制和病理

目前，心衰的主要发病机制之一为心肌病理性重构，导致心衰进展有两个关键过程：一是心肌死亡（坏死、凋亡、自噬等）的发生，如急性心肌梗死等；二是神经内分泌系统过度激活所致的系统反应，其中肾素 - 血管紧张素 - 醛固酮系统（RAAS）和交感神经系统过度兴奋起着主要作用。切断这两个关键过程是有效预防和治疗心衰的基础。

（一）老年冠心病合并心衰的病理生理特点

（1）心排出量明显降低：由于心脏增龄性变化，老年人最大心输出量（17 ～ 20 L/min）比非老年人（25 ～ 30 L/min）明显减少，老年人心衰时心排出量比非老年患者减少更明显。

（2）较易发生低氧血症：老年人心衰时，由于增龄性呼吸功能减退、低心排出量、肺淤血、肺通气 / 血流比例失调等，容易出现低氧血症，即使是轻度心衰也有明显的低氧血症。

（3）心率对负荷的反应低下：老年人因窦房结等传导组织的退行性变，患有心衰时心率可以不增快，即使在运动和发热等负荷情况下，心率增快也不明显，这与非老年人心衰不同。

（4）更容易发生 HFPEF：老年人由于心肌肥大及其间质纤维化，心室顺应性降低、心室充盈障碍，比非老年人更易发生 HFPEF，占老年人心衰的 40%。70 岁以上老年心衰患者中，HFPEF 占 50% 以上。

（二）对老年人心衰病理生理特点的新认识

（1）老年人心衰时的神经内分泌激活：老年人心衰时，神经内分泌被激活，既是代偿机制之一，又是加重心室重塑和促进心力衰竭恶化的重要因素。

心衰时神经系统表现为交感神经兴奋，而副交感神经受抑制。动脉压力感受器的敏感性降低、中心静脉压升高和心肺容量的增大、RAAS 兴奋及低氧血症等变化均可反射性兴奋交感神经。

心衰时内分泌被激活。具有缩血管保钠作用、正性肌力和促生长作用的内分泌素，包括统称为 A 类的儿茶酚胺、肾素、血管紧张素、升压素（AVP）、神经肽 Y（NPY）、内皮素均被激活，而具有扩血管排钠作用、负性肌力和抑制生长作用的内分泌素，包括统称为 B 类的心房肽（心房利钠尿多肽、ANP）、前列腺素（PGE2、PGF2）、缓激肽（BK）、多巴胺、内皮源性舒血管因子（EDRF）也被激活。A 类激素被激活，从本质上来讲是代偿性的，但其后果又可加重心脏负荷和心衰恶化；继发性 B 类激素被激活，实际上是机体自我调控，使 A 类与 B 类达到新的平衡，心衰可停止发展或好转，如果 A 类强于 B 类，则心衰恶化。临床上常采用扩血管、排钠、利尿和减轻心脏负荷等多种措施，其病理生理基础就在于对抗 A 类激素，使之恢复平衡。

（2）心室重塑：又称心室重建，既包括心肌细胞的异常（大小、数量和分布的改建），又包括心肌细胞外基质的变化（胶原间质的多少、类型和分布的改建），同时包括心肌实质和间质两者的比例改建。任何形式的改建均可引起心脏舒缩功能障碍乃至心衰发生，初始的心肌损伤、心肌肥厚，继以心室腔扩大就是重塑的过程。故心室重塑是心衰发生、发展的基础。心肌丧失包括心肌细胞死亡和功能丧失两种含义。

①心肌细胞死亡：一种是心肌缺血、中毒和炎症等导致的被动性死亡；另一种为单个细胞自我消化的主动性死亡，又称为凋亡或程序性死亡。

②心肌细胞功能丧失：细胞死亡必然功能丧失，但功能丧失细胞未必死亡，如顿抑心肌就是"无功能状态"的心肌，当心肌缺血再灌注后，虽恢复血供，但舒缩功能不能及时恢复。冬眠心肌就是心肌细胞为了节省能量消耗避免死亡，将其收缩功能降低到近于冬眠的无功能状态，一般是可逆的。

是否发生心衰和心衰的程度，主要取决于心肌细胞功能的丧失量、丧失速度及健存心肌的代偿功能等因素。当丧失量达左心室的 8%、大于 10%、大于 15%、大于 20%、大于 40% 时，左心室功能的改变依次表现为顺应性降低、射血分数（EF）降低、舒张末压升高 [大于 12 mmHg（1 mmHg ＝ 0.133 kPa）]、左心室扩大和心衰、心源性休克。MI 则呈急骤性大片区域性丧失，更易引起心室重塑，更易引起心衰。健存心肌的代偿主要取决于心肌细胞功能丧失的量和健存心肌微循环血氧供应状态。

心肌细胞外基质的变化主要是胶原沉积和纤维化，间质纤维化不伴心肌细胞坏死时称为反应性纤维化，伴心肌细胞坏死并由纤维组织取代时称为修补性纤维化。心肌间质纤维化可导致以下症状。

①心肌舒张期僵硬度增加，促发 HFPEF。

②心肌电传导的各向异性增加，使冲动传导不均一、不连续，诱发心律失常和猝死。心室重塑是一个非常复杂的过程，其确切机制还远未明了，有多种因素参与作用。心室重塑的促进因子有肾素－血管紧张素系统、去甲肾上腺素、内皮素等；拮抗因子有缓激肽、NO 等。应用血管紧张素转化酶抑制剂、β 受体阻滞剂和醛固酮受体阻滞剂均能改善心室重塑。

③心肌能量代谢障碍：心衰患者心肌腺苷三磷酸（ATP）、磷酸肌酸（CP）及 ATP/CP 比值下降，心肌糖分解代谢、脂肪酸氧化过程的许多限速酶受损、线粒体 ADP/ATP 载体下降。扩张型心肌病心衰心肌中下降尤为明显。

④心肌舒缩功能异常：心衰时心肌 β 肌球蛋白重链（MHC-β）增加，以 α-MHC 为主的比例改变，导致收缩蛋白量和质的改变，心肌肌质网（SR）Ca^{2+}、ATP 酶及其 mRNA 均下降，$SRCa^{2+}$ 释放通道受损，Ca^{2+} 转运率（从胞质向 SR）下降。上述改变使衰竭心肌的舒缩功能发生障碍。

⑤基因结构和表达异常：随着细胞分子生物学理论和技术的进展，越来越多的事实证明，许多心血管疾病及心衰的发生、发展与基因结构和表达异常有关。心脏负荷过度和（或）内分泌激素所致的基因结构和表达异常是心衰发生的分子学基础。

三、辅助检查

（一）二维超声心动图及多普勒超声（Ⅰ类，C 级）

（1）诊断心包、心肌或心瓣膜疾病。

（2）定量分析心脏结构及功能各指标。

（3）区别舒张功能不全和收缩功能不全。

（4）估测肺动脉压。

（5）为评价治疗效果提供客观指标。LVEF 可反映左心室功能，初始评估心衰或有可疑心衰症状患者均应测量，如临床情况发生变化或评估治疗效果、考虑器械治疗时，应重复测量（Ⅰ类，C 级）。不推荐常规反复监测。推荐采用改良 Simpson 法，其测量的左心室容量及 LVEF，与造影或尸检结果比较，相关性较好。

（二）心电图（Ⅰ类，C级）

心电图可提供既往心肌梗死、左心室肥厚、广泛心肌损害及心律失常等信息。可判断是否存在心脏不同步，包括房室、室间和（或）室内运动不同步。有心律失常或怀疑存在无症状性心肌缺血时，应做 24 h 动态心电图。

（三）实验室检查

全血细胞计数、尿液分析、血生化（包括钠、钾、钙、血尿素氮、肌酐、肝酶和胆红素、血清铁 / 总铁结合力）、空腹血糖和糖化血红蛋白、血脂及甲状腺功能等（Ⅰ类，C级），应列为常规。

（四）生物学标志物

（1）血浆利钠肽测定（Ⅰ类，A级）：可用于因呼吸困难而疑为心衰患者的诊断和鉴别诊断，BNP ＜ 35 ng/L，NT-proBNP ＜ 125 ng/L 时不支持慢性心衰诊断，其诊断敏感性和特异性比急性心衰低。利钠肽可用来评估慢性心衰的严重程度和预后（Ⅰ类，A级）。BMP ＜ 100 ng/L、NT-proBNP ＜ 300 ng/L 为排除急性心衰的切点。应注意测定值与年龄、性别和体质量等有关，高龄、女性、肾功能不全时升高，肥胖者降低。诊断急性心衰时，NT-proBNP 水平应根据年龄和肾功能不全分层：50 岁以下的成人血浆 NT-proBNP 浓度 ＞ 450 ng/L，50 岁以上血浆浓度 ＞ 900 ng/L，75 岁以上 ＞ 1800 ng/L，肾功能不全（肾小球滤过率 ＜ 60 mL/min）时 ＞ 1200 ng/L。此外，有助于评估严重程度和预后（Ⅰ类，A级）：NT-proBNP ＞ 5000 ng/L 提示心衰患者短期死亡风险较高；NT-proBNP ＞ 1000 ng/L 提示长期死亡风险较高。

（2）心肌损伤标志物：心肌肌钙蛋白（cTn）可用于诊断原发病，如 AMI，也可以对心衰患者做进一步的危险分层（Ⅰ类，A级）。测定 cTnT 或 cTnI 旨在评价是否存在心肌损伤、坏死及其严重程度，其特异性和敏感性均较高，AMI 时可升高 3 ～ 5 倍。重症有症状心衰往往存在心肌细胞坏死、肌原纤维崩解，血清中 cTn 水平可持续升高，为急性心衰的危险分层提供信息，有助于评估其严重程度和预后（Ⅰ类，A级）。

（3）其他生物学标志物：纤维化、炎症、氧化应激、神经激素紊乱及心肌和基质重构的标志物已广泛应用于评价心衰的预后，如反映心肌纤维化的可溶性 ST2（Ⅱa类，B级）及半乳糖凝集素 -3（Ⅱb类，B级）等指标在慢性心衰的危险分层中可能提供额外信息。

（五）X线胸片（Ⅱa类，C级）

X 线胸片可提供心脏增大、肺淤血、肺水肿及原有肺部疾病的信息。

（六）心衰的特殊检查

心衰的特殊检查用于部分需要进一步明确病因的患者，包括以下检查。

（1）心血管磁共振成像（CMR）：CMR 检测心腔容量、心肌质量和室壁运动的准确性和可重复性较好。经超声心动图检查不能做出诊断时，CMR 是最好的替代影像检查。疑诊心肌病、心脏肿瘤（或肿瘤累及心脏）或心包疾病时，CMR 有助于明确诊断，对复杂性先天性心脏病患者则是首选检查。

（2）冠状动脉造影：适用于有心绞痛、MI 或心脏停搏史的患者，也可鉴别缺血性或非缺血性心肌病。

（3）核素心室造影及核素心肌灌注和（或）代谢显像：前者可准确测定左心室容量、LVEF 及室壁运动；后者可诊断心肌缺血和心肌存活情况，并对鉴别扩张型心肌病或缺血性心肌病有一定帮助。

（4）负荷超声心动图：运动或药物负荷试验可检出是否存在可诱发的心肌缺血及其程度，并确定心肌是否存活。对于疑为 HFPEF、静息舒张功能参数无法做出结论的患者，也可采用舒张性心功能负荷试验，有一定辅助诊断价值。

（5）经食管超声心动图：适用于经胸超声窗不够而 CMR 不可用或有禁忌证时，还可用于检查左心耳血栓，但有症状心衰患者宜慎用该检查。

四、诊断

根据患者病史、症状、体征及辅助检查可初步诊断。主要诊断依据为冠心病证据及循环淤血的表现。症状、体征是早期发现心衰的关键，完整的病史采集及详尽的体格检查非常重要。左心衰竭的不同程度呼吸困难、肺部啰音，右心衰竭的颈静脉征、肝大、水肿，以及心衰时出现的奔马律、瓣膜区杂音等是诊断心衰的重要依据。但症状的严重程度与心功能不全程度无明确相关性，需行客观检查并评价心功能。BNP 测定也可作为诊断依据，并能帮助鉴别呼吸困难的病因。

判断心衰的程度如下。

（1）NYHA 心功能分级：心衰症状严重程度与心室功能的相关性较差，但与生存率明确相关，而轻度症状的患者仍可能有较高的住院和死亡的绝对风险。

（2）6 min 步行试验：用于评定患者的运动耐力。6 min 步行距离小于 150 m 为重度心衰，150 ~ 450 m 为中度心衰，大于 450 m 为轻度心衰。

（3）急性左心衰竭严重程度分级主要有 Killip 分级、Forrester 法和临床程度床边分级 3 种。Killip 法主要用于 AMI 患者，根据临床和血液动力学状态分级。Forrester 法适用于监护病房，以及有血液动力学监测条件的病房、手术室。临床程度床边分级由 Forrester 法修改而来，主要根据末梢循环的观察和肺部听诊，无须特殊的监测条件，适用于一般的门诊和住院患者。

五、治疗

（一）慢性心衰合并冠心病

（1）药物治疗：应进行规范的冠心病治疗，具体参见相关指南。他汀类药物并不能改善心衰患者的预后，但仍可使用，作为冠心病的二级预防。心衰伴心绞痛的患者，缓解心绞痛的药物首选β受体阻滞剂（Ⅰ类，A级），如不能耐受，可用伊伐布雷定（窦性心律者）、硝酸酯或氨氯地平（Ⅱa类，A级），或尼可地尔（Ⅱb类，C级）。如使用β受体阻滞剂（或其替代药物）治疗后仍有心绞痛，可加用伊伐布雷定、硝酸酯、氨氯地平（Ⅰ类，A级）或尼可地尔（Ⅱb类，C级）中的一种。如使用两种抗心绞痛药物治疗后仍有心绞痛，应行冠状动脉血运重建（Ⅰ类，A级），也可以考虑从上面列出的药物中选择加用第三种抗心绞痛药物（Ⅱb类，C级）。伊伐布雷定是有效的抗心绞痛药物且对心衰患者是安全的。有MI病史但无心绞痛的心衰患者，ACEI和β受体阻滞剂同样可减少再梗死和死亡的危险。建议应用阿司匹林等抗血小板药物以减少冠状动脉事件。

（2）冠状动脉血运重建：CABG和PCI均适用于伴有心衰的心绞痛患者，其中严重冠状动脉病变，特别是3支病变或左主干狭窄的患者，可以通过CABG改善预后。有2支冠状动脉血管病变（包括左前降支狭窄）的缺血性心衰患者，CABG虽未降低全因死亡率，但是心血管疾病病死率及住院率降低。无心绞痛或心肌缺血，或缺血区无存活心肌组织的患者，能否从CABG中获益仍不明确。存活心肌＞10%的患者行血运重建治疗可能获益更多，但尚缺乏证据。对于具体病例，临床上选择PCI还是CABG治疗，需综合考虑冠状动脉病变的程度、血运重建的完全程度、相关的瓣膜病及其并存疾病。

适应证如下。

①慢性HFREF，LVEF ≤ 35%，有显著心绞痛症状，伴以下情况之一者推荐行CABG（Ⅰ类，B级）：左主干显著狭窄、左主干等同病变（前降支及回旋支双支近端狭窄）、前降支近端狭窄伴双支或3支病变。如有存活心肌，冠状动脉解剖状况适合，可考虑PCI治疗（Ⅱb类，C级）。

②慢性HFREF，LVEF ≤ 35%，有心衰症状，无心绞痛症状或症状轻微，无论左心室收缩末容积大小，如有存活心肌，可考虑行CABG（Ⅱa类，B级）。如存在巨大左心室室壁瘤，行CABG时应行左心室室壁瘤切除术（Ⅰ类，C级）。如有存活心肌，冠状动脉解剖状况适合，可以考虑PCI治疗（Ⅱb类，C级）。无存活心肌证据，不推荐CABG和PCI治疗（Ⅲ类，B级）。

（3）心脏再同步化治疗（CRT）。适应证：适用于窦性心律，经标准和优化的药物治疗3～6个月仍持续有症状，LVEF降低，根据临床状况评估预期生存超过1年，且状态良好，并符合以下条件的患者。NYHA Ⅲ级或Ⅳa级患者：① LVEF ≤ 35%，且伴左束支传导阻滞（LBBB）及QRS ≥ 150 ms，推荐置入CRT或CRT-D（Ⅰ类，A级）。② LVEF ＜ 35%，并伴以下情况之一。

A. 伴LBBB且120 ms ≤ QRS ＜ 150 ms，可置入CRT或CRT-D（Ⅱa类，B级）。

B. 非LBBB但QRS ≥ 150 ms，可置入CRT/CRT-D（Ⅱa类，A级）。

（4）植入型心律转复除颤器（ICD）。适应证：二级预防，慢性心衰伴低LVEF，曾有心脏停搏、心室颤动（室颤）或室性心动过速（室速）伴血液动力学不稳定（Ⅰ类，A

级）。一级预防，LVEF ＜ 35%，长期优化药物治疗后（至少 3 个月）NYHA Ⅱ级或Ⅲ级，预期生存期超过 1 年，且状态良好。

（5）心室重建术：方法是切除左心室室壁瘢痕组织以恢复更符合生理的左心室容量和形状，但其价值尚不明确，不推荐常规应用。难治性心衰伴室性心律失常患者是心室重建和室壁瘤切除术的候选者，但需严格评估和筛选。

（二）急性心衰合并冠心病

（1）因心肌缺血而诱发和加重的急性心衰：主要表现有胸痛、胸闷等症状，心电图有动态的缺血性 ST-T 改变。如果患者血压偏高、心率增快，可在控制心衰的基础治疗上应用 β 受体阻滞剂，有利于减慢心率和降低血压，从而减少心肌耗氧量，改善心肌缺血和心功能。

（2）ST 段抬高型 AMI 患者：若有溶栓和直接 PCI 的指征，在治疗时间窗内，评价病情和治疗风险后，如在技术上能够迅速完成，且患者家属理解，可行急诊 PCI 或静脉溶栓治疗（Ⅰ类，A 级）。在主动脉内球囊反搏（IABP）支持下更安全。及早开通梗死相关冠状动脉可挽救濒死心肌，缩小梗死范围，有利于急性心衰的控制。已出现急性肺水肿和明确的 Ⅰ 或 Ⅱ 型呼吸衰竭患者，应首先纠正肺水肿和呼吸衰竭。AMI 后无明显心衰或低血压的患者，β 受体阻滞剂可缩小梗死范围、降低致死性心律失常的风险，适用于反复缺血发作，伴高血压、心动过速或心律失常的患者。

（3）非 ST 段抬高型急性冠脉综合征：建议早期行血运重建治疗（PCI 或 CABG），如果血液动力学不稳定，可行紧急血运重建术（Ⅰ类，A 级）。

（4）不稳定型心绞痛或 MI 并发心源性休克：经冠状动脉造影证实为严重左主干或多支血管病变，并在确认 PCI 和溶栓治疗无效的前提下，可考虑在积极地行抗急性心衰药物治疗、机械通气、IABP 等辅助下，甚至在体外循环支持下立即行急诊 CABG 术，有可能挽救患者生命，改善心衰症状。

（5）MI 后机械并发症如下。

①心室游离壁破裂：发生率为 0.8% ～ 6.2%，可导致心脏压塞和电机械分离，数分钟内即可猝死。亚急性破裂并发心源性休克则为手术提供了机会，确诊后经心包穿刺减压、补液和在应用药物维持下，宜立即手术。

②室间隔穿孔：发生率为 1% ～ 2%，多在 5 d 内。院内病死率可达 87%。确诊后若经药物治疗可使病情稳定，尽量争取 4 周后手术治疗；若药物治疗（包括 IABP）不能使病情稳定，应早期手术修补，同期进行 CABG 术。未合并休克的患者，使用血管扩张剂（如硝酸甘油或硝普钠）可改善病情；合并心源性休克的患者，IABP 可为造影和手术准备提供最有效的血液动力学支持。急诊手术适用于大的室间隔穿孔合并心源性休克的患者，但手术病死率很高。经皮室间隔缺损封堵术可用于部分经选择的患者。

③重度二尖瓣关闭不全：本病在 AMI 伴心源性休克的患者中约占 10%，多出现在 2 ～ 7 d。完全性乳头肌断裂者多在 24 h 内死亡，而乳头肌功能不全者较为多见，预后较好。

应在 IABP 支持下行冠状动脉造影。出现肺水肿者应立即行瓣膜修补术或瓣膜置换术，并同期行 CABG。

第四节　常用中药治疗循环系统疾病

一、柴胡

（一）性味归经

苦、辛，寒。归肝经、胆经。

（二）功效

解表退热，疏肝解郁，升举阳气。

（三）心脑病适应证

1. 郁证

用于肝气郁结所致的精神抑郁，情绪不宁，喜太息，或胸闷胸痛，女子月事不调，经前乳胀，或脘腹及两肋胀痛，吞酸嗳气，不思饮食，大便不调，舌红苔薄腻，脉弦。常与郁金、香附配伍。

2. 心悸

用于肝气郁结所致的心悸胸闷、情志抑郁、两肋作痛、咽喉堵塞，或月经不调、乳房胀痛、舌红苔薄、脉弦细结代等。常与当归、白芍同用，如逍遥散。常配枳壳、桔梗、红花、丹参等药物。

3. 胸痹

用于情志所伤、气机郁结、气滞血郁所致的心脉瘀阻，胸痹胸闷，或刺痛时作，或疼痛如绞，舌紫脉弦等。常与川芎、当归、赤芍、桔梗、牛膝同用，如血府逐瘀汤。

4. 眩晕

用于肝气郁滞而致的头晕目眩，情绪波动后更甚，胁肋作胀，心烦易怒，面红目赤，或乳房胀痛，舌红苔薄，或黄或白。常配赤白芍、当归、苍术、白术、茯苓、枳壳、桔梗，如逍遥散。也可用于气虚清阳不升的眩晕，伴见神疲乏力，少气懒言，舌淡红，边有齿印，脉细。常配升麻、黄芪、人参，如补中益气汤。

（四）用法与用量

煎服，3～15 g。解表退热宜生用，且用量宜稍重；疏肝解郁宜醋炙，升阳可生用或酒炙，其用量均宜稍轻。

（五）使用注意

柴胡其性升散，古人有"柴胡劫肝阴"之说，阴虚阳亢、肝风内动、阴虚火旺及气机上逆者忌用或慎用。

（六）药论选粹

《药品化义》："柴胡，性轻清，主升散，味微苦，主疏肝。若多用二三钱，能祛散肌表。属足少阳胆经药，治寒热往来，疗疟疾，除潮热。若少用三四分，能提升下陷，佐补中益气汤，提元气而左旋，升达参、芪以补中气。凡三焦、胆热，或偏头风，或耳内生疮，或潮热，胆痹，或两胁刺痛，用柴胡清肝散以疏肝胆之气，诸症悉愈。凡肝脾血虚，骨蒸发热，用逍遥散，以此同白芍抑肝散火，恐柴胡性凉，制以酒拌，领入血分，以清抑郁之气，而血虚之热自退。若真脏亏损，易于外感，复受邪热，或阴虚劳怯致身发热者，以此佐滋阴降火汤除热甚效。所谓内热用黄芩，外热用柴胡，为和解要剂。"

《本草经疏》："（柴胡）为少阳经表药，主心腹肠胃中结气，饮食积聚，寒热邪气，推陈致新，除伤寒心下烦热者，足少阳胆也。胆为清净之府，无出无入，不可汗，不可吐，不可下，其经在半表半里，故法从和解，小柴胡汤之属是也。其性升而散，属阳，故能达表散邪也，邪结则心下烦热，邪散则烦热自解。阳气下陷，则为饮食积聚，阳升则清气上行，脾胃之气行阳道，则饮食积聚自消散矣。诸痰热结实，胸中邪逆，五脏间游气者，少阳实热之邪所生病也。柴胡苦平而微寒，能除热散结而解表，故能愈以上诸病。大肠停积，水胀，及湿痹拘挛者，柴胡为风药，风能胜湿故也。"

（七）临证发挥

柴胡味苦辛平微寒，入心、肝、脾三经。气薄主升，味辛主泄，气升为阳，主阳气下陷，能引清气上行，善于治疗气虚清阳不升之眩晕、头痛。辛行苦泄，性善条达肝气，疏肝解郁。擅长治疗气滞不畅之胸痹胁胀。《滇南本草》谓其能"除肝家邪热、痨热，行肝经逆结之气，止左胁肝气疼痛"。柴胡治疗肝气郁滞所致之各类病症尤为其长。气滞主要由于情志内郁，或痰、湿、食积、瘀血等阻滞，影响气之流通，形成局部或全身的气机不畅或阻滞，凡此类病机而致病者，皆可以用柴胡疏泄气机。古人常以柴胡配白芍，柔肝与疏肝同用，复肝生理之常，渊出四逆散，逍遥散亦用之。治肝郁气滞土弱血虚所致心悸，每用而效验。若气滞日久，血流不畅，脉络瘀滞，发为胸痹等症，采用王清任血府逐瘀汤加减。方用柴胡，有人谓其性升，多舍之不用。其实柴胡与桔梗之升，与牛膝、枳壳之降，巧为配伍，能调畅气机，开通胸阳，有行气活血之妙。

二、香附

（一）性味归经

辛、微苦、微甘，平。归肝经、脾经、三焦经。

（二）功效

疏肝解郁，调经止痛，理气调中。

（三）心脑病适应证

1. 郁证

用于肝气郁滞而致之多思善虑，性情抑郁或烦躁易怒，少寐健忘，胸膈痞闷，脘腹胀痛，恶心呕吐，舌红苔白腻，脉滑。常与苍术、川芎、神曲、栀子配伍，如越鞠丸。

2. 脏躁

用于情志不舒、肝郁气滞所致的胸胁胀痛、烦闷急躁、易怒善哭、失眠多梦、脉弦者。常与柴胡、川芎、枳实同用，如柴胡疏肝散。

3. 胸痹

用于胸阳闭阻所致的胸膺痞闷，或心痛彻背，舌质淡，脉弦细。常与瓜蒌、薤白、郁金、降香等配伍。

4. 偏头痛

用于气机郁滞，日久入络为瘀造成的头痛，痛彻头巅，日轻暮重，甚则彻夜不寐，或伴胸闷不适、胁肋不舒、脉弦细、舌苔薄腻等。常与川芎、当归、生地黄、赤芍等合用。

（四）用法与用量

煎服，6～9g。醋炙后止痛力增强。

（五）使用注意

凡气虚无滞、阴虚内热者忌服。《本草汇言》："独用、多用、久用、耗气损血。"

（六）药论选粹

《本草纲目》："香附之气平而不寒，香而能窜，其味多辛能散，微苦能降，微甘能和……生，则上行胸膈，外达皮肤；熟，则下走肝肾，外彻腰足……得参、术则补气，得归、地则补血，得木香则疏滞和中，得檀香则理气醒脾，得沉香则升降诸气，得川芎、苍术则总解诸郁……得茯神则交济心肾……利三焦，解六郁，消饮食积聚，痰饮痞满。"

《本草述》："香附，主治诸证，当审为血中之气病……故上焦心包络所生病，如七情抑郁者能开之，以心包络主血也；中焦脾胃所生病，如霍乱吐逆及饮食积聚、痰饮痞满能畅之，以胃生血，脾统血也；下焦肝肾所生病，如膀胱连胁下气妨，如下血、尿血及女子崩漏、带下、月候不调等证，亦以胃脾为血之元，肝固血之脏，肾乃血之海也……此味于血中行气，则血以和而生，血以和生，则气有所依而健运不穷，是之谓生血，是之谓益气，非二义也……用此于补血味中，乃能使旧血和而新血生，即气虚而事补益者，亦借此为先导。"

（七）临证发挥

香附辛散苦降，芳香性平而无寒热偏性，善走能守，畅行三焦，通达全身，既疏肝理气，又入血分，属血中气药，为理气佳品，主入肝经，功善理气解郁，疏肝止痛，而疏肝解郁止痛之力尤强，为"气病之总司，女科之主帅"。临床常用其治疗肝气郁滞所致的各类病证，因女子以肝为先天，故妇女之头痛、胸胁胀痛、心悸失眠等心脑病，本品尤为适宜。

肝主疏泄，性喜条达，情志不畅，最易致肝气郁结，气机郁滞，造成各类心脑血管病证。香附主入肝经气分，芳香辛行，善散肝气之郁结，味苦疏泄以平肝气之横逆。如治气机郁滞，日久入络为瘀造成的偏头痛，常与川芎、丹参等活血药相配；又如治脏躁，多与郁金、柴胡等疏肝药合用；若肝郁化火，则配以牡丹皮、山栀以清肝泻火，临床随证加减，收效显著。

三、川芎

（一）性味归经

辛，温。归肝经、胆经、心包经。

（二）功效

活血行气，祛风止痛。

（三）心脑病适应证

1. 胸痹心痛

用于瘀血内阻心脉而致的胸痹心痛、胸闷如塞、心悸怔忡、动则气促、舌紫脉弦等。常与丹参、桂枝、檀香等配伍，有较好的疗效。

2. 头痛

辛温升散，能上行头目，祛风止痛。治疗头痛，无论风寒、风热、风湿、血虚、血瘀均可随症配伍用之。前人有"头痛不离川芎"之说。

3. 眩晕

用于瘀血阻窍之眩晕，多见眩晕头痛，兼见失眠、健忘、心悸、面唇紫暗、脉细涩等瘀血之象。常配伍赤芍、桃仁、红花，以活血化瘀，通络止痛。

4. 中风

用于瘀血所致的中风，症见半身不遂、口舌歪斜、舌强言涩、偏身麻木，或舌质暗淡，舌苔薄白，脉涩，或面色㿠白，气短乏力，舌暗淡，苔白，脉沉细。常与桃仁、红花、赤芍等配伍，如血府逐瘀汤、补阳还五汤。

5. 痴呆

用于瘀血内阻之痴呆，症见表情迟钝、言语不利、善忘、易惊恐，或思维异常，行为古怪，伴肌肤错甲，口干不欲饮，舌质暗或有瘀斑，脉细涩。常与麝香、桃仁、红花配伍，如通窍活血汤。

（四）用法与用量

煎服，3～10 g。个别病例可用30 g。

（五）使用注意

凡阴虚火旺、多汗，以及月经过多者慎用。

（六）药论选粹

《本草汇言》："川芎，上行头目，下调经水，中开郁结，血中气药，尝为当归所使，非第治血有功，而治气以神验也……味辛性阳，气善走窜而无阴凝粘滞之态，虽入血分，又能去一切风，调一切气。"

《本草正》："同细辛煎服，治金疮作痛。同陈艾煎服，验胎孕有无（三四月后，服此微动者，胎也）。以其气升，故兼理崩漏眩运；以其甘少，故散则有余，补则不足。惟风寒之头痛，极宜用之，若三阳火壅于上而痛者，得升反甚。今人不明升降，而但知川芎治头痛，谬亦甚矣。多服久服，令人走散真气，能致暴亡，用者识之。"

（七）临证发挥

川芎辛温散通，入肝胆经，为血中气药，能行血中之气，疏血中之风，引诸药上行头目，直达病所，具有活血祛瘀、行气开郁、散寒止痛、祛风燥湿之功，为治头痛要药。《丹溪心法·头痛》曰："头痛须用川芎。"随证配伍可治风寒、风热、风湿、肝郁、肝阳、肝火、肝风、痰湿、血瘀、血虚、气虚、肝寒、肝肾阴虚等各种类型的头痛。川芎可君可臣，又可为佐使，能因配伍、用量不同，而发挥不同的效用。临床习取川芎与羌活相配，羌活辛苦性温，气味雄烈，上升发散，能直上巅顶，长于搜风通络，配以川芎辛温香窜，活血行气，尤能上行头目，乃取"治风先治血，血行风自灭"之义，二者相使，药效直上脑络，而奏祛风通络之效。川芎亦可治胸痹心痛，常配降香相须为用，善于行瘀定痛。川芎辛温，入心包、肝经，活血行气，通心脉之瘀阻；降香辛温，入心经，走血分，行瘀定痛，二者合用可使心胸气血流畅。

四、丹参

（一）性味归经

苦，微寒。归心经、肝经。

（二）功致

活血调经，凉血消痈，清心安神。

（三）心脑病适应证

1.胸痹心痛

用于瘀血内阻心脉而致的心胸疼痛、胸闷如塞、心悸怔忡、动则气促、舌紫脉弦等。

常配伍降香、川芎、红花等同用，亦可单用。

2. 失眠

用于血不养心，心火偏亢之心悸失眠，则配生地黄、酸枣仁、柏子仁等，如天王补心丹。

3. 心悸

用于心血瘀阻之心悸，症见心悸，胸闷不适，心痛时作，痛如针刺，唇甲青紫，舌质紫暗或有瘀斑，脉涩或结代。常配伍桃仁、红花、川芎等。

4. 眩晕

用于瘀血阻窍之眩晕，症见眩晕头痛，兼见健忘，失眠，心悸，精神不振，耳鸣耳聋，面唇紫暗，舌有瘀斑瘀点，脉弦涩或细涩，常配水蛭、远志、菖蒲等活血化瘀。

5. 中风

用于风痰瘀血痹阻经络之中风，症见半身不遂，口舌歪斜，舌强语涩，偏身麻木，舌质淡暗，舌苔薄白或白腻，脉弦滑。常配伍半夏、茯苓、胆南星等，如化痰通络汤。

6. 痫病

用于风痰闭阻之痫证，发作前多有眩晕、胸闷、乏力、痰多、心情不悦、舌质红、苔白腻，脉多弦滑有力。常配伍天麻、全蝎、僵蚕、胆南星、姜半夏等，如定痫丸。

7. 狂证

用于瘀血阻窍之狂证。症见少寐易惊，疑虑丛生，妄见妄闻，言语支离，面色晦暗，舌青紫，或有瘀斑，苔薄滑，脉小弦或细涩。常配伍赤芍、桃仁、红花、石菖蒲、郁金等。

（四）用法与用量

煎服，5～15 g。活血化瘀宜酒炙。

（五）使用注意

反藜芦。

（六）药论选粹

《本草求真》："书载能入心包络破瘀一语，已尽丹参功效矣。然有论其可以生新安胎、调经除烦、养神定志，及一切风痹、崩带症瘕、目赤疝痛、疮疥肿痛等症……总皆由其瘀去，以见病无不除，非真能以生新安胎、养神定志也。"

《本草便读》："功同四物，能祛瘀以生新；色合南离，善疗风而散结。性平和而走血，须知两达乎心肝；味甘苦以调经，不过专通于营分。"

（七）临证发挥

古有"一味丹参，功同四物"之说，但临证体会，本品补血力稍逊，而偏于活血止痛，上行入脑，下行归心，常用于心脑病属气滞血瘀者。如与檀香、砂仁配伍，可用于治疗气滞血瘀、络道不和的胸痹、胸胁胀痛诸症。丹参味苦性寒，尚有清心之功，临床配黄连，清血热以安神，泻心火除烦之力益彰，主要用于治疗失眠证属心火亢盛，内扰心神者；与炒远志、石菖蒲、生酸枣仁配伍，治疗健忘，也取其清心安神之功。

五、桃仁

（一）性味归经

苦、甘，平。有小毒。归心经、肝经、大肠经。

（二）功效

活血祛瘀，润肠通便。

（三）心脑病适应证

1. 中风

用于痰热互结，闭阻清窍之中风，症见突然昏仆，口眼歪斜，头痛如劈，入夜尤甚，口苦咽干，不欲饮水，舌暗红苔薄黄，脉数。常配伍桂枝、芒硝、大黄、黄芩、炙甘草，即桃核承气汤。

2. 狂证

用于痰火瘀血、闭塞心窍、神机错乱所致的精神亢奋、狂躁不安，甚则欲持刀杀人之狂证。常配伍赤芍、柴胡等同用，如癫狂梦醒汤。

3. 痴呆

用于瘀血内阻所致的痴呆，症见表情迟钝、言语不利、善忘、易惊，伴肌肤甲错、舌质紫暗、脉细涩之证。多与麝香、红花、赤芍、川芎等同用，如通窍活血汤。

4. 头痛

用于瘀血所致的头痛，症见头痛经久不愈，其痛如刺，固定不移，或头部有外伤史者，舌紫或有瘀斑、瘀点，苔薄白，脉沉细或细涩。常配伍赤芍、川芎等。

（四）用法与用量

煎服，5～10 g，宜捣碎入煎。

（五）使用注意

孕妇忌服；便溏者慎用。

（六）药论选粹

《药品化义》："桃仁，味苦能泻血热，体润能滋肠燥，若连皮研碎多用，走肝经，主破蓄血，逐月水及遍身疼痛，四肢木痹，左半身不遂，左足痛甚者，以其舒经活血行血，有去瘀生新之功；若去皮捣烂少用，入大肠，治血枯便闭，血燥便难，以其濡润凉血和血，有开结通滞之力。"

《本草经疏》："桃仁，性善破血，散而不收，泻而无补。过用之及用之不得其当，能使血下行不止，损伤其真阴。"

（七）临证发挥

桃仁入心、肝经，可活血化瘀、疏肝理气，是治疗肝郁瘀血引起的癫狂、痫症、痴呆等脑病的要药。桃仁味苦能泻血热，体润能滋肠燥，治疗瘀热互结，腑气不通之中风，既可祛脑络中瘀血，又能泻火通便，釜底抽薪，以降低脑压，有一举二得之妙。常配大黄，如桃核承气汤。若与红花伍用，则为桃红四物汤，又名元戎四物汤，用于治疗心血瘀阻、心胸疼痛（包括冠心病心绞痛），效果甚佳。若与桂枝煎汤外洗，可治疗中风所致筋脉拘急、肢体不利。

六、三七

（一）性味归经

甘、微苦、温。归肝经、胃经。

（二）功效

化瘀止血，活血定痛。

（三）心脑病适应证

1. 中风

用于出血、瘀血引起的中风，症见半身不遂，口舌歪斜，舌强语涩，偏身麻木，舌质紫或有瘀斑、瘀点，舌苔薄白或白腻，脉弦或涩。多与桃仁、红花同用。

2. 胸痹

用于瘀血痹阻胸阳之胸痹心痛、胸闷如塞、心悸怔忡、动则气促、舌紫脉弦等。常与丹参、桂枝、檀香等配伍。

3. 心悸

用于心血瘀阻而致心悸、心痛时作，痛如针刺，唇甲青紫，舌质紫暗或有瘀斑，脉涩之证。常与红花、桃仁等活血药同用。

（四）用法与用量

多研末服，每次 1.0～1.5 g；亦可入煎剂，3～10 g；外用适量，研末外掺或调敷。

（五）使用注意

孕妇忌用。

（六）药论选粹

《本草备要》："三七之性，既善化血，又善止血，人多疑之，然有确实可征之处。如破伤流血者，用三七末擦之则其血立止，是能止血也；其破处已流出止血，着三七皆为黄水，是能化血。"

《医学衷中参西录》："三七……善化瘀血，又善止血妄行，为吐衄要药，病愈后不至瘀血留于经络……化瘀血而不伤新血，允为理血妙品。"

（七）临证发挥

三七又名参三七，为五加科植物，与人参为同科植物，既擅长活血止痛，又有补气强壮之效，用于治疗心脑疾病证属气虚瘀血内阻者，效果甚佳。辨证属寒证者，则取本品配川芎，既行血中之气，又散血中之瘀，治疗瘀血不去、新血不生所致的脑出血和头痛尤为适宜。故《得配本草》有三七得川芎能治恶血的记载。证属热象者，则可配丹参，入心肝二经血分，具有凉血而不留瘀，散结而不致血液妄行的特点。两药配伍，相辅相成，使活血止痛之功倍增，用于治疗冠心病心绞痛，有良好的化瘀止痛作用，缓解期用之可巩固疗效，预防疾病复发。

第三章　消化系统疾病

第一节　急性胃炎

急性胃炎是由多种病因引起的急性胃黏膜炎症。临床上急性发病，可有明显上腹部症状。内镜检查可见胃黏膜充血、水肿、出血、糜烂、浅表溃疡等一过性急性病变，这些病变也可同时累及食管和十二指肠黏膜。多数患者有明确的发病原因，急性胃炎中以胃黏膜糜烂、出血为主要表现者称为急性糜烂出血性胃炎，是急性胃炎中重要的一型。

一、病因和发病机制

急性胃炎的病因有多种，主要有急性应激、化学性损伤（如药物、乙醇、胆汁、胰液）和急性感染等。

（一）急性应激

急性应激由严重创伤、大手术、大面积烧伤、脑血管意外，以及严重脏器衰竭、休克、败血症等引起。急性应激所致的急性胃炎主要病损是胃黏膜糜烂和出血，属于急性糜烂出血性胃炎。严重应激情况下，机体的代偿功能不足以维持胃黏膜微循环的正常运行，造成黏膜缺血、缺氧，上皮细胞黏液和碳酸氢盐分泌减少，局部前列腺素合成不足。由此导致黏膜屏障破坏和氢离子反弥散，使黏膜内 pH 下降，进一步损伤了血管和黏膜，引起糜烂和出血。除多灶性糜烂外，少数可发生急性溃疡，其中烧伤所致者称为柯林溃疡，中枢神经系统病变所致称为库欣溃疡。

（二）化学性损伤

1. 药物

最常见的药物是非甾体抗炎药（NSAIDs），其机制主要是因抑制环氧合酶（COX）的作用而抑制了前列腺素的产生。这类药物可引起黏膜糜烂和出血，病变除累及胃黏膜外，也可累及十二指肠。其他药物如氯化钾、某些抗菌药或抗肿瘤药等也可刺激或损伤胃黏膜。

2. 乙醇

高浓度乙醇可直接引起上皮细胞损伤和破坏，导致黏膜水肿、糜烂和出血。

3. 十二指肠反流液

胆汁和胰液中的胆盐、溶血卵磷脂、磷脂酶 A 和其他胰酶破坏胃黏膜屏障，在反流性胃炎的发病中起主要作用。幽门括约肌功能不全、胃大部分切除术后，尤其是Billroth Ⅱ式术后可引起显著的十二指肠反流。

（三）急性感染

胃急性细菌或病毒感染，或某些细菌毒素摄入可引起急性胃炎。幽门螺杆菌感染也可引起急性幽门螺杆菌胃炎。

二、临床表现

多数患者症状不明显，或症状被原发疾病掩盖。有症状者主要表现为上腹痛、饱胀不适、恶心、呕吐和食欲缺乏等。急性应激或摄入NSAIDs所致的急性糜烂出血性胃炎患者，可以突然呕血和（或）黑便为首发症状。在所有上消化道出血的病例中，急性糜烂出血性胃炎所致者占 10% ～ 30%，仅次于消化性溃疡。多数急性胃炎无症状，有症状也缺乏特异性。沙门菌、副溶血弧菌或葡萄球菌毒素污染食物引起者常伴有腹泻。上腹部压痛是常见体征，有时上腹胀气明显。

三、诊断

有症状者根据病史一般不难做出诊断。急性幽门螺杆菌胃炎可由消毒不严的胃镜检查、放置胃管等操作传播引起，在病史采集时应注意询问。急性糜烂出血性胃炎的确诊有赖于急诊胃镜检查，一般应在出血后 24 ～ 48 h 进行，可见到以多灶性糜烂、浅表溃疡和出血灶为特征的急性胃黏膜病损。一般急性应激所致的胃黏膜病损以胃体、胃底部为主，而 NSAIDs 或乙醇所致的则以胃窦部为主。

四、治疗

针对原发疾病和病因采取防治措施。对有上述严重原发病而怀疑有急性胃黏膜病损可能者，可预防性给予 H_2 受体阻滞剂或质子泵抑制剂，以防患于未然。以恶心、呕吐或上腹痛为主要表现者，应用甲氧氯普胺、多潘立酮、莨菪碱等药物进行对症处理，脱水者补充水和电解质。细菌感染引起者选用抗菌药治疗。有胃黏膜糜烂、出血者，可用抑制胃酸分泌的 H_2 受体阻滞剂或质子泵抑制剂，或具有胃黏膜保护作用的硫糖铝等。一旦发生大出血，则应采取综合措施进行抢救。

五、预后

多数胃黏膜糜烂和出血可自行愈合及止血；少数患者黏膜糜烂可发展为溃疡，并发症增加，但通常对药物治疗反应良好。

六、预防

停用不必要的 NSAIDs 治疗。严重创伤、烧伤、大手术和重要器官衰竭，以及需要长期服用阿司匹林或氯吡格雷等患者，可预防性给予 H_2 受体阻滞剂。对有骨关节疾病的患者，可用选择性 COX-2 抑制剂，如塞来昔布、美洛昔康等进行抗感染治疗，减少对

COX-1 的抑制。倡导文明的饮食习惯，避免酗酒。对门静脉高压性胃病者可给予质子泵抑制剂（PPI），严重者应考虑血管介入治疗，以降低门静脉压力。

第二节　慢性胃炎

慢性胃炎是由多种病因引起的胃黏膜慢性炎症，主要由幽门螺杆菌感染引起。多数是胃窦为主的全胃炎，胃黏膜层以淋巴细胞和浆细胞浸润为主，部分患者在后期可出现胃黏膜固有腺体萎缩和化生。慢性胃炎的发病率随年龄增加而升高。

一、分类

慢性胃炎的分类方法有很多。2006 年《中国慢性胃炎共识意见》采纳了国际上新悉尼系统的分类方法，将慢性胃炎分成非萎缩性（以前称浅表性）、萎缩性和特殊类型三大类。慢性非萎缩性胃炎是指不伴有胃黏膜萎缩性改变、胃黏膜层见以淋巴细胞和浆细胞为主的慢性炎症细胞浸润的慢性胃炎。慢性萎缩性胃炎是指胃黏膜已发生了萎缩性改变的慢性胃炎。慢性萎缩性胃炎又可再分为多灶萎缩性胃炎和自身免疫性胃炎两大类。特殊类型胃炎种类很多，由不同病因所致，临床上较少见。

二、病因和发病机制

（一）幽门螺杆菌感染

幽门螺杆菌经口进入胃内，部分可被胃酸杀灭，部分则附着于胃窦部黏液层，依靠其鞭毛穿过黏液层，定居于黏液层与胃窦黏膜上皮细胞表面，一般不侵入胃腺和固有层内。一方面，避免了胃酸的杀菌作用；另一方面，难以被机体的免疫功能清除。

幽门螺杆菌产生的尿素酶可分解尿素，产生的氨可中和反渗入黏液内的胃酸，形成有利于幽门螺杆菌定居和繁殖的局部微环境，使感染慢性化。

幽门螺杆菌凭借其产生的氨及空泡毒素导致细胞损伤；促进上皮细胞释放炎症递质；菌体细胞壁 LewisX、LewisY 抗原引起自身免疫反应；多种机制使炎症反应迁延或加重。其对胃黏膜炎症发展的转归取决于幽门螺杆菌毒株及毒力、宿主个体差异和胃内微生态环境等多因素的综合结果。

（二）自身免疫

胃体腺壁细胞除分泌盐酸外，还分泌一种黏蛋白，称为内因子。它能与食物中的维生素 B_{12}（外因子）结合形成复合物，使之不被酶消化，到达回肠后，维生素 B_{12} 得以吸收。当体内出现针对壁细胞或内因子的自身抗体时，作为靶细胞的壁细胞总数减少，胃酸分泌降低，内因子不能发挥正常功能，导致维生素 B_{12} 吸收不良，出现巨幼红细胞贫血，称为恶性贫血。本病在北欧的发病率较高。

（三）其他因素

老年人的胃黏膜常见黏膜小血管扭曲、小动脉壁玻璃样变性、管腔狭窄，这种胃局部血管因素可使黏膜营养不良、分泌功能下降和屏障功能降低，可视为老年人胃黏膜退行性改变。

长期消化吸收不良、食物单一、营养缺乏均可使胃黏膜修复再生功能降低、炎症慢性化、上皮增生异常及胃腺萎缩。

由于幽门括约肌功能不全，胆汁、胰液和肠液大量反流入胃，削弱胃黏膜的屏障功能，使胃黏膜遭到消化液的侵蚀，产生炎症、糜烂、出血和黏膜上皮化生性变化等。吸烟也可影响幽门括约肌功能，引起反流。

三、病理

胃镜下，慢性非萎缩性胃炎的黏膜红黄相间，或黏膜皱襞肿胀增粗；萎缩性胃炎的黏膜色泽变淡，皱襞变细而平坦，黏液减少，黏膜变薄，有时可透见黏膜血管纹。根据其在胃内的分布，慢性胃炎有以下几种。

（1）胃窦炎，多由幽门螺杆菌感染所致，部分患者炎症可波及胃体。

（2）胃体炎，多与自身免疫有关，病变主要累及胃体和胃底。

（3）全胃炎，可由幽门螺杆菌感染扩展而来。

不同病因所致胃黏膜损伤和修复过程中产生的慢性胃炎组织学变化如下。

（一）炎症

以淋巴细胞、浆细胞为主的慢性炎症细胞浸润，初在黏膜浅层，即黏膜层的上 1/3，称为浅表性胃炎。病变继续发展，可波及黏膜全层。由于幽门螺杆菌感染常呈簇状分布，胃窦黏膜炎症也有多病灶分布的特点，也常有淋巴滤泡出现。

炎症的活动性是指中性粒细胞出现，它存在于固有膜、小凹上皮和腺管上皮之间，严重者可形成小凹脓肿。

（二）化生

长期慢性炎症使胃黏膜表层上皮和腺上皮被杯状细胞和幽门腺细胞所取代。其分布范围越广，发生胃癌的危险性越高。胃腺化生分为两种。

（1）肠上皮化生：以杯状细胞为特征的肠腺替代了胃固有腺体。

（2）假幽门腺化生：胃底腺的颈黏液细胞增生，形成幽门腺样腺体，它与幽门腺在组织学上一般难以区别，需根据活检部位做出判断。

（三）萎缩

病变扩展至腺体深部，腺体破坏、数量减少，固有层纤维化，黏膜变薄。根据是否伴有化生而分为非化生性萎缩及化生性萎缩等情况，以胃角为中心，波及胃窦及胃体的多灶萎缩发展为胃癌的风险增加。

（四）异型增生

异型增生又称为不典型增生，源于细胞在再生过程中过度增生和分化缺失，增生的上皮细胞拥挤，有分层现象，核增大失去极性，有丝分裂象增多，腺体结构紊乱。世界卫生组织（WHO）国际癌症研究机构推荐使用的术语是上皮内瘤变。异型增生是胃癌的癌前病变，根据异型程度分为轻、中、重 3 度，轻度者常可逆转为正常；重度者有时与高分化腺癌不易区别，应密切观察。

在慢性炎症向胃癌的进程中，化生、萎缩及异型增生被视为胃癌前状态。

四、临床表现

大多数患者无明显症状。部分患者可表现为中上腹不适、饱胀、钝痛、烧灼痛等症状，也可呈食欲缺乏、嗳气、泛酸、恶心等消化不良症状。体征多不明显，有时上腹轻压痛。恶性贫血者常伴全身衰弱、疲软，可出现明显的食欲缺乏、体重减轻、贫血症状，一般消化道症状较少。

五、辅助检查

（一）胃液分析

浅表性胃炎胃酸分泌常正常或增高；萎缩性胃炎病变主要在胃窦时，胃酸可正常或低酸；A 型萎缩性胃炎的胃酸降低，重度者可无胃酸。

（二）血清胃泌素

正常值 < 100 ng/L。胃窦黏膜萎缩时，空腹血清胃泌素正常或降低，胃体黏膜萎缩时中度升高，伴有恶性贫血的胃萎缩患者显著升高，可在 1000 ng/L 以上。

（三）自身抗体

A 型萎缩性胃炎的血清抗胃壁细胞抗体（PCA）常呈阳性。血清内因子抗体（IFA）阳性率比 PCA 低。如胃液中检测到 IFA，则对诊断恶性贫血帮助很大。

（四）血清维生素 B_{12}

浓度和维生素吸收试验，正常人空腹血清维生素 B_{12} 的浓度为 300 ～ 900 ng/L，浓度 < 200 ng/L 肯定有维生素 B_{12} 缺乏。Shilling 试验能检测维生素 B_{12} 吸收情况，维生素 B_{12} 缺乏和内因子缺乏所致的吸收障碍有助于恶性贫血的诊断。

六、诊断

确诊必须依靠胃镜检查及胃黏膜活组织病理学检查。幽门螺杆菌检测有助于病因诊断。怀疑自身免疫性胃炎应检测相关自身抗体及血清胃泌素。

七、治疗

（一）根除幽门螺杆菌

针对幽门螺杆菌的抗菌药物在酸性环境下不能正常发挥其抗菌作用，需要联合抑酸药抑制胃酸后，才能使其发挥作用（表 3-1）。常用的联合方案有 1 种质子泵抑制剂 +2 种抗菌药物或 1 种铋剂 +2 种抗菌药物，疗程 7～14 d。由于各地抗菌药物耐药情况不同，抗菌药物及疗程的选择应视当地耐药情况而定。

表 3-1　具有杀灭和抑制幽门螺杆菌作用的药物

抗菌药物	克拉霉素、阿莫西林、甲硝唑、替硝唑、喹诺酮类、呋喃唑酮、四环素
PPI	埃索美拉唑、奥美拉唑、兰索拉唑、泮托拉唑、雷贝拉唑
铋剂	三钾二枸橼酸铋、果胶铋、次碳酸铋

（二）消化不良症状的治疗

抑酸或抗酸药、促胃肠动力药、胃黏膜保护药、中药均可试用。这些药物除对症治疗作用外，对胃黏膜上皮修复及炎症也可能有一定作用。

（三）自身免疫性胃炎的治疗

对于自身免疫性胃炎，目前尚无特异治疗，有恶性贫血时，注射维生素 B_{12} 后贫血可获纠正。

（四）异型增生的治疗

异型增生是胃癌的癌前病变，应予以高度重视。对轻度异型增生，除给予上述积极治疗外，关键在于定期随访。对肯定的重度异型增生则宜行预防性手术，目前大多采用内镜下胃黏膜切除术。

八、预后

慢性非萎缩性胃炎预后良好；肠上皮化生通常难以逆转；部分患者萎缩可以改善或逆转；不典型增生虽也可逆转，但重度者易转变为癌。对有胃癌家族史、食物营养单一、常食熏制或腌制食品的患者，需警惕肠上皮化生、萎缩及不典型增生向胃癌的进展。

第三节　溃疡性结肠炎

一、病因病理

溃疡性结肠炎（UC）是一种局限于结肠黏膜及黏膜下层的炎症过程，病变多位于乙状结肠和直肠，也可延伸到降结肠，甚至整个结肠。炎症常累及黏膜上皮细胞，包括隐窝细胞急性期和早期浸润的炎细胞，主要是中性和酸性粒细胞、慢性期和极期，浆细胞、淋巴细胞充斥于黏膜固有层。炎细胞侵入形成隐窝脓肿，许多细小脓肿融合、扩大，形成溃疡。这些溃疡可沿结肠纵轴发展，逐渐融合成大片溃疡。由于病变很少深达肌层，因此合并结肠穿孔、瘘管形成或结肠周围脓肿者少见。少数重型或暴发型患者病变侵及肌层并伴发血管炎和肠壁神经丛损害，使肠壁变薄、肠腔扩张、肠运动失调而形成中毒性巨结肠，炎症反复发作可使大量新生肉芽组织增生，形成炎性息肉；也可使肌层挛缩、变厚，造成结肠变形、缩短、结肠袋消失及肠腔狭窄，少数患者可有结肠癌变。

二、临床表现

溃疡性结肠炎的好发年龄为 20～40 岁，临床症状差异很大。轻者仅有少量出血；重者可有显著的全身和消化道症状，甚至危及生命，常见症状有腹痛、腹泻、便血等；严重病例可有发热及体重减轻。出血原因可以是溃疡、增生和血管充血所致的炎症及黏膜假息肉。腹泻多继发黏膜损害，常伴有水、电解质吸收障碍及血清蛋白渗出。直肠炎时可使直肠的激惹性增加。腹痛常为腹泻的先兆，偶可有肠外表现，甚至掩盖了肠道本身的症状。约 10% 的患者可有坏疽性脓皮病、结节性红斑、虹膜炎、口腔阿弗他溃疡和多关节炎。

三、诊断与鉴别诊断

（一）实验室检查

炎症性肠病患者并无特异性检查的异常。贫血较常见，且为失血量的一种反映，但慢性患者的贫血可由慢性疾病所致。急性期、活动期或重症病例可有白细胞增多。和低钾血症、低蛋白血症一样，血沉也为疾病严重程度的一种反映。首发病例需做寄生虫学检查及粪便培养，以除外特殊原因所致的腹泻，如阿米巴病、志贺氏菌痢疾和螺旋体感染。

（二）内镜检查

溃疡性结肠炎直肠乙状结肠镜检查适用于病变局限在直肠与乙状结肠下段者，病变向上扩展时做纤维结肠镜检查具有重要价值，可赖以确定病变范围。镜检可见黏膜弥散性充血、水肿，正常所见的黏膜下树枝状血管变得模糊不清或消失，黏膜表面呈颗粒状，脆性增加，轻触易出血。常有糜烂或浅小溃疡，附着黏液或脓性分泌物；重型患者溃疡较大，呈多发性散在分布，可大片融合，边缘不规则。后期可见炎性息肉，黏膜较苍白，有萎缩斑片，肠壁僵直而缺乏膨胀性，也可见癌瘤。

（三）X 线检查

溃疡性结肠炎应用气钡双重对比灌肠检查，有利于观察黏膜形态，本病急性期因黏膜水肿而皱襞粗大紊乱，有溃疡及分泌物覆盖时，肠壁边缘可呈毛刺状或锯齿状。后期纤维组织增生，结肠袋形消失，肠壁变硬，肠管缩短，肠腔变窄，可呈铅管状。有炎性息肉时，可见圆形或卵圆形充盈缺损。重型或暴发型患者一般不宜做钡灌肠检查，以免加重病情或诱发中毒性巨结肠。钡餐检查有利于了解整个胃肠道的情况，特别是小肠有无受累。

（四）鉴别诊断

溃疡性结肠炎的主要诊断依据包括慢性腹泻、脓血或黏液便、腹痛、不同程度的全身症状、反复发作趋势而无病原菌发现。内镜或 X 线检查有炎症病变存在，且有溃疡形成等。因本病缺乏特征性病理改变，故需排除有关疾病（包括慢性痢疾、克罗恩病、结肠癌、血吸虫病、肠易激综合征、肠结核、缺血性肠炎、放射性肠炎、结肠息肉病、结肠憩室炎等）后方能确诊。

四、溃疡性结肠炎的治疗方式

（一）营养

患者的营养状况与疗效息息相关，良好的营养状况可以增进疗效。但实际上，许多患者的体重低于正常标准的 10% ～ 20%，还有不少患者呈现出特殊性营养缺乏的症状。过去对避免粗糙食物代之以易消化、高蛋白饮食强调颇多，目前至少仍适用于急性期患者。对已发展成慢性营养不良者（低于标准体重 20% 以上），更应采取营养治疗。

（二）对症治疗

对症治疗既可以改善患者的一般状况和营养，又可以减轻症状。临床上常遇到这样的情况，患者为减轻症状而过度或过久地用药，一旦药物成瘾又对健康构成新的危害。再者，麻醉药品可影响肠道运动，甚至诱发中毒性巨结肠。非麻醉性镇痛药可酌情使用，但也应随时警惕发生毒副反应，少数 UC 患者服用阿司匹林后促发了消化性溃疡。

（1）抗胆碱能药物也有促发中毒性巨结肠之虞，而且对缓解腹部痉挛不一定有效。一般来讲，对 UC 患者最好不用这些药物，除非对非活动期或轻型、中型患者做短时间的应用。

（2）对症治疗的关键是抗腹泻制剂，尤其是地芬诺酯和盐酸洛哌丁胺（易蒙停）。虽然二者均属于"剧限药品"，且后者很少出现毒副反应，但抗腹泻制剂的成瘾性仍不容忽视。有些患者为急于控制腹泻常自行超量服药。从某种程度上来讲，这类药物的效力要基于不间断地服用。因此，对于控制腹泻所需的剂量及用药指征都应有一个严格的标准，以保无虞。

（3）在支持治疗中，多种维生素和铁剂常被应用，患者也常诉服用上述药品后症状有所改善，但是维生素、矿物盐和其他补品（除已出现缺乏症外）仍属经验用药，几乎没有证据支持"大剂量维生素"疗法。

（4）急性期或危重患者可能需要输液、输血或静脉滴注抗生素。但对于 UC 患者来讲，抗生素并不常用，而且也无证据表明 UC 患者必须长期使用抗生素。抗生素应用的主要指征是存在或怀疑有腹腔内感染或腹膜炎，后者可见于中毒性巨结肠病例。已知当有败血症和营养不良存在时，因中毒性巨结肠而致死的病例增加。在这种情况下，适当地使用抗生素可能会挽救生命。麦克亨利（McHenry）指出，大多数腹腔内感染是需氧菌和厌氧菌混合性败血症所致，因此所选用的抗生素应能兼顾这两类细菌。一般公认氨基糖甙类抗生素对需氧的革兰氏阴性杆菌有效，而氯霉素、林可霉素、头孢噻吩、甲硝哒唑或羧苄西林等则可针对厌氧菌群。业经证实庆大霉素与林可霉素联用对腹腔内感染的有效率为 68% ～ 93%，可谓安全有效。庆大霉素与甲硝哒唑联用或妥布霉素与甲硝哒唑联用也有良好的效果。哈丁（Harding）等通过前瞻随机对照性研究发现，林可霉素、氯霉素分别与庆大霉素联用治疗腹腔内感染同样有效。

静脉高营养或全肠外营养（TPN）在以下情况时十分有价值。

（1）严重营养不良者或需切除结肠者的一种术前辅助治疗。

（2）已做过结肠切除术者的术后治疗。

一般来讲，TPN 应连续应用 2 ～ 3 周，长期应用的价值不大。目前认为，TPN 作为一种主要治疗手段时很少有效，而作为一种辅助治疗则具有一定价值。

（三）功能锻炼

UC 患者，每天坚持一定的体力活动或脑力活动十分重要。因为慢性疲劳、不适、抑郁、忧虑等症状可能都很突出，而坚持机体的功能活动则可减轻这些症状。值得指出的是，当患者一般状况欠佳时，医生和患者家属均有鼓励患者休息的倾向，但实际上那些坚持功能锻炼的患者却更常获得症状改善，甚至治疗效果会更好。

（四）住院治疗

下列原因适于住院治疗。

（1）轻型病例经 1 个月治疗未见显著改善者。住院可实现两个目标：摆脱加重病情的环境、给医生提供进行更有效的强化治疗的条件。

（2）伴食欲缺乏、恶心、呕吐、发热和腹泻难以控制的严重病例（急性暴发型）。这类患者立即住院不仅可以及时提供必要的治疗措施，还可以预防并及时识别并发症（如中毒性巨结肠）。

（3）发生了全身或局部并发症，如严重出血及贫血、严重的低清蛋白血症或疑有癌变等。外科治疗的指征不仅针对结肠的并发症（中毒性巨结肠、行将发生的穿孔），也包括多种内科治疗无效的顽固性病例，这些病例均需住院治疗。

（4）为了减轻来自家庭或工作环境中的心理负担。

（五）心理治疗

保持医患之间的长期友谊十分重要，但偶尔也需要心理科或精神科医生的会诊。安定药或抗抑郁药的应用只限于那些有显著忧虑或抑郁症的患者，它能帮助年轻患者克服自己过于简单的想法，并使其病情好转。

（六）局部治疗

对于远端 UC，尤其是直肠炎和直肠乙状结肠炎，氢化可的松灌肠（100 mg 氢化可的松加于 60 mL 生理盐水之中）已证实无论是对缓解症状还是减轻炎症反应均有效。每天用药，连续三周之内不至于引起肾上腺的抑制。虽然尚无一项有关类固醇局部治疗与安慰剂或口服类固醇治疗的对照性研究，但在临床上常用氢化可的松灌肠以治疗溃疡性直肠炎或直肠乙状结肠炎，取得一定疗效。氢化可的松灌肠还可对全结肠炎型 UC 伴显著里急后重和直肠出血的患者有一定的辅助治疗价值。

柳氮磺吡啶及其各种衍生物局部灌肠已引起医家注目。业经证实，5- 氨基水杨酸（5-ASA）灌肠或制成栓剂可有效地治疗远端结肠炎或直肠炎。与皮质激素不同，这一疗法即使长期应用也不会发生肾上腺抑制。

某些患者对 5-ASA 的反应迅速，症状可于 1 ～ 2 天消失。大多数患者病情在 1 ～ 3 周逐渐改善，也有经 1 ～ 3 个月治疗后好转者，足见敏感性和有效率在人群中有很大差异。一般来说，取得乙状结肠镜下的改善常需较长时间，而取得组织学的改善则需更长时间。

用 5-ASA 灌肠所达到的缓解大部分在停药几个月之内复发，尽管柳氮磺吡啶还在维持用药。艾伦（Allen）认为这种高复发率应归结为接受治疗者多是顽固病例或经安慰剂对照实验证实为耐药的病例。因为在许多使用 5-ASA 局部灌肠治疗的研究中，大多数患者都有对各种疗法失效的历史。

由于 5-ASA 局部灌肠治疗的费用昂贵，"疗程以多长为宜？是否必须坚持到组织学上的炎症消失？"成了人们关注的问题。许多经验表明：如只达到临床症状缓解就停止灌肠，短期内即可复发；如能达到乙状结肠镜下或组织学上的缓解，则疗效较为持久。

停用灌肠后有些病例又有急性发作，此时可再行灌肠治疗。比德尔（BiddLe）等用 1 mg 5-ASA 维持保留灌肠使得 12 例患者中 9 例 1 年没有复发。而 13 例随机对照病例中有 11 例在平均 16 周内复发。隔日或每 3 ～ 4 晚维持灌肠一次的疗法正在评估之中，虽也有成功的报道，但最理想的维持疗法尚未确立。

虽然持续维持治疗或隔日灌肠治疗已显著降低了恶化的可能性，但这一结论并非完全正确。有时某些未知因素可以破坏已取得的成果。据艾伦（Allen）的经验，病变范围超过 45 cm，尤其是在同一时期病变范围大于 60 cm 的病例，即使在灌肠治疗中也有病情恶化的可能。

多数学者认为，局部灌肠对克罗恩病的疗效远逊于 UC。如果肠壁的全层已受累，伴有肥厚、狭窄或瘘管存在时，仅作用于黏膜层的局部疗法难以奏效。

（七）难治性直肠 —— 乙状结肠炎的处理

约 15% 的远端 UC 患者有复发倾向且对多种疗法不起反应。患者可有直肠出血症状，却常无腹泻或其他症状。难治的焦点有以下两个。

（1）频发性直肠出血和里急后重。

（2）持续性直肠出血。

这些症状如已持续多年，其扩散的危险性很低。据理查德（Richard）报道，多数患者的病情扩散发生在起病的两年之内。

对于难治性病例，澄清下列情况特别重要。

（1）确认无其他感染（如螺旋体、难辨梭状芽孢杆菌）的存在。

（2）如有可能，通过结肠镜检查确定肠管内炎症损害的范围及其上界。

几乎所有的难治性病例均已接受过某种形式的治疗，但仍可重新使用这些药物，尤其是联合用药。因此，定期氢化可的松灌肠 3 周、类固醇栓剂局部治疗与 SASP 口服治疗就构成了针对这种情况的最常应用的方法。此外，有的患者夸大病情，此时应鼓励其恢复信心。

五、溃疡性结肠炎的内科治疗原则

UC 的内科治疗目标是终止急性发作、预防复发和纠正营养及水电失衡。在着手治疗前必须考虑以下四种因素。

（一）病变的部位

除偶然病例外，UC 只累及结肠。在结肠范围内，病变可累及局部或全部结肠（全结肠炎）。病变的范围与预后相关，而且是决定疗效的一个重要因素。

（二）疾病的活动性

急性、慢性 UC 有着不同的临床表现，其治疗效果也各有不同。治疗方案也必须与病情严重程度相适应。

（三）病程的长短

病程长短也是影响疗效的一项重要因素。

（四）全身状况

患者一般状况较差时，其疗效也稍逊。某些患者常有心理因素存在，可能成为疾病慢性化的因素之一。

此外，在策划治疗方案时还有一些其他因素应当考虑，如起病年龄超过 50 岁时，多呈轻型经过并伴发另外系统的疾病。患者既往发作的严重性也与患者可能出现的治疗反应有关。

如果已经确诊，医生需进一步确定治疗目标及与之相关的生命质量。由于存在着少数患者不能彻底治愈的可能性，医生与患者还应就"治疗失败"问题达成共识。不切实际的想法可构成制约疗效的重要因素，并可损害医患之间的友善关系，妨碍治疗计划的实施。

六、特异性药物治疗

（一）柳氮磺吡啶（SASP）

SASP 是治疗 UC 时最常使用的药物。许多临床试验已证实了它的应用价值，但其确切的作用机制还不是十分清楚。

1. 体内过程

SASP 是 5-ASA 和磺胺吡啶（SP）以偶氮键相互结合的产物。摄入量大部分自小肠吸收，约 10% 经肾脏排泄，其余部分经胆汁无变化地返回肠道。在靠近结肠部位，SASP 被细菌分解为 5-ASA 和磺胺吡啶，以原型存留于粪便中者极少。偶氮键可在结肠菌丛的作用下分离，释放出的磺胺吡啶大部分被吸收并从尿中排泄，而约占半数的 5-ASA 滞留于结肠并经粪便排泄。若将抗生素与 SASP 同服，就会因结肠菌丛的变化而影响菌丛对 SASP 的分解。IBD 的腹泻加速了肠道排空过程，也会影响对细菌 SASP 的分解。

2. 作用机制

多年来，有关 SASP 作用机制的研究颇多，仁智各见，尚无一个系统、完整的理论。据已发表的资料，SASP 的作用机制可归纳为以下几方面。

（1）SASP 可作为其活性代谢产物——5-ASA 的运输工具，使后者以口服难以达到的浓度运抵结肠，从而在结肠局部发挥抗感染作用。

（2）SASP 及其代谢产物的局部和全身免疫作用。体外实验证实，SASP 和 SP 均可抑制有丝分裂所致的淋巴细胞毒。UC 患者服用 SASP 后，可使异常的免疫功能恢复正常，这一免疫学变化并与临床症状的改善相符。进一步研究证实，SASP 和 SP 可抑制自然性 T 细胞介导细胞毒，而 5-ASA 则可抑制免疫球蛋白的分泌。

（3）SASP 及 5-ASA 对 IBD 的治疗作用主要是它影响了二十碳四烯酸代谢的一个或几个环节。研究表明，有两种二十碳四烯酸的代谢产物可能是肠道炎症的重要调节者，这两种代谢产物是环氧化酶产物（主体是前列腺素）和脂氧化酶产物（主体是白细胞三烯）。在活动性 UC 患者的直肠黏膜、门脉血和粪便中，前列腺素含量的增加已得到证实。体外实验也证实了 SASP 与 5-ASA 能抑制前列腺素的合成与释放，并能抑制前列腺素合成酶的活性。

（4）有些学者注意到，一些非甾体抗炎药，如吲哚美辛、氟比洛芬均比 SASP 和 5-ASA 有更强的前列腺素合成抑制作用，服用此类药物后虽血清和直肠黏膜中前列腺素水平下降，但临床情况并未随之改善。这表明前列腺素并非肠道炎症的主要调节者，也表明 SASP 和 5-ASA 的治疗作用并非源于前列腺素含量的下降。进一步研究发现，5-ASA 的确可促进前列环素的合成，SASP 也的确可抑制前列腺素 -F2 的破坏，于是又有人提出一种对立的理论，即前列腺素对结肠黏膜行使着一种细胞保护作用。

（5）近期的几项研究又指出了 SASP 和 5-ASA 的另一作用——反应性氧气清除剂作用可对 IBD 的疗效有重要的影响。

3. 临床应用

（1）初始治疗：轻症病例第 1 周内 SASP 按 4 g/d 的剂量服用，第 2、3 周按 2 g/d 剂量服用，3 周后 80% 的患者症状改善，25% 的患者完全缓解（依临床和乙状结肠镜的标准）。重症病例多联用其他药物，原则上并不单用 SASP 治疗。

（2）维持治疗：1965 年，有学者对 34 例 UC 患者进行了前瞻、随机、对照性观察，追踪 12 个月后发现，每天服 SASP 2 g 维持治疗者的复发率是 28%，而对照组复发率竟达 72%。其他几项研究表明，约 86% 的处于临床静止期的患者每天服用 2 g SASP 后仍然没有症状，而不足 20% 的对照组患者则复发。这些研究充分证明了维持治疗的必要性。在一项 172 例的随机试验中，复发率与维持量的大小有关，每天服 1 g、2 g、4 g SASP 患者的复发率分别是 33%、14% 和 9%（随诊时间 12 个月）。无论是在初始治疗阶段，还是维持治疗阶段，剂量越大疗效越高，但不良反应也越多。权衡起来，2 g/d SASP 当属耐受性最佳的维持剂量，也是复发率较低的维持剂量。如遇严重复发，此剂量可酌增至 3 ～ 4 g/d。

维持治疗所需的时间还存有争议。多数学者认为，在主要症状缓解后，持续 1 年以上的维持治疗是适宜的。

（3）药物间的相互作用：因为 SASP 的代谢取决于正常肠道菌群，如同时服用抗生素就会延缓此药的代谢。对人类的观察表明，由壅塞症、盲袢综合征或憩室病所致的菌群失衡可导致药物更快地代谢和吸收。

如将硫酸亚铁与 SASP 同时服用，可导致血中 SASP 含量的下降。这是由于 SASP 与铁离子螯合，从而干扰了铁的吸收。

此外，SASP 还可加强抗凝剂、口服降糖药和保泰松类药物的作用。SASP 而非 SP 或 5-ASA 还可竞争性地抑制叶酸轭合酶来抑制叶酸的吸收。消胆胺与 SASP 联用会妨碍后者在肠道的吸收。同时服用 SASP 及地高辛，可使后者的生物利用度减少 25%。

（4）SASP 的主要毒副反应及其处置：文献报道，在治疗 IBD 的过程中，SASP 不良反应的发生率为 20% ～ 45%。

（二）肾上腺皮质激素

肾上腺皮质激素（简称"激素"）是治疗急性期 UC、重型 UC 或暴发型 UC 的首选药物，而泼尼松则是最常应用的激素类型。其作用机制是激素有助于控制炎症、抑制自身免疫过程、减轻中毒症状。具体剂量、用药途径和疗程依病变部位、范围及严重程度而定。

1. 直肠炎

如炎症只局限于直肠且硬式乙状结肠镜可以界定其上限时，可局部应用激素治疗，也常与口服 SASP 联用。栓剂或泡腾剂最为理想。但有的病例无效，其中有些严重病例需行静脉点滴激素或做外科手术。

2. 轻型发作

轻型发作是指患者每天腹泻少于 4 次，伴有或不伴有血便，无全身症状而炎症范围超出直肠以外的病例。此类病例同时口服激素及激素保留灌肠。疗程需 3 ～ 4 周，如病情缓解，再用 3 ～ 4 周后可将泼尼松减量。如在疗程中或减量期中病情恶化，应按中度发作处理，甚至住院静脉输液治疗。

3. 中型发作

中型发作的表现介于轻型、重型发作之间。患者每天腹泻超过 4 次但一般状况好，无全身症状。这类患者也需在口服泼尼松（40 mg/d）的同时给予激素灌肠治疗。第二周口服激素剂量减，30 mg/d、第三周减至 20 mg/d 维持 1 个月。此疗法可令大多数患者的病情得到缓解。如患者未获缓解，则应住院并按重型发作治疗。

4. 重型发作

重型发作的表现为伴有全身症状的严重发作（伴发热、心动过速、贫血、低蛋白血症或血沉增快等）。重型患者均需住院治疗，可在输液的同时加用激素（氢化可的松 400 mg 或甲泼尼龙 64 mg/d），并加用局部灌肠治疗（氢化可的松 100 mg 加于 100 mL 生理盐水中保留灌肠，每日 2 次）。静脉输液期间除饮水外，禁食其他食物，但营养不良者需给予静脉高营养。

尽管静脉滴注氢化可的松对严重发作是有效的，但仍有 1/4 的患者需做紧急结肠切除术。罗森博格（Rosenberg）等用冲击剂量的甲泼尼龙连续治疗了 20 例重型发作的患者，每人每天接受甲泼尼龙 1000 mg，第 4 天起按重型发作的维持剂量给药，结果这些病例的结肠切除率仍为 40%。

与安慰剂相比，无论是泼尼松（50 mg/d×1 年）还是泼尼松龙（15 mg/d×6 个月），均未显示其维持缓解的作用，因此肾上腺皮质激素无须用作维持治疗的药物。

（三）免疫抑制剂

由于多数 UC 病例可用 SASP 和（或）肾上腺皮质激素治愈，外科手术对 UC 的疗效也很好，所以临床医生并不经常使用免疫抑制剂来治疗 UC。但若遇到下列情况，则可考虑使用免疫抑制剂。

（1）疾病转为慢性且经激素和 SASP 治疗无效者。

（2）出现激素的毒副反应，如高血压、骨质疏松、糖尿病和精神病时。

（3）激素剂量＞ 15 mg/d，用药超过 6 个月而仍未获缓解者。

（4）直肠乙状结肠炎患者对常规口服和局部治疗（SASP、5-ASA 或激素）无效者。

免疫抑制剂如 6-MP、硫唑嘌呤、氨甲蝶呤可使 70% 的 UC 获得缓解。一旦达到缓解，这类药物需维持治疗 2 ～ 3 年。

（四）其他药物

鉴于复发性 UC 患者常有主细胞数量的增加，有人提出主细胞稳定剂 —— 色甘酸二钠可有治疗作用，但还未被公认。

七、溃疡性结肠炎的外科治疗

切除病变的结肠或直肠可治愈大多数的 UC，为此患者需经受一定的手术风险。十余年前几乎没有术式选择的余地，多主张行"短路"手术，认为这种手术操作简单，对患者打击小，效果同样可靠。但经长期随诊观察发现，这类"短路"手术不仅会引起"盲袢综合征"，而且多数患者在术后复发。今天，已有多种术式开展成功，临床上可根据病变性质、范围、病情及患者全身情况加以选择。

（一）手术指征

（1）肠穿孔或濒临穿孔。

（2）大量或反复严重出血。

（3）肠狭窄并发肠梗阻。

（4）癌变或多发性息肉。

（5）急性结肠扩张内科治疗 3 ～ 5 天无效。

（6）结肠周围脓肿或瘘管形成。

（7）活检显示有增生不良。

（8）长期内科治疗无效，影响儿童发育。

（二）术前准备

1. 全面的斟酌

在过去的数十年中，外科治疗 UC 的方式比较恒定，患者多需接受并非情愿的回肠造口术。至今，直肠结肠切除术与末端回肠造口术仍是 UC 外科治疗中最常应用的方法。

医生在与患者谈论手术问题时，首先要取得患者的信任。向患者详细介绍回肠造口术的相关资料，以求最大限度地增强患者对这一造口术的心理承受能力。一般来讲，术前病情越紧急、病体越虚弱者，其心理承受力越强。如有可能，可以向患者提供图解资料并安排患者与性别相同、年龄相近、康复较好的回肠造口病友会面。

尽管做了这些努力，仍有些患者不愿或拒绝外科手术。此时有以下两种选择。

（1）节制性回肠造口术。

（2）盆腔内贮藏的回肠 - 肛门吻合术。

明智的做法是在外科会诊前将这两种选择余地告知患者。患者可能对手术提些问题，如他本人将做的外科手术效果如何，工作及生活是否受限，以及可能出现哪些并发症，等等。医生所做的答复可能因人而异，维克托（Victor）的意见是应当告诉患者，术后伤口愈合不良、阳痿及某些回肠造口术的并发症可能出现。

2. 全身的准备

有贫血时可输全血或红细胞来纠正。电解质紊乱也需纠正。结肠炎急性发作时可发生严重的低钾血症。低清蛋白血症则反映了慢性营养不良状态或继发于急性暴发型结肠炎所致的大量蛋白的渗出。术前输注清蛋白可恢复正常水平，也可考虑给予全肠外营养

（TPN）。TPN 适用于严重营养不良者，有可能帮助患者度过急性发作的险关并于术前改善患者的一般情况，凝血障碍可用维生素 K 纠正。

如果患者已用皮质类固醇半年以上，术前或术后仍需使用。

抗生素可注射和口服同时应用。术前日，于下午 1 点、2 点和晚上 10 点钟各服红霉素及新霉素 1 g。对需氧或厌氧的革兰氏阴性杆菌敏感的抗生素，应于术前即刻静脉滴注并维持到 24 h 之后，如发生手术污染，抗生素应延长到 5 天以上。实践证实，联用妥布霉素与氯霉素、林可霉素或甲硝哒唑特别有效。

判断结肠炎的活动性可用导泻法。在某些病例中，小剂量（100 mL）枸橼酸镁或 10% 甘露醇常能较好耐受。

术前安排 2 ～ 3 天的要素饮食或半要素饮食也有一定的价值。

3. 造口处的标记

对将做回肠造口术者，应于术前做好腹壁造口处的标志。定位是否得当关系到患者能否长期恢复工作，因此可视为决定手术是否成功的关键。弗兰克（Frank）主张切口位置选定于左正中线旁为宜，此切口便于放置结肠造口袋。如切口过低或太靠外侧，会给回肠造口的照顾和功能带来严重问题，造口处应位于腹部脂肪皱襞的顶峰，并避开疤痕和皮肤的皱褶。

（三）手术方法

对于手术方法的选择，应根据患者的年龄、病程、病变范围及患者意愿予以综合考虑。具体可供选择的术式如下。

1. 回肠造口术不做结肠切除或结肠 - 直肠切除术的单纯回肠造口术

目前已很少施行，因病变结肠仍在，大出血、穿孔、癌变和内瘘等并发症仍可发生。但在下列特殊情况下仍可采用。

（1）患者营养不良而不可能实施全身或胃肠道高营养者，通过单纯回肠造口术可使结肠得到休整，为二期手术做准备。

（2）作为中毒性巨结肠治疗程序中的一个步骤。

（3）结肠炎性质未定，有逆转可能性者。但所有这些理由都存有争议。

2. 全直肠 - 结肠切除术及回肠造口术

这是目前治疗 UC 患者的标准术式之一。术后可消除所有的结肠症状、复发的威胁和癌变的危险并恢复健康，手术可选择最佳时机进行。霍利（Hawley）和里奇（Ritchie）曾明确指出，1974—1979 年，他们所在的医院中没发生过一例术后死亡的事故。维克托（Victor）报道 108 例患者术后也无一例死亡。然而，紧急手术却有较高的病死率，尤其是在那些极少见过这种严重病例的医院，病死率为 7% ～ 15%。当患者情况允许时，可先行一期手术。对急腹症患者、极度虚弱患者或已做了次全结肠切除及回肠造口术的患者，可于数月后再做二期的直肠切除术。某些有经验的外科医师认为：即使在急症情况下，也能安全完成全直肠 - 结肠切除术；保留直肠所致的不良影响更甚于疾病自身（存在着癌变的危险）。

虽尚无外科手术方法能有效地逆转肝胆或脊柱关节的并发症，但大多数病例经直肠 - 结肠切除术后，UC 的肠外表现可以缓解。

全结肠切除术后回肠造口术的要点是切除病变肠管，远端闭合，取回肠末端于腹壁造瘘，形成永久性人工肛门。造口肠段的长度也很关键，应拉出皮肤表面 13.2 cm 长，这样当肠段顶端本身反折时，在皮肤表面还留有 6.6 cm。这样反折可防止浆膜发炎，并保证回肠"乳头"有较多的组织突出腹壁，从而使回肠内容物排入回肠造口袋时不致污染皮肤。回肠造口袋用来收集肠内容物。

此简易装置不仅可防止术后皮肤发炎，还便于患者适应新的生活。

3. 内囊袋手术

切除病变结肠，游离出一段带系膜的末端回肠，长约 45 cm，将近侧 30 cm 长肠管折叠，并在系膜对侧行浆肌层侧侧缝合。距缝合线 0.5 cm 纵向切开肠壁，然后行全层缝合，使其成一单腔肠袋，再将远端 15 cm 长肠管向近端套叠，形成一人工活瓣，长度约 5 cm，于其周围缝合固定瓣口，将内囊袋固定于壁层腹膜上，其末端行腹壁造瘘。

这种式式的并发症主要与活瓣的机械结构有关。套叠而成的活瓣沿着肠系膜方向有滑动或脱出的倾向。由此可造成插管困难、失禁和梗阻。戈德曼（Goldman）等报道其平均发生率为 16.5%。自囊袋至腹壁皮肤的瘘管形成并不常见。罕见并发症有活瓣缺血性坏死、插管所致的囊袋穿孔等。非特异性回肠炎或"囊袋炎"可见于 10% 的病例。其病因未明，可能与回肠停滞和厌氧菌过多增生有关，经常做囊袋引流或口服抗生素可于 4 ～ 7 天消除炎症。手术病死率不足 2%。

并非所有内科治疗无效的 UC 均可接受这一手术。凡有精神病倾向者均不宜行此手术。次全结肠切除术伴回 - 肛肠内囊袋吻合术者也不宜做此手术，因为内囊袋周围的粘连会给继后的直肠切除术造成很大的困难。

据报道，200 例患者术后排便完全节制、轻微失禁和严重失禁率分别为 94%、5.5% 和 0.5%。

4. 直肠黏膜剥脱、回 - 肛肠吻合术切除全部结肠及上 2/3 直肠

保留 5 ～ 8 cm 的直肠。在直肠黏膜与肌层之间，从上向下或自齿线向上将黏膜剥去，留下肌性管道，将游离的回肠（注意保留良好血运）在没有张力的情况下，自扩张的肛门拉出，与直肠肛管交界处的直肠黏膜残缘进行吻合。吻合旁放置引流管自会阴部戳创引出，然后进行腹壁回肠造瘘。术后 2 ～ 4 天拔去会阴部引流，术后 10 天行肛门扩张，并开始做肛门括约肌练习，每周 1 次，3 ～ 6 月后，回 - 肛肠吻合完全愈合，再关闭腹壁回肠造瘘口。

之所以将直肠黏膜剥脱，意在消除暴发型炎症和癌变的危险，这两种情况均可发生于回 - 肛肠吻合术后。而且，与保存肛管手术相比，此术式可相应减轻某些持续存在的未

完全消除的肠外表现。

泰兰德（Telander）等报道了24例均行过暂时性回肠切开术者，效果极好者11例、良好者7例、尚可者3例、失败者3例。佩克（Peck）报道术后效果优良者占56例中的87%，其中36例系UC患者。但贝亚尔（Beart）则积极赞同做一附加内囊袋手术。

5. 直肠黏膜剥脱、回-肛肠内囊袋式吻合术

帕克斯（Parks）等认为如将回肠、直肠缝合成内囊袋形，会有比回-结肠切除兼回-肛吻合术更理想的功能改善。具体方法是全结肠切除、直肠黏膜剥脱后，游离回肠，将其末端折叠成S形，再将系膜对侧的折叠肠襻剪开，行侧侧吻合，形成S形内囊袋，长约6 cm，容量大约100 mL，游离端与肛管吻合。术后4～6周囊袋扩张，平均容积约245 mL。

第四节　克罗恩病

克罗恩病（CD）是一种贯穿肠壁各层的慢性增生性、炎症性疾病，可累及从口腔至肛门的各段消化道，呈节段性或跳跃式分布，但好发于末端回肠、结肠及肛周。临床以腹痛、腹泻、腹部包块、瘘管形成和肠梗阻为主要特征，常伴有发热、营养障碍，以及关节、皮肤、眼、口腔黏膜、肝脏等的肠外表现。

本病病程迁延，有终身复发倾向，不易治愈。任何年龄均可发病，20～30岁和60～70岁是两个高峰发病年龄段。无性别差异。

本病在欧美国家多见。近10多年来，日韩及南美地区发现本病发病率在逐渐升高。我国虽无以人群为基础的流行病学资料，但病例报道却在不断增加。

一、病因及发病机制

本病病因尚未明了，发病机制也不甚清楚，推测是肠道细菌和环境因素作用于遗传易感人群，导致肠黏膜免疫反应过高。

（一）遗传因素

传统流行病学研究显示如下。

（1）不同种族CD的发病率有很大的差异。

（2）CD有家族聚集现象，但不符合简单的孟德尔遗传方式。

（3）单卵双生子中CD的同患率高于双卵双生子。

（4）CD患者亲属的发病率高于普通人群，而患者配偶的发病率几乎为零。

（5）CD与特纳综合征、海普综合征及糖原贮积症Ⅰb型等罕见的遗传综合征有密切的联系。

上述资料提示该病的发生可能与遗传因素有关。进一步的全基因组扫描结果显示易感区域分布在第 1、3、4、5、6、7、10、12、14、16、19 及 X 号染色体上，其中 16、12、6、14、5、19 及 1 号染色体被分别命名为 IBD1-7，候选基因包括 CARD15、D1G5、SLC22A4 和 SLC22A5、IL-23R 等。

目前，多数学者认为 CD 符合多基因病遗传规律，是许多对等位基因共同作用的结果。具有遗传易感性的个体在一定环境因素作用下发病。

（二）环境因素

在过去的半个世纪里，CD 在世界范围内迅速增长，不仅发病率和流行情况发生了变化，患者群也逐渐呈现低龄化趋势，提示环境因素对 CD 易患性的影响越来越大。研究显示，环境因素与 CD 密切相关，有的是诱发因素，有的则起保护作用，如吸烟、药物、饮食、地理和社会状况、应激、微生物、肠道通透性和阑尾切除术。目前，只有吸烟被肯定与 CD 病情的加重和复发有关。

（三）微生物因素

肠道菌群与人体健康息息相关，大量微生物和局部免疫系统间的平衡导致黏膜中存在大量的炎症细胞，形成"生理性炎症"现象，有助于机体免受到达肠腔的有害因素的损伤。这种免疫平衡有赖于生命早期免疫耐受的建立，遗传易感性等因素可致黏膜中树突状细胞、Toll 样受体（TLR）、T 效应细胞等的改变而参与疾病的发生与发展。小肠腺隐窝帕内特细胞和其分泌产物（主要为防御素）对维持肠道的内环境的稳定起着重要作用。有研究指出，CD 是一种防御素缺乏综合征。

多项临床研究也支持肠道菌群在 CD 的发病机制中的关键环节，如一项研究显示小肠病变的 CD 患者切除病变肠段后行近端粪便转流可预防复发，而将肠腔内容物再次灌入远端肠腔可诱发炎症。

（四）免疫因素

肠道免疫系统是 CD 发病机制中的效应因素，介导对病原微生物反应的形式和结果。CD 患者的黏膜 T 细胞对肠道来源和非肠道来源的细菌抗原的反应增强，前炎症细胞因子和趋化因子的产生增多，如 IFN-7、IL-12、IL-18 等，而最重要的是免疫调节性细胞因子的变化。CD 是典型的 Th1 反应，黏膜 T 细胞的增生和扩张程度远超过溃疡性结肠炎，而且对凋亡的抵抗力更强。

最近有证据表明，CD 不仅与上述继发免疫反应有关，也可能存在天然免疫的严重缺陷，如携带 NOD2 变异的 CD 患者，其单核细胞对胞壁酰二肽（MDP）和 TNF-α 的刺激所产生的 IL-18 和 IL-8 显著减少。这些新发现表明 CD 患者由于系统性的缺陷导致了天然免疫反应的减弱，提示他们可能同时存在天然免疫缺陷和继发性免疫缺陷，但两者是否相互影响或如何影响仍不清楚。

二、诊断步骤

（一）起病情况

大多数患者起病隐袭。疾病早期症状多为不典型的消化道症状或发热、体重下降等全身症状，从发病至确诊往往需数月至数年的时间。少数患者急性起病，可表现为急腹症，酷似急性阑尾炎或急性肠梗阻。

（二）主要临床表现

克罗恩病以透壁性黏膜炎症为特点，常导致肠壁纤维化和肠梗阻，穿透浆膜层的窦道造成微小的穿孔和瘘管。

克罗恩病可累及从口至肛周的消化道的任一部位。近80%的患者小肠受累，通常是回肠远端，且1/3的患者仅表现为回肠炎，近50%的患者为回结肠炎，近20%的患者仅累及结肠。尽管这一表型的临床表现与溃疡性结肠炎相似，但大约一半的患者无直肠受累；部分患者累及口腔或胃十二指肠；个别患者可累及食管和近端小肠。

克罗恩病因其透壁性炎症及病变累及范围广泛的特点，临床表现较溃疡性结肠炎更加多样化。克罗恩病的临床特征包括疲乏、腹痛、慢性腹泻、体重下降、发热、伴或不伴血便。约10%的患者可无腹泻症状。儿童克罗恩病患者常有生长发育障碍，而且可能先于其他各种症状出现。部分患者可伴有瘘管和腹块，症状取决于病变的部位和严重程度。

许多患者在诊断前多年即表现出各种各样的症状。研究显示，患者在诊断为克罗恩病前平均7.7年即已出现类似于肠易激综合征的各种非特异性消化道症状，而病变局限于结肠者从出现症状到获得诊断的时间最长，为4.9～11.4年。

1. 回肠炎和结肠炎

腹泻、腹痛、体重下降、发热是大多数回肠炎、回结肠炎和结肠型克罗恩病患者的典型的临床表现。腹泻可由多种原因引致，包括分泌过多、病变黏膜的吸收功能受损、回肠末端炎症或切除所致胆盐吸收障碍、回肠广泛病变或切除所致脂肪泻。小肠狭窄部位的细菌生长过度、小肠结肠瘘、广泛的空肠病变也可导致脂肪泻。回肠炎患者常伴有小肠梗阻和右下腹包块；局限于左半结肠的克罗恩病患者可出现大量血便，症状类似溃疡性结肠炎。

2. 腹痛

无论病变的部位何在，痉挛性腹痛都是克罗恩病的常见症状。黏膜透壁性炎症所致纤维性缩窄导致小肠或结肠梗阻，病变局限于回肠远端的患者，在肠腔狭窄并出现便秘、腹痛等早期梗阻征象前可无任何临床症状。

3. 血便

尽管克罗恩病患者常有大便隐血阳性，但大量血便者少见。

4. 穿孔和瘘管

透壁的炎症形成穿透浆膜层的窦道，致肠壁穿孔，常表现为急性局限性腹膜炎，患者急起发热、腹痛、腹部压痛及腹块。肠壁的穿透也可表现为无痛性的瘘管形成。瘘管的临床表现取决于病变肠管所在位置和所累及的邻近组织或器官。胃肠瘘常无症状或腹部包块；肠膀胱瘘将导致反复的、复杂的泌尿道感染，伴有气尿；通向后腹膜腔的瘘管可导致腰大肌脓肿和（或）输尿管梗阻、肾盂积水；结肠阴道瘘表现为阴道排气和排便；另外，还可出现肠皮肤瘘管。

5. 肛周疾病

约 1/3 的克罗恩病出现肛周病变，包括肛周疼痛、皮赘、肛裂、肛周脓肿及肛门直肠瘘。

6. 其他部位的肠道炎症

临床表现随病变部位而异。例如：口腔的阿弗他溃疡或其他损伤致口腔和牙龈疼痛；极少数患者因食管受累而出现吞咽痛和吞咽困难；约 5% 的患者胃、十二指肠受累，表现为溃疡样病损、上腹痛和幽门梗阻等症状；少数近端小肠病变的患者可出现类似口炎样腹泻的症状并伴有脂肪吸收障碍。

7. 全身症状

疲乏、体重下降和发热是主要的全身症状。体重下降往往是因为患者害怕进食后的梗阻性疼痛而减少摄入，也与吸收不良有关。克罗恩病患者常出现原因不明的发热，发热可能是炎症本身所致，也可能是穿孔后并发肠腔周围的感染。

8. 并发症

克罗恩病的并发症包括局部并发症、肠外并发症及吸收不良综合征。

（1）局部并发症：与炎症活动性相关的并发症包括肠梗阻、大出血、急性穿孔、瘘管和脓肿的形成、中毒性巨结肠。CT 是检出和定位脓肿的主要手段，并可在 CT 的引导下对脓肿进行穿刺引流及抗生素的治疗。

（2）肠外并发症：眼葡萄膜炎和巩膜外层炎；皮肤结节性红斑和坏疽性脓皮病；大关节炎和强直性脊柱炎；硬化性胆管炎；继发性淀粉样变，可导致肾衰竭；静脉和动脉血栓形成。

（3）吸收不良综合征：胆酸通过肠肝循环在远端回肠吸收，回肠严重病变或已切除将导致胆酸吸收障碍。胆酸吸收不良影响结肠对脂肪及水、电解质的吸收而产生脂肪泻或水样泻；小肠广泛切除后所致短肠综合征也可引起腹泻。胆酸吸收不良致胆酸和胆固醇比例失调，胆汁更易形成胆石。脂肪泻可致严重的营养不良、凝血功能障碍、低血钙及抽搐、骨软化症、骨质疏松。

克罗恩病患者易发生骨折，且与疾病的严重度相关。骨质的丢失主要与激素的使用及体能活动减少、雌激素不足等所致的维生素和钙的吸收不良有关，脂肪泻和腹泻可促进草酸钙和尿酸盐结石的形成。维生素 B_{12} 在远端回肠吸收，严重的回肠病变或回肠广泛切除可导致维生素 B_{12} 吸收不良而产生恶性贫血。因此，应定期监测回肠型克罗恩病及回肠切除术后患者的血清维生素水平，根据维生素 B_{12} 吸收试验的结果决定患者是否需要终身给予维生素 B_{12} 的替代治疗。

（4）恶性肿瘤：与溃疡性结肠炎相似，病程较长的结肠型克罗恩病患者罹患结肠癌的风险增加。克罗恩病患者患小肠癌的概率也高于普通人群。有报道称，克罗恩病患者患肛门鳞状细胞癌、十二指肠肿瘤和淋巴瘤的比率增加，但是 IBD 患者给予硫唑嘌呤或6-MP 治疗后罹患淋巴瘤的风险是否增加则尚无定论。

（三）体格检查

体格检查可能正常或呈现一些非特异性的症状，如面色苍白、体重下降；或提示克罗恩病的特征性改变，如肛周皮赘、窦道、腹部压痛性包块。

（四）辅助检查

1. 常规检查

全血细胞计数常提示贫血，活动期白细胞计数增高。血清蛋白常降低，粪便隐血试验常呈阳性。有吸收不良综合征者，粪脂含量增加。

2. 抗体检测

炎症性肠病患者的血清中可出现多种自身抗体，其中一些可用于克罗恩病的诊断和鉴别诊断。Anti-OMPC 抗体阳性提示可能为穿孔型克罗恩病。抗中性粒细胞胞质抗体（P-ANCA）和抗酿酒酵母抗体（ASCA）的联合检测用于炎症性肠病的诊断、克罗恩病和溃疡性结肠炎的鉴别诊断。

3. C 反应蛋白（CRP）

克罗恩病患者的 CRP 水平通常升高，且高于溃疡性结肠炎的患者。CRP 的水平与克罗恩病的活动性有关，也可作为评价炎症程度的指标。

CRP 的血清学水平有助于评价患者的复发风险，高水平的 CRP 提示疾病活动或合并细菌感染，可用于指导治疗和随访。

4. 红细胞沉降率（ESR）

ESR 通过血浆蛋白浓度和血细胞压积来反映克罗恩病肠道炎症，精确度较低。ESR虽然可随疾病活动而升高，但缺乏特异性，不足以与 UC 和肠道感染相鉴别。

5. 回肠、结肠镜检查

对于疑诊克罗恩病的患者，应进行回肠、结肠镜检查和活检，观察回肠末端和每个结肠段，寻找镜下证据，这是建立诊断的第一步。克罗恩病镜下最具特异性的表现是节段性改变、肛周病变和卵石征。

6. 肠黏膜活检

肠黏膜活检通常是为进一步证实诊断而不是建立诊断。显微镜下特征为局灶的（不连续的）、慢性的（淋巴细胞和浆细胞）炎症和斑片状的慢性炎症，局灶隐窝不规则（不连续的隐窝变形）和肉芽肿（与隐窝损伤无关）。回肠部位病变的病理特点除上述各项外，还包括绒毛结构不规则。如果回肠炎和结肠炎是连续性的，诊断应慎重。"重度"定义为溃疡深达肌层，或出现黏膜分离，或溃疡局限于黏膜下层，但溃疡面超过 1/3 结肠肠段（右半结肠，横结肠，左半结肠）。

近 30% 的克罗恩病患者可见特征性肉芽肿样改变，但肉芽肿样改变还可见于耶尔森菌属感染性肠炎、贝赫切特综合征、结核及淋巴瘤，因此这一表现既不是诊断所必需的，也不能用于证实诊断是否成立。

7. 胃肠道钡餐

胃肠道钡餐有助于全面了解病变在胃、肠道节段性分布的情况及狭窄的部位和长度。气钡双重造影虽然不能发现早期微小的病变，但可显示阿弗他溃疡，了解病变的分布及范围，了解肠腔狭窄的程度，发现小的瘘管和穿孔。

典型的小肠克罗恩病的 X 线改变包括结节样改变、溃疡、肠腔狭窄（肠腔严重狭窄或痉挛时可呈现"线样征"）、鹅卵石样改变、脓肿、瘘管、肠袢分离（透壁的炎症和肠壁增厚所致）。胃窦腔的狭窄及十二指肠节段性狭窄提示胃十二指肠克罗恩病。

8. 胃十二指肠镜

常规的胃十二指肠镜检查仅在上消化道症状的患者中推荐使用，累及上消化道的克罗恩病几乎总是伴有小肠和大肠的病变。当患者被诊断为"未定型大肠炎"时，胃黏膜活检也有助于诊断，局部活动性胃炎可能是克罗恩病的特点。

9. 胶囊内镜

胶囊内镜为小肠的可视性检查提供了另一种手段，可用于有临床症状、疑诊小肠克罗恩病、排除肠道狭窄、回肠末端内镜检查正常或不可行，以及胃肠道钡餐或 CT 未发现病变的患者。

禁忌证包括胃肠道梗阻、狭窄或瘘管形成、有起搏器或其他植入性电子设备及吞咽困难者。

10. 其他

当怀疑有肠壁外并发症时，包括瘘管或脓肿，可选用腹部超声、CT 和（或）MRI 进行检查。腹部超声是诊断肠壁外并发症的最简单易行的方法，但对于复杂的克罗恩病患者，CT 和 MRI 的精确度更高，特别是对瘘管、脓肿和蜂窝织炎的诊断。

三、诊断对策

（一）诊断要点

克罗恩病的诊断主要根据临床、内镜、组织学、影像学和（或）生化检查的综合分析来确立诊断患者具备上述的临床表现，特别是有阳性家族史时应注意是否患克罗恩病。

详细的病史应该包括关于症状始发时各项细节问题，包括近期的旅行、食物不耐受、与肠道疾病患者接触史、用药史（包括抗生素和非甾体抗炎药）、吸烟史、家族史及阑尾切除史；详细询问夜间症状、肠外表现（包括口、皮肤、眼睛、关节、肛周脓肿或肛裂）。

体格检查时应注意各项反映急性和（或）慢性炎症反应、贫血、体液丢失、营养不良的体征，包括一般情况、脉搏、血压、体温、腹部压痛或腹胀、可触及的包块、会阴部和口腔的检查及直肠指检。还要测量体重，计算体重指数。

针对感染性腹泻的微生物学检查应包括艰难梭状芽孢杆菌。对于有外出旅行史的患者，可能要进行其他的粪便检查；而对于病史符合克罗恩病的患者，则不必再进行额外的临床和实验室检查。

完整的诊断应包括临床类型、病变分布范围及疾病行为、疾病严重程度、活动性及并发症。

（二）鉴别诊断要点

克罗恩病因其病变部位多变及疾病的慢性过程，需与多种疾病进行鉴别。许多患者病程早期症状轻微且无特异性，常被误诊为乳糖不耐受或肠易激综合征。

1. 结肠型克罗恩病需与溃疡性结肠炎相鉴别

克罗恩病通常累及小肠而直肠赦免，无大量血便，常见肛周病变、肉芽肿或瘘管形成。10%～15%的炎症性肠病患者仅累及结肠。如果无法诊断是溃疡性结肠炎还是克罗恩病，可诊断为未定型结肠炎。

2. 急性起病的新发病例

应排除志贺氏菌、沙门氏菌、弯曲杆菌、大肠埃希菌及阿米巴原虫等感染性腹泻。近期有使用抗生素的患者应注意排除艰难梭状芽孢杆菌感染，而使用免疫抑制剂的患者则应排除巨细胞病毒感染。应留取患者新鲜大便标本进行致病菌的检查，使用免疫抑制剂的患者需进行内镜下黏膜活检。

3. 其他

因克罗恩病有节段性病变的特点，阑尾炎、憩室炎、缺血性肠炎、合并有穿孔或梗阻的结肠癌均可出现与克罗恩病相似的症状。耶尔森菌属感染引起的急性回肠炎与克罗恩病急性回肠炎常常难以鉴别。

肠结核与回结肠型克罗恩病症状相似，常造成诊断上的困难，但以下特征有助于鉴别。

（1）肠结核多继发于开放性肺结核。

（2）病变主要累及回盲部，有时累及邻近结肠，但病变分布为非节段性。

（3）瘘管少见。

（4）肛周及直肠病变少见。

（5）结核菌素试验阳性等。

对于鉴别困难者，建议先行抗结核治疗并随访观察疗效。

淋巴瘤、慢性缺血性肠炎、子宫内膜异位症、类癌均可表现为与小肠克罗恩病难以分辨的症状及X线特征，肠淋巴瘤通常进展较快，必要时手术探查可获病理确诊。

（三）临床类型

蒙特利尔分型较为完整地描述了克罗恩病的年龄分布、病变部位及疾病行为。

（四）CD 疾病临床活动性评估

1. 缓解期

无临床症状及炎症后遗症的 CD 患者，也包括内科治疗和外科治疗反应良好的患者；激素维持治疗下持续缓解的患者为激素依赖型缓解。

2. 轻度至中度

无脱水、全身中毒症状，无中度及中度以上腹痛或压痛，无腹部痛性包块，无肠梗阻，体重下降不超过 10%；对经口营养耐受良好，长期门诊随访的患者。

3. 中度至重度

对诱导轻度至中度疾病缓解的标准治疗（5- 氨基水杨酸、布地奈德泼尼松）无反应，或至少满足下列一项者：中度及中度以上腹痛或压痛、间歇性轻度呕吐（不伴有肠梗阻）、脱水 / 瘘管形成、体温高于 37.5℃、体重下降超过 10% 或血红蛋白低于 100 g/L（10 g/dL）。

4. 重度至暴发

对标准剂量激素治疗呈现激素抵抗，症状持续无缓解者，或至少满足下列一项者：腹部体征阳性、持续性呕吐、脓肿形成、高热、恶病质，或肠梗阻。

四、治疗对策

（一）治疗原则

克罗恩病治疗方案的选择取决于疾病的严重程度、部位和并发症。尽管有总体治疗方针可循，但必须建立以患者对治疗的反应和耐受情况为基础的个体化治疗。治疗目标是诱导活动性病变缓解和维持缓解。外科手术在克罗恩病治疗中起着重要的作用，经常为药物治疗失败的患者带来持久和显著的效益。

（二）药物选择

1. 糖皮质激素

迄今为止，糖皮质激素仍是控制病情活动最有效的药物，适用于活动期的治疗，使用时主张初始剂量要足、疗程偏长、减量过程个体化。常规初始剂量为泼尼松 40 ～ 60 mg/d，病情缓解后一般以每周 5 mg 的速度将剂量减少至停用。临床研究显示长期使用激素不能减少复发，且不良反应大，因此不主张应用皮质激素作长期维持治疗。

回肠控释剂布地奈德口服后主要在肠道起局部作用，吸收后经肝脏首关效应迅速灭活，故全身不良反应较少。布地奈德剂量为每次 3 mg，每日 3 次，视病情严重程度及治疗反应逐渐减量。一般在治疗 8 周后考虑开始减量，全疗程一般不短于 3 个月。

建议布地奈德适用于轻中度回结肠型罗恩病，糖皮质激素适用于中重度克罗恩病或对相应治疗无效的轻中度患者。对于病情严重者可给予氧化可的松或地塞米松静脉给药，病变局限于左半结肠者可给予糖皮质激素保留灌肠。

2. 氨基水杨酸制剂

氨基水杨酸制剂对控制轻中型活动性克罗恩病患者的病情有一定的疗效。柳氮磺吡啶适用于病变局限于结肠者；美沙拉秦对病变位于回肠和结肠者均有效，可作为缓解期的维持治疗。

3. 免疫抑制剂

硫唑嘌呤或巯嘌呤适用于对糖皮质激素治疗效果不佳或对糖皮质激素依赖的慢性活动性病例，加用该类药物后有助于逐渐减少激素的用量乃至停用，并可用于缓解期的维持治疗。剂量为硫唑嘌呤 2 mg/（kg·d）或巯嘌呤 1.5 mg/（kg·d），显效时间需 3 ～ 6 个月，一般维持用药 1 ～ 4 年。严重的不良反应主要是白细胞减少等骨髓抑制的表现，发生率约为 4%。

硫唑嘌呤或巯嘌呤无效时可选用氨甲蝶呤诱导克罗恩病缓解。有研究显示，氨甲蝶呤每周 25 mg 肌内注射治疗可降低复发率及减少激素用量。氨甲蝶呤的不良反应有恶心、肝酶异常、机会感染、骨髓抑制及间质性肺炎。长期使用氨甲蝶呤可引起肝损害，肥胖、糖尿病、饮酒是肝损害的危险因素，使用氨甲蝶呤期间必须戒酒。

研究显示，静脉使用环孢素治疗克罗恩病疗效不肯定，口服环孢素无效。少数研究显示，静脉使用环孢素对促进瘘管闭合有一定的作用。他克莫司和麦考酚吗乙酯在克罗恩病治疗中的疗效尚待进一步研究。

4. 生物制剂

英夫利西是一种抗肿瘤坏死因子 -α（TNF-α）的单克隆抗体，其用于治疗克罗恩病的适应证如下。

（1）中、重度活动性克罗恩病患者经充分的传统治疗，即糖皮质激素及免疫抑制剂（硫唑嘌呤、6- 巯嘌呤或氨甲蝶呤）治疗无效或不能耐受者。

（2）克罗恩病合并肛瘘、皮瘘、直肠阴道瘘，经传统治疗（抗生素、免疫抑制剂及外科引流）无效者。

推荐以 5 mg/kg 剂量（静脉给药，滴注时间不短于 2 h）在第 0、2、6 周作为诱导缓解，随后每隔 8 周给予相同剂量以维持缓解。原来对治疗有反应，随后又失去治疗反应者，可将剂量增加至 10 mg/kg。

对初始的 3 个剂量治疗到第 14 周仍无效者不再给予英夫利西治疗。治疗期间原来同时应用糖皮质激素者可在取得临床缓解后将激素减量至停用。已知对英夫利西过敏、活动性感染、神经脱髓鞘病、中至重度充血性心力衰竭及恶性肿瘤患者禁忌使用。药物的不良反应包括机会感染、输注反应、迟发型超敏反应、药物性红斑狼疮、淋巴瘤等。

其他生物疗法还有骨髓移植、血浆分离置换法等。

5. 抗生素

某些抗菌药物，如甲硝唑、环丙沙星等对治疗克罗恩病有一定的疗效，甲硝唑对有肛周瘘管者疗效较好。长期大剂量应用甲硝唑会出现诸如恶心、呕吐、食欲缺乏、金属异味、继发多发性神经系统病变等不良反应，因此甲硝唑仅用于不能应用或不能耐受糖皮质激素者、不愿使用激素治疗的结肠型或回结肠型克罗恩病患者。

6. 益生菌

部分研究报道，益生菌治疗可诱导活动性克罗恩病缓解并可用于维持缓解的治疗，但尚需更多设计严谨的临床试验予以证实。

（三）治疗计划及治疗方案的选择

由于克罗恩病病情个体差异很大，疾病过程中病情变化也很大，因此治疗方案必须视疾病的活动性、病变的部位、疾病行为及对治疗的反应和耐受性来制定。

1. 营养疗法

高营养低渣饮食，适当给予叶酸、维生素 B_{12} 等多种维生素及微量元素。要素饮食在补充营养的同时还可控制病变的活动，特别适用于无局部并发症的小肠克罗恩病。完全肠外营养仅用于严重营养不良、肠瘘及短肠综合征的患者，且应用时间不宜过长。

2. 活动性克罗恩病的治疗

（1）局限性回结肠型：轻中度者首选布地奈德口服，每次 3 mg，每日 3 次。轻度患者可给予美沙拉秦，每日用量 3 ～ 4 g。症状轻微者可考虑暂不治疗。中重度患者首选系统作用糖皮质激素治疗，重症病例可先给予静脉用药。有建议对重症初发病例开始即用糖皮质激素加免疫抑制剂（如硫唑嘌呤）的治疗。

（2）结肠型：轻中度者可选用氨基水杨酸制剂（包括柳氮磺吡啶）。中重度必须给予系统作用糖皮质激素治疗。

（3）存在广泛小肠病变：该类患者疾病活动性较强，对中重度病例首选系统作用糖皮质激素治疗。常需同时加用免疫抑制剂。营养疗法是重要的辅助治疗手段。

（4）根据治疗反应调整治疗方案。轻中度回结肠型病例对布地奈德无效，或轻中度结肠型病例对氨基水杨酸制剂无效，应重新评估为中重度病例，改用系统作用糖皮质激素治疗。激素治疗无效或依赖的病例，宜加用免疫抑制剂。

上述治疗依然无效或激素依赖，或对激素和（或）免疫抑制剂不耐受者，考虑予以英夫利西或手术治疗。

3. 维持治疗

克罗恩病复发率很高，必须予以维持治疗。推荐方案有以下几点。

（1）所有患者必须戒烟。

（2）氨基水杨酸制剂可用于非激素诱导缓解者，剂量为治疗剂量，疗程一般为 2 年。

（3）由系统激素诱导的缓解宜采用免疫抑制剂作为维持治疗，疗程可达 4 年。

（4）由英夫利西诱导的缓解目前仍建议予以英夫利西规则维持治疗。

4. 外科手术

内科治疗无效或有并发症的病例应考虑手术治疗，但克罗恩病手术后复发率高，故手术的适应证主要针对其并发症，包括完全性纤维狭窄所致机械性肠梗阻、合并脓肿形成或内科治疗无效的瘘管、脓肿形成。

急诊手术指征为暴发性或重度性结肠炎、急性穿孔、危及生命的大量出血。

5. 术后复发的预防

克罗恩病术后复发率相当高，但目前缺乏有效的预防方法。预测术后复发的危险因素包括吸烟、结肠型克罗恩病、病变范围广泛（＞100 cm）、因内科治疗无效而接受手术治疗的活动性病例、因穿孔或瘘而接受手术者、再次接受手术治疗者等。

对于术后易复发的高危病例的处理：术前已服用免疫抑制剂者，术后继续治疗；术前未用免疫抑制剂者，术后应给予免疫抑制剂治疗；甲硝唑对预防术后复发可能有效，可以在术后与免疫抑制剂合用一段时间。建议术后 3 个月复查内镜，吻合口的病变程度可预测术后复发。对中重度病变的复发病例，如有活动性症状，应给予糖皮质激素及免疫抑制剂治疗；对无症状者给予免疫抑制剂维持治疗；对无病变或轻度病变者，可给予美沙拉秦治疗。

第五节　常用中药及中成药治疗消化系统疾病

一、胃病用药

（一）清解胃热

1. 石膏

性味归经：辛、甘，大寒。归肺经、胃经。

功效：清泻胃火。

主治：胃火炽盛证。用于治疗胃火亢盛所致的齿痛、牙龈肿痛、头痛等。

《神农本草经》："主中风寒热，心下逆气惊喘，口干，苦焦，不能息，腹中坚痛。"

《本草纲目》："除胃热肺热，散阴邪，缓脾益气。止阳明经头疼……大渴引饮，中暑潮热，牙疼。"

配伍：

（1）常与藿香、栀子、防风等配伍，用于治疗脾胃伏火所致的烦渴易饥、口疮口臭等，如泻黄散。

（2）常与麦冬、知母、生地黄等配伍，用于胃阴虚有热者，以泻火而缓痛，如玉女煎。

2. 黄连

性味归经：苦，寒。归心经、脾经、胃经、肝经、胆经、大肠经。

功效：清热燥湿。

主治：中焦湿热证。

《神农本草经》："主热气，目痛，眦伤，泣出，明目，肠澼腹痛，下利，妇人阴中肿痛。"

《本草正义》："黄连大苦大寒，苦燥湿，寒胜热，能泄降一切有余之湿火，而心、脾、肝、肾之热，胆、胃、大小肠之火，无不治之。上以清风火之目病，中以平肝胃之呕吐，下以通腹痛之滞下，皆燥湿清热之效也。"

配伍：

（1）常与生地黄、升麻、牡丹皮等配伍，用于胃有实热、积热者，如清胃散。

（2）常与黄芩、葛根等配伍，用于治疗湿热泻痢兼表证发热，如葛根芩连汤；还可与木香配伍，用于治疗湿热泻痢、腹痛里急后重，如香连丸。若配乌梅，可治湿热下痢脓血日久，如黄连丸。

（3）常与吴茱萸配伍，用于治疗肝火犯胃所致胁肋胀痛、呕吐吞酸，如左金丸。

3. 贯众

性味归经：苦，微寒。有小毒。归肝经、脾经。

功效：凉血止血，杀虫。

主治：血热证。

《神农本草经》："主腹中邪，热气，诸毒，杀三虫。"

《本草正义》："贯众，苦寒沉降之质，故主邪热而能止血，并治血痢下血，甚有捷效，皆苦以燥湿、寒以泄热之功也。"

配伍：

（1）常与黄连配伍，用于治疗吐血，如贯众散。常与侧柏叶、仙鹤草等配伍，用于治疗血热所致之便血等。

（2）常与其他驱虫药，如槟榔、雷丸等配伍，用于治疗肠道虫疾，如绦虫、钩虫、蛲虫、蛔虫等多种肠道寄生虫。

4. 蒲公英

性味归经：苦、甘，寒。归肝经、胃经。

功效：清泻胃火。

主治：胃火炽盛证。蒲公英以其功专阳明，清胃中之火，又不损土而著称。

《医林纂要》云，蒲公英"补脾和胃，泻火"。

《本草新编》："蒲公英亦泻胃火之药，但其气甚平，既能泻火，又不损土，可以长服、久服而无碍。凡系阳明之火起者，俱可大剂服之，火退而胃气自生。但其泻火之力甚微，必须多用一两，少亦五六钱，始可散邪辅正耳。"

配伍：常与栀子、黄连、石膏等配伍，以增强清胃火之效；或单独使用，用于素体脾胃虚弱而胃火炽盛者。

5. 白花蛇舌草

性味归经：微苦、甘，寒。归胃经、大肠经、小肠经。

功效：清热解毒，利湿。

主治：中焦湿热证。

配伍：常与茵陈、栀子等配伍，用于治疗湿热黄疸。

6. 山慈菇

性味归经：甘、微辛，凉。归肝经、脾经。

功效：清热解毒。

主治：中焦热盛。

配伍：常与白花蛇舌草、蒲公英等配伍，用于治疗胃火炽盛所致之牙龈肿痛、口疮齿衄等。

（二）温胃散寒

1. 桂枝

性味归经：辛、甘，温。归心经、肺经、膀胱经。

功效：温通经脉，助阳化气。

主治：脘腹冷痛或呕吐清涎。

《本草正义》："立中州之阳气，疗脾胃虚馁而腹疼。"

配伍：常与饴糖、白芍、生姜等配伍，共奏温中散寒止痛之功，治疗腹中时痛、喜温喜按之虚劳里急之证，如小建中汤。

2. 生姜

性味归经：辛，温。归肺经、脾经、胃经。

功效：温胃和中，降逆止呕。

主治：胃寒呕吐。

《本草备要》："生姜能散逆气，呕家圣药。"

《本草从新》："姜汁，开痰，治噎膈反胃。"

配伍：

（1）常与高良姜、胡椒等配伍，治疗寒犯中焦或脾胃虚寒所致之胃脘冷痛、食少、呕吐等症。

（2）常与高良姜、白豆蔻等温胃止呕药配伍，治疗胃寒呕吐；与半夏配伍，治疗痰饮呕吐，如小半夏汤；与黄连、竹茹、枇杷叶等清胃止呕药配伍，治疗胃热呕吐。

3. 胡椒

性味归经：辛，热。归胃经、大肠经。

功效：温中散寒。

主治：胃寒腹痛、呕吐泄泻。

《本草经疏》："胡椒……主下气、温中、去痰，除脏腑中风冷者。"

《本草纲目》："胡椒，大辛热，纯阳之物，肠胃寒湿者宜之。"

《本草衍义》："胡椒，去胃中寒痰吐水，食已即吐，甚验。"

配伍：

（1）常与高良姜、荜茇等配伍，治疗寒邪伤胃或素体胃寒所致之脘腹冷痛、呕吐泄泻。

（2）与吴茱萸、白术等配伍，治疗脾胃虚寒之泄泻。

4. 丁香

性味归经：辛，温。归脾经、胃经、肺经、肾经。

功效：温中降逆，散寒止痛。

主治：脾胃虚寒、心腹冷痛。

《开宝本草》："丁香……子如钉子，长三四分，紫色，中有粗大如山茱萸者，俗呼为母丁香，可入心腹之药尔……温脾胃，止霍乱。"

《本草正》："温中快气。治上焦呃逆，除胃寒泻痢，七情五郁。"

配伍：

（1）常与柿蒂、党参、生姜等配伍，治疗胃寒呃逆，如丁香柿蒂汤。

（2）常与砂仁、白术、生姜等配伍，治疗脾胃虚寒，脘腹冷痛、食少吐泻，如丁香散。

5. 高良姜

性味归经：辛，热。归脾经、胃经。

功效：散寒止痛，温中止呕。

主治：脘腹冷痛、胃寒呕吐、嗳气吞酸。

《本草纲目》："健脾胃，宽噎膈，破冷癖，除瘴疟。"

《名医别录》："主暴冷、胃中冷逆、霍乱腹痛。"

配伍：

（1）与炮姜配伍，治疗胃寒、脘腹冷痛，如二姜丸。

（2）与半夏、生姜等配伍，治疗胃寒呕吐；与党参、茯苓、白术等配伍，治疗虚寒呕吐。

6. 荜茇

性味归经：辛，热。归胃经、大肠经。

功效：温中散寒止痛。

主治：脘腹冷痛、呕吐、呃逆、泄泻。

《本草便读》："荜茇……温中散寒，破滞气，开郁结，下气除痰，又能散上焦之浮热，凡一切牙痛、头风、吞酸等症，属于阳明湿火者，皆可用此以治之。"

《本草衍义》："走肠胃中冷气，呕吐，心腹满痛。"

配伍：常与白术、干姜、肉豆蔻、厚朴等配伍，用于治疗胃寒呕吐、呃逆、腹痛、泄泻等，如荜茇散。

（三）理气消胀

1. 紫苏梗

性味归经：辛、甘，微温。归肺经、脾经、胃经。

功效：理气宽中。

主治：脾胃气滞。

《本草正义》："紫苏……茎则质坚，虽亦中空，而近根处伟大丰厚，巨者径寸，则开泄里气用之，解结止痛，降逆定喘，开胃醒脾，固与开泄外感之旨不同。"

《本草汇言》："气郁结而中满痞塞，胸膈不利，或胎气上逼，腹胁胀痛者，苏梗可以顺气而宽中。"

配伍：

（1）常与香附、陈皮等理气药配伍，治疗中焦气机郁滞之脘腹痞满、恶心呕吐等症。偏寒者，常与藿香、砂仁、丁香等配伍；偏热者，常与黄连、竹茹、芦根等配伍；偏气滞痰结者，常与半夏、厚朴配伍，如半夏厚朴汤。

（2）常与陈皮、砂仁配伍，以加强行气宽中之功效。

2. 砂仁

性味归经：辛，温。归脾经、胃经、肾经。

功效：化湿行气，温中止泻。

主治：湿浊中阻、脾胃虚寒。

《本草汇言》："砂仁，温中和气之药也。若上焦之气梗逆而不下，下焦之气抑遏而不上，中焦之气凝聚而不舒，用砂仁治之，奏效最捷……此药辛香而窜，温而不烈，利而不削，和而不争，通畅三焦，温行六腑，暖肺醒脾，养胃养肾，舒达肝胆不顺不平之气。"

《药品化义》："砂仁，辛散苦降，气味俱厚。主散结导滞，行气下气，取其香气能和五脏，随所引药通行诸经。"

配伍：

（1）常与陈皮、厚朴、木香、枳实等配伍，治疗湿阻或气滞脾胃引起的脘痞不饥及呕吐泄泻等症，尤其是寒湿气滞者最为适宜，如香砂枳术丸；与党参、白术、茯苓等配伍，用于脾虚气滞者，如香砂六君子汤。

（2）常与干姜、附子等配伍，用于治疗脾胃虚寒所致的腹痛、呕吐、泄泻。

3. 陈皮

性味归经：辛、苦，温。归脾经、肺经。

功效：理气，健脾，燥湿，和中。

主治：脾胃气滞、湿浊中阻。

《本草汇言》："其气温平，善于通达，故能止呕、止咳，健脾和胃者也。"

配伍：

（1）常与木香、枳实等配伍，用于治疗脾胃气滞、脘腹胀满等症，以增强行气止痛之功。

（2）常与人参、白术、茯苓等配伍，用于治疗脾虚饮食减少、消化不良、恶心呕吐等症，如异功散。

（3）与苍术、厚朴配伍，用于治疗湿阻中焦、脘腹痞闷、便溏泄泻等，因其苦温而燥，故寒湿阻中之气滞最宜，如平胃散。

（4）与生姜、半夏配伍，用于治疗胃寒呕吐；与竹茹、生姜、大枣等药配伍，用于治疗呕吐、呃逆，如橘皮竹茹汤。

4. 枳实

性味归经：苦、辛、酸，微寒（有争议，也有很多医家认为是"温"）。归脾、胃、大肠经。

功效：破气消积，化痰散痞。

主治：积滞内停、痰阻痞满。

《本草再新》："破气，化痰，消食宽肠，杀虫，败毒。"

《药品化义》："枳实专泄胃实，开导坚结，故主中脘以治血分，疗脐腹间实满，消痰癖，祛停水，逐宿食，破结胸，通便闭，非此不能也。"

配伍：

（1）常与山楂、麦芽、神曲等配伍，治疗饮食积滞、脘腹痞满胀痛，如曲麦枳术丸。

（2）常与黄芩、黄连配伍，治疗湿热泻痢、里急后重，如枳实导滞丸。

（3）常与大黄、芒硝、厚朴等配伍，治疗热结便秘、腹满胀痛，如大承气汤。

5. 木香

性味归经：辛、苦，温。归脾经、胃经、大肠经、胆经、三焦经。

功效：行气止痛，健脾消食，调中导滞。

主治：脘腹胀痛，纳呆、食积，泻痢后重。

《本草求真》："木香，下气宽中，为三焦气分要药。然三焦则又以中为要。故凡脾胃虚寒凝滞，而见吐泻停食……服此辛香味苦，则能下气而宽中矣。中宽则上下皆通，是以号为三焦宣滞要剂。"

配伍：

（1）常与藿香、砂仁、川楝子等配伍，治疗脾胃气滞所致的脘腹胀痛，如木香调气散。

（2）常与党参、白术、陈皮等配伍，治疗脾虚气滞、脘腹胀满、纳呆、食少、便溏，如香砂六君子汤。与砂仁、枳实、白术等配伍，治疗脾虚食少兼食积气滞，如香砂枳术丸。

（3）常与黄连配伍，治疗湿热泻痢、里急后重，如香连丸。

（4）常与槟榔、青皮、大黄等配伍，治疗饮食积滞之脘腹胀满、大便秘结或泻而不爽，如木香槟榔丸。

6. 沉香

性味归经：辛、苦，微温。归脾经、胃经、肾经。

功效：行气止痛，温中降逆。

主治：脘腹胀痛，胃寒呕吐、呃逆。

《本草再新》："治肝郁，降肝气，和脾胃，消湿气，利水开窍。"

《日华子本草》："调中，补五脏，益精壮阳，暖腰膝，去邪气。"

配伍：

（1）常与乌药、木香、槟榔等配伍，治疗寒凝气滞之脘腹胀痛，如沉香四磨汤。常与肉桂、干姜、附子等配伍，治疗脾胃虚寒之脘腹冷痛，如沉香桂附丸。

（2）常与陈皮、荜澄茄、胡椒等配伍，治疗寒邪犯胃、呕吐清水，如沉香丸。常与丁香、白豆蔻、柿蒂等配伍，治疗脾胃虚寒、呕吐呃逆。

7. 檀香

性味归经：辛，温。归脾经、胃经、心经、肺经。

功效：行气止痛，温中散寒，开胃调中。

主治：脘腹胀痛、胃脘冷痛、食少。

《本草备要》："调脾肺，利胸膈……为理气要药。"

《本草求真》："白檀香……凡因冷气上结，饮食不进，气逆上吐，抑郁不舒，服之能引胃气上升。"

配伍：常与乌药、白豆蔻、砂仁、丁香等配伍，治疗寒凝气滞，脘腹胀痛、冷痛或呕吐清涎、食少等症，如沉香磨脾散。

8. 乌药

性味归经：辛，温。归肺经、脾经、肾经、膀胱经。

功效：行气止痛。

主治：寒凝气滞证。

《药品化义》："乌药，气雄性温，故快气宣通，疏散凝滞，甚于香附。外解表而理肌，内宽中而顺气。"

《本草通玄》："理七情郁结，气血凝停，霍乱吐泻，痰食稽留。"

配伍：

（1）与木香、陈皮、吴茱萸、枳壳等配伍，治疗寒凝气滞之脘腹胀痛、冷痛诸症。

（2）与百合配伍，治疗胃阴虚兼有气滞，如百合乌药汤。

9. 佛手

性味归经：辛、苦，温。归肝经、胃经、脾经、肺经。

功效：理气和胃。

主治：脾胃气滞证。

《本经逢原》："专破滞气。治痢下后重，取陈年者用之。"

《本草再新》："治气舒肝，和胃化痰，破积，治噎膈反胃，消癥瘕瘰疬。"

配伍：常与木香、砂仁、枳壳、香橼等配伍，治疗脾胃气滞所致之脘腹胀痛、嗳气、恶心、食少等症。

10. 香橼

性味归经：辛、苦、酸，温。归肝经、脾经、胃经、肺经。

功效：理气和中。

主治：脾胃气滞证。

《本草通玄》："理上焦之气，止呕逆，进食，健脾。"

《医林纂要》："治胃脘痛，宽中顺气，开郁。"

配伍：常与木香、砂仁、藿香、佛手等配伍，治疗脾胃气滞之脘腹胀痛、嗳气吞酸、呕恶食少等症。

11. 甘松

性味归经：辛、甘，温。归脾经、胃经。

功效：理气止痛，醒脾健胃。

主治：用于脘腹胀满、食欲缺乏、呕吐。

《本草纲目》："甘松，芳香能开脾郁，少加入脾胃药中，甚醒脾气。"

《本草汇言》："甘松，醒脾畅胃之药也……其气芳香，入脾胃药中，大有扶脾顺气、开胃消食之功……治老人脾虚不食，久泻虚脱，温而不热，香而不燥，甘而不滞，至和至美，脾之阳分用药也，与山柰合用更善。"

配伍：

（1）常与木香、砂仁、陈皮、厚朴等配伍，治疗寒凝气滞之脘腹胀痛、不思饮食。

（2）常与柴胡、郁金、白豆蔻等配伍，治疗思虑伤脾、不思饮食。

（四）和胃降逆

1. 半夏

性味归经：辛，温。有毒。归脾经、胃经、肺经。

功效：降逆止呕，消痞散结。

主治：呕吐、心下痞。

《药性论》："消痰涎，开胃健脾，止呕吐，去胸中痰满，下肺气，主咳结。"

《日华子本草》："治吐食反胃，霍乱转筋，肠腹冷，痰疟。"

配伍：

（1）常与生姜配伍，治疗痰饮或胃寒所致的胃气上逆呕吐，如小半夏汤；与竹茹、黄连配伍，治疗胃热呕吐；配伍生姜或藿香、丁香等，治疗胃寒呕吐；与石斛、麦冬配伍，治疗胃阴虚呕吐；与人参、白蜜配伍，治疗胃气虚呕吐；与紫苏梗、砂仁配伍，治疗妊娠呕吐。

（2）常与干姜、黄连、黄芩等配伍，治疗痰热阻滞所致心下痞满，如半夏泻心汤。与黄连、瓜蒌配伍，治疗痰热互结所致胸脘痞闷、呕吐等症，如小陷胸汤。

2. 旋覆花

性味归经：苦、辛、咸，微温。归肺经、脾经、胃经、大肠经。

功效：化痰、降逆、止呕。

主治：痰浊中阻，胃气上逆证。

《本草正》："旋覆花，开结气，降痰涎，通水道，消肿满，凡气壅湿热者宜之。"

《药性论》："……开胃，止呕逆不下食。"

配伍：常与代赭石、半夏、生姜等配伍，治疗脾胃气虚、痰湿中阻、胃气上逆而致的嗳气呕吐、心下痞满之证，如旋覆代赭汤。

3. 代赭石

性味归经：苦，寒。归肝经、胃经、心经。

功效：重镇降逆。

主治：胃气上逆证。

《医学衷中参西录》："治吐衄之证，当以降胃为主，而降胃之药，实以赭石力最效。"

《长沙药解》："驱浊下冲，降摄肺胃之逆气，除哕噫而泄郁烦，止反胃呕吐，疗惊悸哮喘。"

配伍：常与旋覆花、半夏、生姜等配伍，治疗胃气上逆之呕吐、呃逆、嗳气等，如旋覆代赭汤。

4. 枇杷叶

性味归经：苦，微寒。归肺经、胃经。

功效：清热和胃、降逆止呕。

主治：胃气上逆证。

《本草经疏》："枇杷叶性凉，善下气，气下则火不上升，而胃自安，故卒哕止也。"

《本草纲目》："和胃降气，清热解暑毒，疗脚气。"

配伍：常与陈皮、竹茹等配伍，治疗胃热呕吐、哕逆。

5. 柿蒂

性味归经：苦、涩，平。归胃经。

功效：降逆下气。

主治：胃气上逆证。

《滇南本草》："治气隔反胃。"

《本草求真》："柿蒂味苦性平，虽与丁香同为止呃之味，然一辛热而一苦平，合用深得寒热兼济之妙。如系有寒无热，则丁香在所必用，不得固执从治，必当佐以柿蒂。有热无寒，则柿蒂在所必需，不得泥以兼济之必杂以丁香。"

配伍：

（1）常与丁香、生姜等配伍，治疗胃寒呃逆，如柿蒂汤；与人参、丁香配伍，治疗虚寒呃逆，如丁香柿蒂汤。

（2）常与黄连、竹茹等配伍，治疗胃热呃逆。

（3）与半夏、陈皮、厚朴等配伍，治疗痰浊内阻之呃逆。

（五）滋养胃阴

1. 知母

性味归经：苦、甘，寒。归肺经、胃经、肾经。

功效：清热泻火，滋阴润燥。

主治：胃热阴虚证。

《本草正义》："知母……清胃以救津液，消中瘅热宜之。"

配伍：

（1）常与石膏、麦冬、熟地黄等配伍，治疗胃热阴虚所致的消谷善饥、烦热干渴、牙痛等症。

（2）常与生地黄、玄参、麦冬等配伍，治疗阴虚肠燥便秘证。

2. 玉竹

性味归经：甘，微寒。归肺经、胃经。

功效：生津养胃。

主治：滋养胃阴。

《本草正义》："治肺胃燥热、津液枯涸、口渴嗌干等症，而胃火炽盛，燥渴消谷，多食易饥者，尤有捷效"。

配伍：常与麦冬、沙参等配伍，治疗胃热阴虚之口干舌燥、食欲缺乏等症；与石膏、知母、麦冬、天花粉等配伍，治疗胃热津伤之消渴证，共收清胃生津之效。

3. 沙参

性味归经：甘，微寒。归肺经、胃经。

功效：益胃生津。

主治：胃阴虚证。

《饮片新参》："养肺胃阴，治劳咳痰血。"

《本草求真》："沙参有南、北二种，均有清养肺胃之功。北沙参质坚性寒，富有脂液；南沙参空松而肥，气味轻清，体虚力微。一则偏于养胃，一则偏于清肺。对于肺无余热现而发生之咳嗽，尤宜北沙参；对于胃虚有余热而发生之咳嗽则宜南沙参。"

配伍：常与生地黄、玉竹、麦冬等配伍，以清热养胃生津，如益胃汤。

4. 麦冬

性味归经：甘、微苦，微寒。归肺经、胃经、心经。

功效：益胃生津。

主治：胃阴不足证。

《本草正义》："麦冬，其味大甘，膏脂浓郁，故专补胃阴，滋津液，本是甘药补益之上品。凡胃火偏盛，阴液渐枯，及热病伤阴，病后虚羸，津液未复，或炎暑燥津，短气倦怠，秋燥逼人，肺胃液耗等证，麦冬寒润，补阴解渴，皆为必用之药。"

《本草新编》："麦门冬……泻肺中之伏火，清胃中之热邪，补心气之劳伤，止血家之呕吐。"

配伍：

（1）常与半夏、人参、甘草等配伍，治疗胃阴不足之气逆呕吐、口干烦渴，如麦门冬汤。

（2）与生地黄、玉竹、沙参等配伍，治疗肺胃阴虚有热之咽干口燥、胃脘疼痛、饥不欲食、呕逆、大便干结等症，如沙参麦冬汤。

（3）与生地黄、玄参配伍，治疗热邪伤津之便秘，如增液汤。

5. 石斛

性味归经：甘，微寒。归胃经、肾经。

功效：益胃生津。

主治：胃阴虚及热病伤津证。

《纲目拾遗》："清胃除虚热，生津，已劳损，以之代茶，开胃健脾。定惊疗风，能镇涎痰，解暑，甘芳降气。"

《本草再新》："理胃气，清胃火，除心中烦渴，疗肾经虚热，安神定惊，解盗汗，能散暑。"

配伍：与生地黄、麦冬、黄芩等配伍，治疗胃阴不足之胃脘疼痛、饥不欲食、津亏口渴、牙龈肿痛、口舌生疮等症。

（六）消食导滞

1. 山楂

性味归经：酸、甘，微温。归脾经、胃经、肝经。

功效：助脾健胃，消食化积。本品为消化肉食积滞的要药。

主治：食滞不化证。

《本草纲目》："化饮食，消肉积，癥瘕，痰饮痞满吞酸，滞血痛胀。"

《本草再新》："治脾虚湿热，消食磨积，利大小便。"

配伍：常与麦芽、神曲、槟榔等配伍，以加强消食化积之功，治疗各类饮食积滞，如焦三仙、焦四仙。与木香、青皮配伍，治疗食积所致脘腹胀痛等症，如匀气散。

2. 神曲

性味归经：甘、辛，温。归脾经、胃经。

功效：消食和胃。

主治：饮食积滞证。

《本草正》："神曲，味甘气平，炒黄入药，善助中焦土脏，健脾暖胃，消食下气，化滞调中，逐痰积，破癥瘕，运化水谷，除霍乱胀满呕吐。"

《本经逢原》："神曲，其功专于消化谷麦酒积，陈久者良。但有积者能消化，无积而久服，则消人元气。"

配伍：常与山楂、麦芽、木香等配伍，治疗饮食积滞之脘腹胀满、食少纳呆、肠鸣、腹痛、腹泻等症。

3. 麦芽

性味归经：甘，平。归脾经、胃经、肝经。

功效：消食健胃。本品尤擅治疗淀粉性食物的积滞。

主治：饮食积滞证。

《药性论》："消化宿食，破冷气，去心腹胀满。"

《本草经疏》："麦蘖，功用与米蘖相同，而此消化之力更紧，其发生之气，又能助胃气上升，行阳道而资健运，故主开胃补脾，消化水谷及一切结积冷气胀满。"

配伍：常与山楂、神曲、鸡内金配伍，治疗食积不化、纳呆、脘闷、腹胀等症。常与白术、陈皮等配伍，治疗脾虚食滞、不思饮食、食后饱胀等症，可使补而不滞，如健脾丸。

4. 稻芽

性味归经：甘，温。归脾经、胃经。

功效：消食和中、健脾开胃。本品消食和中，作用和缓，助消化而不伤胃气。炒稻芽偏于消食，焦稻芽善化积滞。

主治：脾虚食滞证。

《本草经疏》："蘖米即稻蘖也。具生化之性，故为消食健脾、开胃和中之要药，脾胃和则中自瘟，气自下，热自除也。"

配伍：常与麦芽配伍，用于治疗食积不消、腹胀口臭等症，以提高疗效。常与砂仁、白术、炙甘草等配伍，治疗脾虚食少，如谷神丸。

注：稻芽、麦芽均具消食和中、健胃之功，主治米面薯芋类食滞证及脾虚食少等证。但麦芽消食健胃力较强，而稻芽力较弱，故稻芽更宜于轻证或病后脾虚者。但二药临床常相须为用。

5. 莱菔子

性味归经：辛、甘，平。归肺经、脾经、胃经。

功效：消食导滞，行气除胀。

主治：食积气滞证。

《本草纲目》："下气定喘，治痰，消食，除胀，利大小便，止气痛，下痢后重，发疮疹。"

《医学衷中参西录》："莱菔子，无论或生或炒，皆能顺气开郁，消胀除满，此乃化气之品，非破气之品。"

配伍：常与山楂、神曲、陈皮配伍，治疗食积气滞所致的脘腹胀满、嗳气吞酸、腹痛腹泻等症，如保和丸；若再与白术配伍，可攻补兼施，治疗食积气滞兼脾虚，如大安丸。

6. 鸡内金

性味归经：甘，平。归脾经、胃经、小肠经、膀胱经。

功效：消食健胃。

主治：食积不化、小儿疳积。

《本草纲目》："治小儿食疟，疗大人淋漓反胃，消酒积，主喉闭乳蛾，一切口疮，牙疳诸疮。"

《滇南本草》："宽中健脾，消食磨胃。治小儿乳食结滞，肚大筋青，痞积疳积。"

配伍：常与山楂、麦芽等配伍，治疗食积较重者。与白术、山药、使君子等配伍，可用于治疗小儿脾虚疳积。

7. 莪术

性味归经：辛、苦，温。归肝经、脾经。

功效：消积止痛。本品行气消积之力较为峻猛。

主治：饮食积滞之脘腹胀痛。

《日华子本草》："治一切气，开胃消食，通月经，消瘀血，止扑损痛，下血及内损恶血等。"

配伍：常与青皮、槟榔配伍，治疗食积不化之脘腹胀痛，如莪术丸。若与党参、白术、茯苓等补气健脾药配伍，可治疗脾虚食积之脘腹胀痛。

（七）散风燥湿

白芷。

性味归经：辛，温。归肺经、胃经、大肠经。

功效：燥湿散寒。

主治：胃冷腹痛证。

《滇南本草》："祛皮肤游走之风，止胃冷腹痛、寒痛……周身寒湿疼痛。"

《本草正义》："燥湿升清，振动阳明之气，固治久泻之良剂。"

配伍：可与桂枝、吴茱萸、白术、山药等温中散寒、健脾除湿药配伍，治疗中焦寒湿所致胃脘冷痛、呕吐清涎等症。

（八）收敛止血

1. 白及

性味归经：苦、甘、湿。归肺经、胃经、肝经。

功效：收敛止血。

主治：肺胃出血证。

《本草汇言》："白及，敛气，渗痰，止血，消痈之药也。"

配伍：常与乌贼骨配伍，治疗胃出血，如乌及散。或与茜草、生地黄、牡丹皮、牛膝等配伍，治疗血热证所致之吐血，如白及汤。

2. 三七

性味归经：甘、微苦，温。归肝经、胃经。

功效：化瘀止血。对出血兼有瘀滞者尤为适宜。

主治：出血证。

《本草纲目》："三七……止血，散血，定痛……亦主吐血，衄血，下血，血痢……"

《本草新编》："三七根，止血之神药也。无论上、中、下之血，凡有外越者，一味独用亦效，加入于补血补气药中则更神。"

配伍：与花蕊石、血余炭、白及等配伍，治疗吐血及二便下血等，如化血丹。

3. 仙鹤草

性味归经：苦、涩，平。归肺经、肝经、脾经。

功效：收敛止血。药性平和，出血证无论寒热虚实，皆可应用。

主治：出血证。

《百草镜》："下气活血，理百病，散痞满；跌扑吐血，血崩，痢，肠风下血。"

配伍：常与生地黄、侧柏叶、牡丹皮等配伍，治疗血热妄行之出血证；与党参、熟地黄、炮姜、艾叶等配伍，治疗虚寒性出血证。

（九）制酸止痛

1. 贝母

性味归经：苦、寒。归心经、肺经。

功效：制酸止痛。

主治：胃痛吐酸。

配伍：常与海螵蛸配伍，治疗胃痛吐酸，如乌贝散。

2. 海螵蛸

性味归经：咸、涩，微温。归肝经、肾经。

功效：制酸止痛、收敛止血。

主治：胃痛吐酸、出血证。

配伍：

（1）常与浙贝母配伍，治疗胃痛吐酸，如乌贝散。

（2）常与白及配伍，治疗胃出血，如乌及散。

二、肠病用药

（一）泻下通便

1. 润肠通便

（1）火麻仁。

性味归经：甘，平。归脾经、胃经、大肠经。

功效：润肠通便。

主治：肠燥便秘。

《药品化义》："麻仁，能润肠，体润能去燥，专利大肠气结便闭。凡年老血液枯燥，产后气血不顺，病后元气未复，或禀弱不能运行者皆治。"

配伍：与其他润肠通便药同用，或与大黄、厚朴等配伍，以增强通便作用，如麻子仁丸。

（2）郁李仁。

性味归经：辛、苦、甘，平。归脾经、大肠经、小肠经。

功效：润肠通便。

主治：肠燥便秘。

《本草纲目》："郁李仁甘苦而润，其性降，故能下气利水。"

配伍：与柏子仁、杏仁、桃仁等配伍，治疗肠燥便秘，如五仁丸。与芒硝、当归、生地黄配伍，治疗产后肠胃燥热、大便秘滞，如郁李仁饮。

（3）松子仁。

性味归经：甘，温。归肺经、肝经、大肠经。

功效：润肠通便。

主治：津枯肠燥便秘。

《玉楸药解》："松子仁与柏子仁相同，收涩不及而滋润过之，润肺止咳，滑肠通秘，开关逐痹，泽肤荣毛，亦佳善之品。"

配伍：可与火麻仁、柏子仁等份同研，溶白醋为丸，黄芪汤送服，用于老人虚秘（《本草衍义》）。

（4）瓜蒌。

性味归经：甘、微苦，寒。归肺经、胃经、大肠经。

功效：润肠通便。

主治：肠燥便秘。

《本草纲目》："润肺燥，降火，治咳嗽，涤痰结，利咽喉，止消渴，利大肠，消痈肿疮毒。"

配伍：常与火麻仁、郁李仁、生地黄等配伍，治疗肠燥便秘。

（5）肉苁蓉。

性味归经：甘、咸，温。归肾经、大肠经。

功效：润肠通便。

主治：肠燥便秘。

配伍：与沉香、火麻仁配伍，治疗津液耗伤所致的大便秘结，如润肠丸。

2. 通里攻下

（1）大黄。

性味归经：苦，寒。归脾经、胃经、大肠经、肝经、心包经。

功效：泻下攻积，清热泻火。

主治：大便秘结，胃肠积滞。

《神农本草经》："主下瘀血，血闭寒热，破癥瘕积聚，留饮宿食，荡涤肠胃，推陈致新，通利水谷，调中化食，安和五脏。"

《本草纲目》："下痢赤白，里急腹痛，小便淋沥，实热燥结，潮热谵语，黄疸，诸火疮。"

配伍：常与芒硝、枳实、厚朴配伍，用于便秘积滞，以增强泻下通腑泄热的作用，治疗阳明腑实证，如大承气汤。与人参、当归等配伍，用于便秘热结而气血不足者，如黄龙汤。与麦冬、生地黄、玄参等配伍，用于热结津伤者，如增液承气汤。与附子、干姜配伍，用于脾阳不足、冷积便秘者，如温脾汤；与黄连、木香配伍，治疗湿热痢疾、里急后重之腹痛。常与牡丹皮、桃仁等配伍，治疗肠痈腹痛。

（2）芦荟。

性味归经：苦，寒。归肝经、胃经、大肠经。

功效：泻下，杀虫。

主治：热结便秘、小儿疳积等。

《药性论》："杀小儿疳蛔。主吹鼻杀脑疳，除鼻痒。"

《开宝本草》："主热风烦闷，胸膈间热气，明目镇心，小儿癫痫惊风，疗五疳，杀三虫及痔病疮瘘，解巴豆毒。"

配伍：常与朱砂配伍，能泻下通便，且清肝火、除烦闷，如更衣丸。

（3）芒硝。

性味归经：苦、咸，寒。归胃经、大肠经。

功效：泻下，软坚，清热解毒。

主治：实热积滞、便秘。

《神农本草经》："除寒热邪气，逐六腑积聚，结固留癖，能化七十二种石。"

《药品化义》："味咸软坚，故能通燥结；性寒降下，故能去火燥，主治时行热狂，六腑邪热，或上焦膈热，或下部便坚。"

配伍：常与大黄相须为用，泄热、润下软坚、荡涤肠胃，如大承气汤、调胃承气汤。与大黄、大蒜配伍，捣烂外敷，用于肠痈初期。

（4）番泻叶。

性味归经：甘、苦，寒。归大肠经。

功效：泻下导滞。

主治：便秘。

《饮片新参》："泄热，利肠腑，通大便。"

配伍：可与枳实、厚朴等配伍，用于治疗热结便秘、习惯性便秘和老年便秘，增强泻下导滞作用。

3.峻下寒积

巴豆。

性味归经：辛，热。有大毒。归胃经、大肠经。

功效：峻下冷积，祛痰。

主治：寒积便秘急症等。

《神农本草经》："破癥瘕结聚、坚积、留饮痰癖、大腹水胀，荡涤五脏六腑，开通闭塞，利水谷道，去恶肉。"

配伍：可单用或与大黄、干姜配伍为丸，用于治疗寒邪食积、阻结肠道、大便不通、胀满胀痛，如三物备急丸。与胆南星、朱砂、六神曲等配伍，用于治疗小儿痰涎壅盛、乳食停积甚至惊悸，如万应保赤散。

（二）涩肠止泻

1. 乌梅

性味归经：酸、涩，平。归肝经、脾经、肺经、大肠经。

功效：涩肠止泻，安蛔止痛。

主治：久泻久痢、蛔厥腹痛等。

《本草纲目》："敛肺涩肠，止久嗽泻痢，反胃噎膈，蛔厥吐利。"

配伍：与罂粟壳、诃子配伍，治疗久泻久痢，如固肠丸。常与细辛、黄连、川椒、附子等配伍，治疗蛔虫引起的腹痛、呕吐等，如乌梅丸。

2. 五倍子

性味归经：酸、涩，寒。归肾经、肺经、大肠经。

功效：涩肠止泻。

主治：久泻、久痢、便血痔血等。

《本草拾遗》："肠虚泻痢，为末熟汤服之。"

《本草纲目》："敛肺降火，化痰饮，止咳嗽、消渴、盗汗、呕吐、失血、久痢……治眼赤湿烂，消肿毒、喉痹，敛溃疮金疮，收脱肛子肠坠下。"

配伍：可与五味子、诃子配伍，治久泻久痢，以增强涩肠之功；可与槐花、地榆等配伍，治疗便血、痔血，或煎汤熏洗患处。

3. 石榴皮

性味归经：酸、涩，温。归大肠经。

功效：涩肠止泻，杀虫。

主治：久泻久痢、脱肛、蛔虫、蛲虫、绦虫等寄生虫病。

《名医别录》："疗下痢，止漏精。"

《本草纲目》："止泻痢，下血脱肛，崩中带下。"

配伍：可与肉豆蔻、诃子等配伍，治疗久泻久痢。可与槟榔、使君子配伍，用于治疗肠道寄生虫，如石榴皮散。

4. 诃子

性味归经：苦、酸、涩，平。归肺经、大肠经。

功效：涩肠止泻。

主治：久泻久痢、脱肛。

《药性论》："通利津液，主破胸膈结气，止水道，黑髭发。"

《本经逢原》："诃子苦涩降敛，生用清金止嗽，煨熟固脾止泻。"

配伍：常与干姜、罂粟壳、陈皮配伍，用于治疗久泻久痢或脱肛，如诃子饮。与防风、秦艽、白芷等配伍，用于治疗肠风下血证，如肠风下血丸。

5. 赤石脂

性味归经：甘、涩，温。归大肠经、胃经。

功效：涩肠止泻。

主治：赤石脂甘温而涩，故能温里涩肠固脱，用于治疗久泻久痢。

《神农本草经》："主泻痢，肠澼脓血，下血赤白。"

《本经逢原》："赤石脂功专止血固下，仲景桃花汤治下痢便脓血者，取石脂之重涩，入下焦血分固脱……火热暴注，初痢有积滞者勿用。"

配伍：常与禹余粮相须为用，用于治疗虚寒久泻久痢、滑脱不禁，如赤石脂禹余粮汤；或与温中散寒补虚之干姜、粳米同用，治疗虚寒下痢、便脓血不止，如桃花汤。

（三）凉血止血

1. 槐花

性味归经：苦，微寒。归肝经、大肠经。

功效：凉血止血。

主治：本品性寒凉而苦降，善清泄大肠之火热而凉血止血，用于治疗肠风便血。

《本草备要》："入肝、大肠血分而凉血，治风热目赤、赤白泻痢、五痔肠风、吐崩诸血。"

配伍：常与黄连、地榆等配伍，治疗新久痔血，如榆槐脏连丸。常与山栀配伍，用于便血属血热甚者，如槐花散。

2. 地榆

性味归经：苦、酸，涩，微寒。归肝经、大肠经。

功效：凉血止血。

主治：下焦血热出血的便血、痔血、血痢等。

《日华子本草》："止吐血，鼻洪，月经不止，血崩，产前后诸血疾，赤白痢并水泻，浓煎止肠风。"

配伍：常与生地黄、白芍、黄芩、槐花等配伍，治疗便血因于热甚者，如约营煎。与槐角、防风、黄芩、枳壳等配伍，治疗痔疮出血，如槐角丸。与甘草配伍，治疗血痢，如地榆汤。

（四）行气消积

槟榔。

性味归经：苦、辛，温。归胃经、大肠经。

功效：驱虫消积。

主治：肠道寄生虫病；食积气滞，泻痢后重。

《名医别录》："主消谷，逐水，除痰癖，杀三虫，去伏尸，疗寸白。"

《本草纲目》："治泻痢后重，心腹诸痛，大小便气秘，痰气喘急。疗诸疟，御瘴疠。"

配伍：常单用或与南瓜子配伍，治疗绦虫病；多与使君子、苦楝皮配伍，治疗蛔虫、蛲虫证。常与木香、青皮、大黄等配伍，治疗食积气滞、腹胀便秘及痢疾里急后重等，如木香槟榔丸。

（五）胜湿止泻

防风。

性味归经：辛、甘，微温。归膀胱经、肝经、脾经。

功效：胜湿止泻。

主治：肝郁乘脾之泄泻腹痛。

配伍：常与陈皮、白芍、白术配伍，治疗肝郁侮脾泄泻，如痛泻要方。

（六）消痈排脓

1. 红藤

性味归经：苦，平。归大肠经。

功效：清热解毒，活血止痛。

主治：善于散肠中瘀滞、治肠痈腹痛。

《本草图经》："攻血，治血块。"

配伍：常与金银花、连翘、大黄等配伍，治疗肠痈腹痛，如红藤煎。

2. 败酱草

性味归经：辛、苦，微寒。归胃经、大肠经、肝经。

功效：清热解毒，消痈排脓。

主治：本品辛散苦泄，既可解毒排脓，又可活血消痈，为治疗肠痈要药。

《本草纲目》："败酱乃手足阳明厥阴药也，善排脓破血，故仲景治痈及古方妇人科皆用之。"

配伍：常与薏苡仁、附子配伍，治疗肠痈脓成，如薏苡附子败酱散；常与金银花、蒲公英、牡丹皮、赤芍、桃仁等配伍，治疗肠痈初起。

三、肝病用药

（一）中药

1. 补肝益血

（1）当归。

性味归经：甘、辛、苦，温。归肝经、心经、脾经。

功效：补血活血，润燥滑肠。

主治：虚寒腹痛、肠燥便难、赤痢后重。

配伍：

①与白芍配伍，养肝血，柔肝体，助柴胡恢复肝正常的顺达之性，用于治疗肝郁化火、少腹胀痛、胃脘疼痛，如逍遥散。

②与枸杞配伍，养血滋阴柔肝，用于治疗肝肾阴血亏虚而致的肝气不舒。

（2）白芍。

性味归经：苦、酸，微寒。归肝经、脾经。

功效：缓急止痛，敛阴平肝。

主治：血虚阴虚之人胸腹胁肋疼痛。

配伍：

①与桂枝、胶饴、甘草配伍，用于治疗脘腹疼痛。辛温之桂枝温阳气，祛寒邪；酸甘之白芍养营阴，缓肝急，白芍酸甘化阴，缓肝急而止腹痛。共同达到温中补虚缓急之功，蕴有柔肝理脾、益阴和阳之意，如建中汤等。

②与甘草配伍，用于治疗肝气不和所致的胁痛、腹痛及手足拘挛疼痛等症，如芍药甘草汤。

③常与柴胡、枳壳等配伍，用于治疗胁痛，如柴胡疏肝散。

（3）阿胶。

性味归经：甘，平。归肺经、肝经、肾经。

功效：补血止血，滋阴润燥。

主治：血虚萎黄、虚风内动、吐血便血。

配伍：

①可与薯蓣、当归、桂枝、干地黄、麦曲、大豆黄卷、甘草、人参、川芎、芍药、白术、麦冬、杏仁、柴胡、桔梗、茯苓、阿胶、干姜、白蔹、防风、大枣配伍，用于治疗脾胃虚弱、气血不足兼有风气诸疾，具有健脾益气、扶正祛邪的功效，如薯蓣丸。

②可与连根葱白、蜂蜜配伍，用于治疗老人体虚、大便秘涩，如胶蜜汤。可与枳壳、滑石配伍，治疗产后虚赢、大便秘涩，如阿胶枳壳丸。

③与当归、赤芍等配伍，治便血如下豆汁，如阿胶芍药汤；与白芍、黄连等配伍，治先便后血，如阿胶丸。

（4）桑椹子。

性味归经：甘，酸，寒。归心经、肝经、肾经。

功效：滋阴补血，生津润肠。

主治：肠燥便秘、津亏血少。

配伍：

①与熟地黄、何首乌、女贞子等配伍，用于补血养肝，如首乌延寿丹。

②可与何首乌、肉苁蓉、黑芝麻、火麻仁等养血润肠之品配伍，治疗津血亏虚所致的肠燥便秘，以增强疗效。

（5）何首乌。

性味归经：苦、甘、湿，微温。归肝经、肾经。

功效：润肠通便。

主治：肠燥便秘。

配伍：可与肉苁蓉、当归、火麻仁等配伍，用于治疗年老体弱之人血虚肠燥便秘。

（6）怀牛膝。

性味归经：甘、苦、酸，平。归肝经、肾经。

功效：生用逐瘀血，消痈肿，通经脉。

主治：腰膝酸痛、肝阳眩晕。

《名医别录》："疗伤中少气，男肾阴消，老人失溺，补中续绝，填骨髓，除脑中痛及腰脊痛，妇人月水不通，血结，益精，利阴气，止发白。"

《本草纲目》："滋补之功，如牛之力"。

配伍：

①常与侧柏叶、白茅根、小蓟等配伍，治疗上部血热妄行、吐血。

②与桂枝配伍，用于治疗脾胃虚寒。

2. 滋养肝阴

（1）山茱萸。

性味归经：酸、涩，微温。归肝经、肾经。

功效：补益肝肾，收敛固涩。

主治：肝肾不足之眩晕耳鸣，腰膝酸痛，内热消渴。

配伍：可与人参、白术、补骨脂等配伍，用于治疗五更肾泄，以温补脾肾、涩肠止泻，如脾肾双补丸。

（2）生地黄。

性味归经：甘、苦，凉。归肝经、肾经。

功效：清热，生津，润燥，滑肠。

主治：津伤口渴，内热消渴；温病伤阴，肠燥便秘。

配伍：

①与枸杞、川楝子配伍，养肝阴、疏肝气，治疗肝肾阴虚、肝郁气滞证，如一贯煎。

②生地黄与补益药配伍往往需要服用较长时间，要注意其性寒易伤阳气和脾胃之弊，避免过用，或可配伍益气护胃之品。

（3）枸杞子。

性味归经：甘，平。归肾经、肺经。

功效：养肝滋肾。

主治：肝肾亏虚证。

《本草经疏》："枸杞子，润而滋补，兼能退热，而专于补肾、润肺、生津、益气，为肝肾真阴不足、劳乏内热补益之要药。"

配伍：常与滋阴养血之沙参、麦冬、当归及疏肝止痛之川楝子配伍，用于治疗肝肾阴亏、肝体失养、疏泄失常、胁肋隐痛、咽干口燥、舌红少津，如一贯煎。

（4）墨旱莲。

性味归经：甘、酸，寒。归肝经、肾经。

功效：滋补肝肾，凉血止血。

主治：治吐血、便血、血痢。

配伍：可与生地黄、阿胶等滋阴凉血止血之品配伍，既能补益肝肾之阴，又能凉血止血，故尤宜治疗阴虚血热的出血证。

3. 温散肝寒

（1）吴茱萸。

性味归经：辛、苦，热。有小毒。归肝经、脾经、胃经、肾经。

功效：散寒止痛，降逆止呕，助阳止泻。

主治：寒疝腹痛、脘腹胀痛、呕吐吞酸、五更泄泻。

《神农本草经疏》："凡脾胃之气，喜温而恶寒，寒则中气不能运化……或为腹内绞痛……吴茱萸辛温，暖脾胃而散寒邪，则中自温，气自下，而诸证悉除。"

配伍：

①与川楝子、木香、茴香、桂心、生姜、清酒等辛散温通之药配伍，以行气疏肝、散寒止痛。

②温脾暖胃：与小茴香、川楝子、木香等配伍，治疗寒疝腹痛，如导气汤。

③与补骨脂、肉豆蔻、五味子等温阳补火、涩肠止泻之品配伍，治疗因脾肾虚寒所致之五更泻，如四神丸。

④降逆止呕：与干姜、甘草配伍，治疗霍乱、心腹痛、呕吐不止，如吴茱萸汤。与半夏、生姜配伍，治疗外寒内侵、胃失和降之呕吐。与黄连配伍，治疗肝郁化火、肝胃不和之胁痛口苦、呕吐吞酸，如左金丸。

⑤佐制寒凉：肝为刚脏，主疏泄，喜条达舒畅而恶抑郁。若治肝火上亢而过用寒凉药，则会郁遏肝气，导致肝气郁滞。吴茱萸味辛能散，入肝经，可疏肝气之郁滞，使肝气条达。于诸寒凉药中伍之，则可泻火而无凉遏之弊。如左金丸即以本品与六倍之黄连相伍，既不伤黄连泻火之力，又可使全方不致寒凉太过而郁遏肝气，变生他证。

（2）肉桂。

性味归经：辛、甘，大热。归肾经、脾经、心经、肝经。

功效：引火归原，散寒止痛，暖脾胃，除积冷。

主治：命门火衰、腹痛泄泻、寒疝奔豚。

配伍：

①常与人参、白术健脾益气配伍，共奏温中健脾之功，以治其本，治疗由中焦虚寒而引起的脘腹冷痛、饮水不消、完谷不化等症，如真人养脏汤。

②与小茴香、枸杞等配伍，以温肾暖肝、祛寒止痛，治疗肝肾不足、寒滞肝脉之疝气痛，如暖肝煎。

（3）小茴香。

性味归经：辛，温。归肾经、膀胱经、胃经。

功效：温中散寒，行气止痛。

主治：中焦有寒、食欲减退、恶心呕吐、腹部冷痛、脾胃气滞、脘腹胀满作痛、疝气疼痛。

配伍：

①可与高良姜、青皮、乌药等配伍，用于治疗寒疝腹痛，如天台乌药散。可与白术、陈皮、生姜等配伍，治疗脾胃虚寒所致的脘腹胀痛、呕吐食少。

②可与补骨脂配伍，用于治疗脘腹胀满、腹痛、呕吐、大便溏泄等证属脾肾阳虚者。

③可与胡芦巴配伍，用于治疗寒疝腹痛。

④可与荔枝核配伍，用于治疗寒疝腹痛、偏坠等症。

（4）荔枝核。

性味归经：甘、微苦，温。归肝经、肾经。

功效：行气散结，祛寒止痛。

主治：寒疝腹痛。

配伍：

①可与木香配伍，研末服，用于治疗肝气郁结、肝胃不和之胃脘久痛，如荔香散；可与香附配伍，研末服，用于治疗肝郁气滞血瘀之痛经及产后腹痛，如蠲痛散，或酌加川芎、当归、益母草等，疗效更好。

②常与木香配伍，治疗心腹胃脘久痛、食欲缺乏之脘腹胀痛等症。

③可与小茴香、青皮、吴茱萸、橘核等配伍，治疗寒凝气滞之疝气痛，如疝气内消丸。

（5）乌药。

性味归经：辛，温。归脾经、胃经、肝经、肾经、膀胱经。

功效：行气止痛，温肾散寒。

主治：胸胁满闷、脘腹胀痛。

配伍：

①与沉香配伍，治疗肝郁脾虚之胸闷、腹胀、气短、乏力、呕吐等症。

②与木香配伍，治疗寒凝气滞所致之脘腹胀痛，以及胃肠神经症属气滞不通者。

4.疏肝理气

（1）香附。

性味归经：辛、微苦、甘，平。归肝经、三焦经。

功效：理气解郁。

主治：胁肋胀痛、脘腹痞满疼痛、嗳气吞酸、呕恶、寒疝腹痛。

配伍：

①与高良姜配伍，治疗寒凝肝胃、气滞不行之胃脘疼痛、喜温喜按，如良附丸。

②与木香配伍，治疗肝郁气滞之胸胁、胃脘疼痛等，如木香顺气丸。

③常与川芎、苍术、神曲、栀子配伍，治疗胸膈痞闷、脘腹胀痛、饮食不消等症，如越鞠丸。

④与紫苏梗配伍，治疗肝郁气滞之胸腹胀满、胁肋疼痛。

⑤与乌药配伍，治疗寒凝下焦、气血不和之小腹疼痛、腹胀肠鸣泻下、里急后重等症，如乌药散。

⑥与柴胡、川芎、枳壳等配伍，治疗肝气郁结之胁肋胀痛，如柴胡疏肝散。

（2）郁金。

性味归经：辛、苦，寒。归肝经、心经、肺经。

功效：行气化瘀，利胆退黄。

主治：黄疸尿赤、肝胆湿热黄疸、胆石症。

配伍：

①与茵陈蒿、栀子配伍，治疗湿热黄疸；与金钱草配伍，可治胆石症。

②常与木香配伍，治疗气滞血瘀之胸痛、胁痛、腹痛，如颠倒木金散；与柴胡、白芍、香附等配伍，治疗肝郁气滞之胸胁刺痛。

（3）柴胡。

性味归经：苦、辛，微寒。归肝经、胆经。

功效：疏肝利胆，疏气解郁，散火。

主治：肝郁气滞，胸胁胀痛。

配伍：常与当归、白芍等配伍，用于治疗肝郁气滞、胃脘胸胁疼痛，如逍遥散。与香附、川芎、芍药等配伍，用于治疗胸胁疼痛，如柴胡疏肝散。

（4）川楝子。

性味归经：苦，寒。有小毒。归肝经、小肠经、膀胱经。

功效：疏肝行气止痛，驱虫。

主治：胸胁、脘腹胀痛，疝痛，虫积腹痛。

配伍：

①常与延胡索配伍，治疗胃及十二指肠溃疡、慢性胃炎、慢性肝炎、胆囊炎等属肝郁化火者，如金铃子散。

②与小茴香配伍，治疗小腹冷痛。

（5）青皮。

性味归经：苦、辛，微温。归肝经、胆经、胃经。

功效：疏肝破气，消积化滞。

主治：肝郁气滞之胁肋胀痛、食积气滞之胃脘胀痛。

配伍：

①与人参、白术、芍药配伍，用于肝胃不和、脾胃虚弱者。

②与柴胡、芍药配伍，用于治疗两胁刺痛。

③与枳壳、肉桂配伍，用于治疗寒凝气滞或寒凝血瘀所致的脘腹冷痛。

④与陈皮配伍，用于治疗肝郁气滞、胃气不和、两胁胀痛、胸腹满闷、胃脘胀痛等症。

（6）橘叶。

性味归经：苦，平。归肝经。

功效：疏肝，行气。

主治：胁痛、胸膈痞满。

配伍：常与柴胡、郁金、川芎配伍，治疗肝气不舒、胸胁胀痛。

（7）绿萼梅。

性味归经：酸、涩，寒，归肝经、胃经、肺经。

功效：疏肝，和胃。

主治：肝胃气痛、食欲缺乏。

配伍：可与柴胡、佛手、香附等配伍，治疗肝胃气滞之胁肋胀痛、脘腹痞满、嗳气纳呆等症。

（8）玫瑰花。

性味归经：甘、微苦，温。归肝经、脾经。

功效：理气解郁。

主治：肝胃气痛，食少呕恶。

配伍：

①可与香附、青皮、郁金等配伍，用于治疗肝气郁结所致的胸胁满闷、肝胃气痛等。

②常与佛手、木香、八月札等配伍，用于治疗肝胃不和所致的脘腹胀痛、嗳气泛恶、食欲缺乏。

③常与健脾止泻固带药配伍，用于治疗肠炎、痢疾、带下等症。

（9）娑罗子。

性味归经：甘，温。归肝经、胃经。

功效：理气宽中，和胃止痛。

主治：胸腹胀闷、胃脘疼痛等。

配伍：常与八月札、佛手等配伍，治疗肝胃气滞之胸闷胁痛、脘腹胀痛等症。

（10）八月札。

性味归经：苦，平。归肝经、胃二经。

功效：疏肝理气，活血止痛。

主治：肝胃气滞，脘腹、胁肋胀痛，饮食不消，下痢便泄。

配伍：

①与白芍配伍，用于治疗肝胃不和之胃脘疼痛。

②与知母配伍，用于治疗慢性萎缩性胃炎属胃阴不足者。

③与川楝子配伍，用于治疗肝郁有热，心腹胁肋诸痛，时发时止，口苦，舌红苔黄，脉来弦数者。

④与五灵脂配伍，用于治疗血瘀、脘腹疼痛。

（11）薄荷。

性味归经：辛，凉。归肺、肝经。

功效：疏肝行气。

主治：食滞气胀，肝郁气滞，胸闷胁痛。

配伍：

①常与柴胡、白芍、当归等疏肝理气调经之品配伍，用于治疗肝郁气滞、胸闷胁痛，如逍遥散。

②常与藿香、佩兰、白扁豆等配伍，用于治疗夏令感受暑湿秽浊之气所致的痧胀腹痛吐泻等症，如薄荷汤。

5. 清肝胆火

（1）白蒺藜。

性味归经：苦、辛，平。归肝经。

功效：平肝解郁。

主治：肝郁胁痛。

配伍：

①与茯苓配伍，用于治疗肝气犯胃、湿浊停胃之痞满、眩晕。

②与川楝子配伍，用于治疗肝气横逆犯胃之胁痛、胃脘痛。

（2）决明子。

性味归经：甘、苦、咸，微寒。归肝经、大肠经。

功效：润肠通便。

主治：便秘。

配伍：常与大黄、芒硝等配伍，治疗大便燥结。

（3）龙胆草。

性味归经：苦，寒。归肝经、胆经。

功效：泻肝胆实火，清下焦湿热。

主治：肝胆实火上扰，症见胁痛口苦，或湿热下注。

配伍：

①与大黄配伍，用于治疗肝郁火盛、湿热内炽所致黄疸热痢、便秘燥结等症。

②与茵陈配伍，治疗胸胁胀满、口苦、咽干；与柴胡、山栀、黄芩配伍，可清肝泻火，

如龙胆泻肝汤。

③常与茵陈、郁金配伍，用于治疗黄疸、胁痛、小便色黄属湿热所致者。

（4）胡黄连。

性味归经：苦，寒。归肝经、胃经、大肠经。

功效：清热燥湿，清肝明目。

主治：小儿疳疾、湿热泻痢、黄疸、吐血。

配伍：

①与银柴胡配伍，用于治疗小儿疳热。

②与乌梅配伍，用于治疗慢性泻痢、血痢、肛门灼热、心烦口渴、小便短赤等症。

③与生地黄配伍，用于治疗虚火内扰而致的吐血。

（5）黄芩。

性味归经：苦，寒。归肺经、胆经、脾经、胃经、大肠经、小肠经。

功效：清热燥湿，泻火解毒。

主治：湿温、暑温胸闷呕恶，湿热痞满，泻痢，黄疸。

配伍：

①与白芍、葛根、甘草等配伍，治疗湿热泻痢、腹痛，如葛根芩连汤；与茵陈、栀子、淡竹叶等配伍，治疗湿热蕴结所致的黄疸。

②可与半夏、黄连、枳实、厚朴配伍，用于治疗湿热内蕴、脘腹痞闷，如半夏泻心汤。

（6）茵陈。

性味归经：苦、辛，微寒。归脾经、胃经、肝经、胆经。

功效：清湿热，退黄疸。

主治：黄疸尿少。

配伍：

①与大黄、栀子等配伍，用于治疗湿热熏蒸导致的黄疸，如茵陈蒿汤；与茯苓、猪苓配伍，用于治疗黄疸湿重于热，如茵陈五苓散。

②与附子、干姜等配伍，用于治疗因受寒湿或素体阳虚而发生的阴黄，如茵陈术附汤。

（7）金钱草。

性味归经：甘、咸，微寒。归肝经、胆经、肾经、膀胱经。

功效：利水通淋，清热解毒。

主治：肝胆结石、湿热黄疸。

配伍：与茵陈、郁金、大黄等配伍，治疗肝胆结石及黄疸，以增强清利肝胆及排石的作用。

（8）栀子。

性味归经：苦，寒。归心经、肝经、肺经、胃经。

功效：护肝、利胆。

主治：胃脘痛、黄疸性肝炎。

配伍：

①常与香附、陈皮、川楝子、延胡索、川黄连配伍，治疗胃脘火痛及外感胃脘痛、里有热者，如清中汤。

②常与黄柏、茵陈蒿等配伍，治疗湿热郁结所致的黄疸、面目皮肤发黄、疲倦、饮食减少等症，如茵陈蒿汤。

（9）夏枯草。

性味归经：苦、辛，寒。归肝经、胆经。

功效：清肝热。

主治：黄疸。

配伍：与当归、白芍配伍，用于治疗肝郁血虚所致诸症。

6. 平肝抑阳

代赭石。

性味归经：苦、甘，平。归肝经、胃经、心包经。

功效：平肝镇逆。

主治：嗳气呕逆、噎膈反胃。

配伍：与旋覆花、半夏、人参配伍，用于治疗胃气虚弱、痰浊内阻、胃失和降之胃脘痞闷、嗳气呃逆或食入即吐、苔白滑者，如旋覆代赭汤。

7. 活血化瘀

（1）川芎。

性味归经：辛，温。归肝经、胆经、心包经。

功效：疏肝解郁。

主治：胸胁刺痛。

配伍：

①常与苍术、香附、神曲、栀子配伍，用于治疗胸脘痞闷、腹中胀满、饮食停滞、嗳气吞酸等症，如越鞠丸。

②可与柴胡、枳壳、白芍配伍，用于肝气郁结、脘腹胀满、纳呆食少等，如柴胡疏肝散。

③与柴胡、香附等配伍，用于治疗胸胁疼痛。

（2）桃仁。

性味归经：苦、甘，平。归心经、肝经、大肠经、肺经、脾经。

功效：破血行瘀，润燥滑肠。

主治：血燥便秘。

配伍：

①与大黄、牡丹皮配伍，用于治疗肠痈，如大黄牡丹汤。

②与火麻仁、柏子仁、当归、杏仁等配伍，用于治疗肠燥便秘，如润肠丸。

（3）三棱。

性味归经：辛，苦，平。归肝经、脾经。

功效：行气，消积止痛。

主治：食积胀痛。

配伍：常与莪术、青皮、陈皮配伍，用于治疗食滞腹胀；可与莪术、益智仁、茯苓等配伍，用于治疗伤食泄泻。

（4）莪术。

性味归经：辛、苦，温。归肝经、脾经。

功效：行气止痛。

主治：饮食积滞、胸腹满闷作痛。

配伍：

①与青皮、槟榔配伍，用于治疗食积之脘腹胀痛，如莪术丸。

②与党参、茯苓、白术等补气健脾药配伍，用于治疗脾虚食积之脘腹胀痛。

（5）乳香。

性味归经：辛、苦，温。归心经、肝经、脾经。

功效：调气活血，止痛。

主治：气血凝滞、心腹疼痛。

配伍：与川楝子、延胡索等配伍，用于治疗脘腹疼痛。

（6）没药。

性味归经：苦、辛，平。归肝经、脾经、心经。

功效：散血祛瘀，消肿止痛。

主治：心腹诸痛。

配伍：与延胡索配伍，用于治疗气滞血瘀之脘腹疼痛。

（7）五灵脂。

性味归经：苦、甘，温。归肝经、脾经。

功效：活血止痛，化瘀止血。

主治：心腹血气诸痛、小儿疳积。

配伍：常与蒲黄配伍，用于治疗瘀血阻滞之痛证，如失笑散。与延胡索、香附、没药等配伍，用于治疗脘腹胁痛。

（8）郁金。

性味归经：辛、苦，寒。归肝经、心经、肺经。

功效：行气解郁，利胆退黄。

主治：胸腹胁肋诸痛、黄疸。

配伍：

①与柴胡、白芍或川楝子、香附等配伍，用于治疗胁肋疼痛。

②常与茵陈、栀子、枳壳、青皮、芒硝等配伍，用于治疗黄疸。

（9）延胡索。

性味归经：辛、苦，温。归肝经、脾经。

功效：活血散瘀，行气止痛。

主治：气血瘀滞之痛证，胸胁、脘腹疼痛。

配伍：与川楝子配伍，用于治疗气滞血瘀胃脘作痛等症，如金铃子散。

（10）姜黄。

性味归经：苦、辛，温。归脾经、肝经。

功效：破血行气，通经止痛。

主治：血瘀气滞诸证、胸腹胁痛。

配伍：与当归、木香、乌药配伍，用于治疗血瘀气滞的心痛、腹痛、胸痛、胁痛，如姜黄散；临床亦常与延胡索、乌药、桂心配伍，如推气散。

（11）丹参。

性味归经：苦，微寒。归心经、肝经。

功效：祛瘀止痛。

主治：癥瘕积聚、胸腹刺痛。

配伍：

①常与川芎配伍，用于治疗胸胁疼痛。

②常与砂仁、檀香等配伍，用于治疗胸腹疼痛属气滞血瘀者，如丹参饮。

（12）茜草。

性味归经：苦，寒。归肝经。

功效：凉血止血，活血化瘀。

主治：便血、黄疸。

配伍：

①常与黄芩、地榆、槐角等配伍，用于治疗大肠蕴热之肠风便血，以清肠、凉血、止血。

②可与茵陈、山栀、大黄等配伍，用于治疗湿热黄疸，如茵陈蒿汤。

（13）蒲黄。

性味归经：甘、平。归肝经、心包经。

功效：止血，祛瘀。

主治：吐血、便血、心腹疼痛。

配伍：常与五灵脂配伍，用于治疗气滞血瘀之心腹疼痛、胸胁刺痛，如失笑散。

（14）虎杖。

性味归经：微苦，微寒。归肝经、胆经、肺经。

功效：清热解毒，利胆退黄。

主治：湿热黄疸。

配伍：与茵陈、金钱草等配伍，用于治疗黄疸、胆石症。

（15）降香。

性味归经：辛，温。归肝经、脾经。

功效：活血散瘀，止血止痛，降气。

主治：胸胁疼痛、秽浊内阻之呕吐腹痛。

配伍：

①常与牡丹皮、郁金等配伍，用于治疗内伤吐血，属血瘀或气火上逆所致者。

②常与五灵脂、川芎、郁金等配伍，用于治疗血瘀气滞之胸胁、心腹疼痛。

（16）刘寄奴。

性味归经：辛、微苦，性温。归心经、肝经、脾经。

功效：消食化积。

主治：食积不化，脘腹胀痛；便血；泄泻痢疾。

配伍：可与山楂、枳壳、白术配伍，用于治疗食积不化、脘腹胀痛。

（二）中成药

1. 茵栀黄颗粒

茵栀黄颗粒是由中药茵陈、栀子、黄芩等经水提醇沉工艺而制成的颗粒剂，方中黄芩清热燥湿，泻火解毒；栀子泻火除烦，通利三焦，与黄芩合用清热散结，荡涤热毒；金银花质轻疏散，能疏散在表之风热，更长于清解在里之热毒；茵陈清利湿热，清热解毒，利尿退黄，为治黄疸之要药，与黄芩、栀子、金银花合用，既可通过清热解毒以祛邪，又可清利肝胆湿邪以退黄。茵栀黄颗粒具有清热解毒、利湿退黄的功效，有退黄疸和降低丙氨酸氨基转移酶的作用。

（1）药物组成：茵陈、栀子、大黄、黄芩苷。

（2）药理作用。

①抗肝损伤作用：采用灌胃给药观察茵栀黄颗粒对四氯化碳（CCl_4）所引起的小鼠急性肝损伤的影响及其急性毒性，给药后观察动物摄食、活动、中毒症状并记录死亡动物数。结果显示，小鼠一次性灌胃给药，茵栀黄颗粒的最大耐受量为 32 g/kg。茵栀黄颗粒能明显降低 CCl_4 和 D- 半乳糖胺（D-GalN）所致肝损伤小鼠血清谷丙转氨酶（GPT）、谷草转氨酶（GOT）。表明茵栀黄颗粒为低毒药物，对 CCl_4 和 D-GalN 所致肝损伤具有保护作用，并能显著降低肝脏胶原蛋白含量，显著改善肝纤维化程度。

②利胆退黄作用：运用胆管结扎术制备胆汁淤积大鼠模型；进行生化检测和苏木精－伊红染色，观察茵栀黄颗粒的干预效果；流式细胞仪测定肝脏转运体钙离子－牛磺胆酸共转运蛋白（NTCP）、胆盐输出泵（BSEP）和多药耐药蛋白 2（MRP2）的表达。结果显示，与模型组相比，茵栀黄组肝细胞的脂肪病变和水肿较模型组显著减轻，MRP2的表达显著升高；但 NTCP、BSEP 的表达无明显变化。这表明肝细胞膜转运体 MRP2 的表达升高可能是茵栀黄颗粒的退黄利胆分子机制之一。

（3）临床应用。

①急性、慢性肝炎：主要用于湿热毒邪内蕴造成的急性、慢性肝炎和重症肝炎Ⅰ型。也可用于其他重症肝炎的综合治疗。临床上对急性、慢性病毒性肝炎的轻中度黄疸具有较好的退黄、护肝效果，有效率为90%。茵栀黄注射液也可用于重型肝炎的综合治疗，有明显的退黄、防止肝细胞进一步坏死、促进肝细胞再生、修复及防治继发感染之功效。另外，有报道用本品治疗新生儿败血症取得令人满意的效果。

有治疗慢性乙肝高胆红素血症报道，将70例患者随机分成治疗组、对照组2组，均给予葡萄糖、维生素C、维生素B、甘利欣等保肝治疗，治疗组加服茵栀黄颗粒。治疗前及治疗2周、4周后检测1次血清总胆红素（TBIL）、总胆汁酸（TBA）。结果通过治疗后，治疗组的治疗前后有显著性差异，治疗组血清TBIL、TBA明显低于对照组；通过评价客观疗效，治疗组总有效率达86.11%，明显高于对照组，两组有效率比较差异有统计学意义。这表明茵栀黄颗粒治疗乙型肝炎高胆红素血症疗效明确，未发现明显毒副反应，用药安全可靠。

②新生儿黄疸：为观察茵栀黄颗粒治疗新生儿病理性黄疸的临床疗效，选取病理性黄疸患儿100例，并将其随机分为治疗组及对照组，两组患儿均给予一般常规治疗。治疗组在常规治疗的基础上加用茵栀黄颗粒，并给予蓝光照射。对照组在常规治疗的基础上，加用蓝光照射。对两组患者的临床治疗效果进行比较。结果发现，治疗组的总有效率为100%，明显高于对照组，两组数据比较具有统计学差异。这表明茵栀黄颗粒治疗新生病理性黄疸具有良好的临床疗效。

（4）用法与用量：开水冲服，每次2袋（3 g/袋），每日3次。一个月为1个疗程。

2. 清开灵注射液（颗粒）

清开灵注射液是安宫牛黄丸的剂型改良，广泛应用于临床，具有清热解毒、化痰通络、醒神开窍等功效，主要对邪热、痰浊、瘀血、内风等诸多病因和病理变化进行综合治疗。

（1）药物组成：胆酸、珍珠母、猪去氧胆酸、栀子、水牛角、板蓝根、黄芩苷、金银花。

（2）药理作用。

①抗肝损伤作用：清开灵对实验性肝损伤大鼠的组织化学改变能起到明显的治疗作用，用药组核糖核酸（RNA）及蛋白质含量明显增加，线粒体及其氧化还原酶（山梨醇脱氢酶、细胞色素氧化酶、单胺氧化酶）、水解酶（酸性磷酸酶等）均恢复较好，且具有清除肝内代谢产物、清除炎症、修复损害细胞的作用。实验还证实，清开灵明显抑制肝细胞脂质过氧化物（LPO）的生成，抵抗内毒素所致肝细胞脂质过氧化损伤，有效地保护肝细胞。

②对免疫调节机制的作用：清开灵能明显提高小鼠腹腔巨噬细胞吞噬率和吞噬指数，与正常对照组相比，呈现药物量效反应；并证实清开灵能增加大鼠腹腔多形核白细胞（PMN）过氧化氢（H_2O_2）量的释放，随着清开灵浓度的增加，PMN释放的H_2O_2量也随之增加，呈现剂量依赖关系。这些资料表明清开灵不仅能提高吞噬能力，而且能增加

细胞内氧化杀菌能力，防御病原物的侵入，保持机体的稳定性，提高机体的免疫机制。

③对脂质过氧化物的作用：清开灵具有抑制家兔肝匀浆 LPO 生成的作用，因此可以阻止或减少自由基对脑组织细胞不饱和脂肪酸的连锁氧化反应的进行，对保护组织细胞膜的结构和功能十分有益。

④其他作用：清开灵有抗菌、抗病毒、抗感染和解热作用。解热作用机制研究发现，清开灵不仅明显抑制大肠埃希菌内毒素引起的发热反应，而且还能明显抑制大肠埃希菌内毒素引起的中枢性发热介质环磷酸腺苷（cAMP）含量的增多。结果表明，其对正常体温没有明显的影响。

（3）临床应用。

①病毒性肝炎：用清开灵静脉滴注治疗急性黄疸性肝炎 101 例、西药对照组 106 例。治疗后清开灵组的 GPT、TBIL 复常时间均少于西药组，且两项指标差异均具有极显著性，清开灵停用后无临床症状及肝功能指标反跳现象。用清开灵治疗 33 例乙肝活动期高酶状态，经过 4 周治疗，21 例 GPT 恢复正常，4 例高胆红素血症血清胆红素均正常。乙型肝炎表面抗原（HBsAg）阳性转阴 11 例，2 例 HBsAg、乙型肝炎 e 抗原（HBeAg）阳性转阴。经益肾解毒汤治疗，1 个月后复查无反复。

②慢性乙型肝炎肝纤维化：为观察清开灵对慢性乙型肝炎肝纤维化的影响，将确诊的 400 例慢性乙型肝炎肝纤维化患者随机分为治疗组和对照组各 200 例。结果发现治疗组总疗效优于对照组；治疗组血清胆红素、氨基转移酶、肝功能白球比例（A/G）恢复正常的人数明显增加，病毒标志物转阴人数增加，纤维化指标明显下降。这表明清开灵能降低肝纤维化指标，从而阻止或逆转慢性乙型肝炎肝纤维化。

③肝癌：用清开灵合中医辨证用药治疗原发性肝癌 74 例，治疗组 54 例加用清开灵静脉滴注，对照组 20 例不用清开灵。结果两组主症消失率分别为 66.5%、31.7%，差异有极显著性；主要体征消失率分别为 15.0%、12.8%；肝功能复常率分别为 49.2%、34.0%，明显优于对照组，但差异无显著性。

④感染性疾病：用清开灵治疗急性上呼吸道感染 309 例，以林可霉素注射液治疗 91 例做对照。结果清开灵愈显率为 84.14%，林可霉素组愈显率为 75.83%，前者疗效优于后者。清开灵降低体温平均起效时间较林可霉素短，但不同剂量之间疗效差异无显著性。清开灵各剂量组及总体降低白细胞总数的效果均与林可霉素相仿。

⑤其他疾病：清开灵可治疗急性脑血管疾病、血管性痴呆、病毒性脑炎、慢性肾功能不全等症。

（4）用法与用量。注射剂：肌内注射，每日 2 ～ 4 mL；重症患者静脉滴注，每日 20 ～ 40 mL，以 10% 葡萄糖注射液 200 mL 或氯化钠注射液 100 mL 稀释后使用。

颗粒剂：口服，每次 1 ～ 2 袋（3 g/ 袋），每日 2 ～ 3 次，开水冲服。

（5）不良反应及注意事项：清开灵注射液偶有过敏反应，可见皮疹、面红、局部疼痛、过敏性喉头水肿等，少数患者可发生过敏性休克，表现为呼吸困难、面色苍白等休克症状；偶可引起消化道反应，表现为胃部不适、腹痛、恶心、呕吐；偶可引起输液反应，表现为寒战、发热、胸闷、抽搐等现象；尚有表现为发冷、发抖、头晕、无力、惊厥、头痛等不良反应现象。故有过敏或严重不良反应病史者禁用，有其他药物过敏史者慎用；本品如发现药液出现浑浊、沉淀、变色、漏气等现象时不得使用；有表证恶寒发热者慎用；注射液稀释以后，必须在 4 h 以内使用，注意滴速勿快，儿童以 20 ～ 40 滴 / 分为宜，成年人以 40 ～ 60 滴 / 分为宜；如出现不良反应，应及时停药并给予脱敏处理，对症治疗。

3. 双虎清肝颗粒

双虎清肝颗粒为《中国药典》2010 年版新增品种，具有清热利湿、化痰宽中、理气活血的功效。其用于湿热内蕴所致的胃脘痞闷、口干不欲饮、恶心厌油、食欲缺乏、胁肋隐痛、腹部胀满、大便黏滞不爽或臭秽，或身目发黄、舌质暗边红、舌苔厚腻或黄腻、脉弦滑或弦数者，以及慢性乙型肝炎见有上述症候者。

（1）药物组成：金银花、白花蛇舌草、野菊花、紫花地丁、瓜蒌、枳实、丹参、虎杖、黄连、蒲公英、法半夏、甘草等。

（2）药理作用。

①抗肝损伤作用：为探讨双虎清肝颗粒对四氯化碳诱发大鼠肝损伤模型肝组织基因表达谱的影响，采用清洁级 SD 大鼠 60 只，随机均分为 6 组：A 组（正常对照组）、B 组（空白模型组）、C1 组（双虎清肝颗粒小剂量组）、C2 组（双虎清肝颗粒中剂量组）、C3 组（双虎清肝颗粒大剂量组）、D 组（水飞蓟素对照组）。除正常对照组外，均皮下注射 40% CCl_4 8 周，各治疗组再给予不同剂量双虎清肝颗粒干预 8 周；水飞蓟素对照组给予水飞蓟素干预 8 周，观察干预前后 6 组大鼠肝脏组织基因表达谱的变化。结果发现，A 组大鼠各基因表达无明显变化。CCl_4 干预后，B 组、C1 组、C2 组、C3 组、D 组与 A 组相比，表达下调的基因有 CY 相关基因、脂代谢相关基因、蛋白质糖基化相关基因；表达上调的基因有与细胞周期和细胞凋亡相关的基因，与脂转运相关基因，参与细胞黏附、细胞连接和胶原形成的基因。双虎清肝颗粒干预后，C1、C2、C3、D 组与 B 组比较，CY 相关基因、蛋白质糖基化相关基因、脂代谢相关基因的表达均上调；双虎清肝颗粒干预前后 C1、C2、C3 组间比较，干预前上调者干预后下调明显，干预前下调者干预后上调明显，且随着双虎清肝颗粒剂量的增加，基因表达的幅度也增加。双虎清肝颗粒干预后 C1、C2、C3 组与 D 组比较，其基因表达的改变和双虎清肝颗粒导致的基因表达改变不同（有下调，有无变化，也有上调）。这表明双虎清肝颗粒能够从基因水平减轻 CCl_4 诱发的肝脏损伤，并且量效关系明显。

②抗肝纤维化作用：为探讨双虎清肝颗粒对 CCl_4 诱发大鼠肝纤维化的防治作用，采用清洁级 SD 大鼠 60 只，随机分成 6 组，除空白对照组外，其余各组大鼠均经皮下注射 400 mL/L CCl_4 8 周，各治疗组再给予不同剂量双虎清肝颗粒干预，阳性对照组给予水飞蓟素干预，化学发光法检测 6 组大鼠血清肝纤维化指标，取大鼠肝脏做组织病理学检查。实验结果表明，C1、C2、C3 组大鼠双虎清肝颗粒干预后，大鼠的肝纤维化指标、病理检

查结果与 B 组大鼠对应指标比较均具有显著性差异，证实了双虎清肝颗粒具有改善肝脏纤维化的作用。双虎清肝颗粒干预的三组大鼠的肝纤维化指标与水飞蓟素阳性对照组比较无统计学差异，提示双虎清肝颗粒对 CCl_4 引起的肝纤维化的治疗作用与公认有效的水飞蓟素的治疗作用相当。

为探讨双虎清肝颗粒对四氯化碳诱发肝纤维化大鼠血清 TGF-β1、TMP-1、MMP-2 及 MMP-9 的影响，采用清洁级 SD 大鼠 60 只，随机分成 6 组：正常对照组、模型组、双虎清肝颗粒低剂量组、双虎清肝颗粒中剂量组、双虎清肝颗粒高剂量组、水飞蓟素对照组。除正常对照组外，均皮下注射 400 mL/L 四氯化碳 3 mL/kg 体重，8 周后各治疗组给予不同剂量双虎清肝颗粒干预，给予水飞蓟素干预，ELISA 法检测大鼠血清 TGF-β1、MMP-2、MMP-9 及 TMP-1。结果正常对照组与模型组比较，4 项指标均有极显著差异；其他各组与模型组比较，4 项指标均有显著差异。这表明双虎清肝颗粒能够通过降低大鼠血清 TGF-β1、TMP-1，提高大鼠血清 MMP-2、MMP-9 而发挥抗肝纤维化作用，并且量效关系明显。

为探讨双虎清肝颗粒对 CCl_4 诱发肝纤维化大鼠血清 TNF-α、IL-6、IL-10 的影响，采用清洁级 SD 大鼠 60 只，随机分成 6 组，除正常对照组外，均经皮下注射 400 mL/L 四氯化碳 8 周，后各治疗组给予不同剂量双虎清肝颗粒干预 8 周，阳性对照组给予水飞蓟素干预 8 周，股动脉取血，EUSA 法检测大鼠血清 TNF-α、IL-6、IL-10。结果如下。TNF-α：与 B 组比较，A 组 $P < 0.01$，C1、C2、C3、D 组 $P < 0.05$。IL-6：与 B 组比较，A 组 $P < 0.01$，C1、C2、C3、D 组 $P < 0.05$。IL-10：与 B 组比较，A 组 $P < 0.01$，C1、C2、C3、D 组 $P < 0.05$。这表明双虎清肝颗粒能够通过降低大鼠血清 TNF-α、IL-6，提高大鼠血清 IL-10 而发挥抗肝纤维化作用，并且量效关系明显。

（3）临床应用。

①急性黄疸型肝炎：为观察应用双虎清肝颗粒治疗急性黄疸性肝炎的临床疗效，将 120 例患者随机分为两组，应用双虎清肝颗粒为治疗组，应用甘利欣等为对照组，两组均为 60 例，分别观察两组降酶、退黄及临床疗效，疗程为 4 周。结果发现治疗组总有效率为 91.7%，与对照组比较，差异无统计学意义。表明双虎清肝颗粒具有较快的降酶退黄作用，服用方便，使用安全，值得临床应用。

②慢性乙型肝炎：将 67 例门诊慢性乙型肝炎患者随机分为 2 组。治疗组口服双虎清肝颗粒，同时口服阿德福韦酯；对照组口服阿德福韦酯（欣复诺），疗程均为半年，随访观察 6 个月。观察结果表明，应用双虎清肝颗粒联合阿德福韦酯治疗 HBeAg 阴性的慢性乙型肝炎的临床观察表明，治疗 6 个月，抗乙肝病毒脱氧核糖核酸（HBV-DNA）应答率治疗组优于对照组，而且在随访 6 个月时 HBV-DNA 的持续应答率，治疗组也优于对照组。为探讨双虎清肝颗粒在 HBV-DNA 低水平复制的慢性乙型肝炎抗病毒方面的疗效，将 80 例 HBV-DNA 在 $1 \times 10^3 \sim 1 \times 10^5$ 拷贝 / 毫升的慢性乙肝患者随机分为治疗组（n ＝ 44）和对照组（n ＝ 36），治疗前和治疗结束时分别检测肝功能和 HBV 标志的变化。疗

程结束后 3 ～ 6 个月随访 2 次。结果发现，治疗组 TBIL 复常率、HBV-DNA 的阴转率均明显高于对照组，GPT 及 GOT 的复常率、HBeAg 阴转率高于对照组，但无显著意义。停药后 3 ～ 6 月随访亦显示治疗组的 TBIL 复常率、HBV-DNA 的阴转率均优于对照组。这表明双虎清肝颗粒对低水平复制的 HBV-DNA 具有抑制作用，对恢复肝功能具有良好的作用，临床疗效肯定且停药后短期内不易复发。

③脂肪肝：探讨双虎清肝颗粒联合丹田降脂丸治疗脂肪肝肝炎的疗效，选择脂肪肝患者 90 例作为研究对象，分为对照组和研究组，对照组采用常规的对症治疗，研究组采用双虎清肝颗粒和丹田降脂丸进行治疗，疗程均为 2 个月，比较两组的治疗效果。结果显示研究组总有效率为 88.89%，对照组总有效率为 62.22%，两组患者治疗总有效率比较差异存在统计学意义，研究组和对照组治疗前后 GPT、γ- 谷氨酰转肽酶（γ-GT），总胆固醇（TG）和甘油三酯（TC）差异均存在统计学意义，治疗后两组患者生化指标比较显示，各种生化指标 GPT、γ-GT、TG 和 TC 差异均存在统计学意义。表明采用双虎清肝颗粒联合丹田降脂丸治疗脂肪肝肝炎疗效显著，值得临床推广。

（4）用法与用量：开水冲服，每次 1 ～ 2 袋，每日 2 次，或遵医嘱。

4. 黄疸茵陈冲剂

（1）药物组成：茵陈、黄芩、制大黄、甘草。

（2）药理作用：现代药理研究证明，该药可扩张肝胆管，促进胆汁分泌，加速胆汁排泄，助消化，增进食欲，因而能起到护肝退黄作用，同时还证实该药具有一定的抗细菌和抗病毒作用。

（3）临床应用：临床主要用于预防新生儿溶血病。孕妇妊娠期拟诊为 ABO 血型溶血病者，可预防性使用。

（4）用法与用量：每日 1 ～ 2 次，每次 1 包，直至分娩。

（5）不良反应及注意事项：该药在应用过程中未发现不良反应，安全可靠。

5. 柴胡疏肝散

本方出自《景岳全书》，为疏肝理气之代表方剂。本方疏肝解郁，行气止痛，主治肝气郁滞证、胁肋疼痛，或寒热往来，嗳气太息，脘腹胀满，脉弦。现代常用于肝炎、慢性胃炎、胆囊炎、肋间神经痛等属肝郁气滞者。

（1）药物组成：柴胡、陈皮、芍药、枳壳、川芎、甘草、半夏、厚朴、制香附。

（2）药理作用。

①抗肝损伤、利胆作用：本方中的甘草可使 CCl_4 所致大鼠肝脏的变性坏死显著减轻，肝细胞内糖原及核酸含量恢复正常，血清氨基转移酶降低。柴胡也有显著的抗肝损伤、利胆作用。

②抗肝纤维化作用：用 CCl_4 制备成大鼠肝纤维化模型，观察到柴胡疏肝煎剂可通过降低肝纤维化大鼠血清中的 IL-6 和 TNF-α 浓度并进一步抑制肝脏的炎症反应，减轻肝脏损伤而起到治疗肝纤维化的作用，这为临床运用柴胡疏肝散方及其制剂治疗肝纤维化提

供了实验依据。

③镇静、镇痛、抗感染及解热作用：现代药理研究表明，方中芍药对中枢神经系统有抑制、镇静作用，并对平滑肌有松弛作用。柴胡主含皂苷及挥发油，有镇静和镇痛作用，并有抗感染、解热、利胆作用。陈皮主含挥发油，有松弛平滑肌作用，有抗感染、抗溃疡作用。制香附含挥发油和糖类，可提高小鼠的痛阈，有镇痛作用及健胃、驱除消化道积气的作用。枳壳含挥发油、黄酮苷等，有健胃作用。半夏有镇吐作用。厚朴含挥发油，对动物肠管平滑肌有兴奋作用，对肌肉和神经有较轻的麻醉作用。

（3）临床应用。

①慢性乙型病毒性肝炎：同期用柴胡疏肝散与健肝灵进行对照观察。从临床观察初步证实柴胡疏肝散与健肝灵对慢性乙肝均有相同的降酶作用，柴胡疏肝散的退黄效果尚比健肝灵有效。有人选择已确诊为慢性乙肝患者112例，随机分为治疗组和对照组。对照组采用派罗欣（聚乙二醇干扰素）治疗，治疗组在对照组治疗的基础上加用柴胡疏肝散加减治疗。两组患者均治疗24周后观察临床疗效，结果发现治疗组对促进临床症状、体征恢复、肝功能恢复等明显优于对照组，对HBeAg阴转、HBeAb阳转有显著意义。这表明派罗欣联合柴胡疏肝散治疗慢性乙肝疗效显著，值得临床进一步研究及推广应用。

②慢性丙型肝炎：有人将62例患者随机分成两组，对照组30例，注射聚乙二醇干扰素、口服利巴韦林治疗；治疗组32例，在对照组治疗的基础上加服柴胡疏肝散。结果发现在病毒学疗效上，治疗组在抑制丙肝病毒核糖核酸（HCV-RNA）复制、病毒学标志方面优于对照组，差异有显著性意义；在肝功能疗效上与治疗前比较，两组肝功能均有显著改善，治疗组优于对照组，表明柴胡疏肝散结合抗病毒能够显著改善慢性丙型肝炎患者血清病毒学多项指标，提示该方有较好的治疗效果。

此病迁延日久，故常见气滞血瘀，瘀血停积，阻塞胁络，胁痛加剧，故宜疏肝理气、止痛。本药对无黄疸性肝炎、肝区隐痛、胸胁胀满的疗效好。对肝硬化腹腔积液用本方加活血化瘀方剂并配合西药利尿剂，效果较好。

③胆囊炎、胆石症：毛氏用辨证论治的方法治疗慢性胆道感染，在胆石症208例的体会中，对肝郁气滞型，症见右胁痛不适，时重时轻，且与情志有关；口苦咽干，胃脘胀满，时有呕恶，食少便秘，舌边红、苔薄腻，脉弦。治宜疏肝利胆，理气和胃，方用柴胡疏肝散增减，柴胡、白芍、郁金、生地黄、虎杖、川芎、陈皮、黄芩、当归、佛手、绿萼梅、川楝子、大黄（后下）。加减，食滞脘胀加生山楂、谷麦芽，尿赤目黄加茵陈、栀子，可取得较为满意的疗效。

④其他疾病：柴胡疏肝散可以治疗慢性胃炎、胃及十二指肠溃疡、胃神经官能症，以及急性、慢性视神经炎等。与肝郁气滞有关者效果较好。

（4）用量与用法：每50粒重3g，每次6～9g，每日3次，空腹温开水送服。

（5）不良反应及注意事项：阴虚火旺者忌服，服药过程中出现口燥咽干、舌红少苔、难安睡症状时，应停服。

第四章 泌尿系统疾病

第一节 急性肾小球肾炎

急性肾小球肾炎（AGN）简称急性肾炎，多见于 β- 溶血性链球菌 A 组感染后，也可见于其他细菌或病原微生物感染，如细菌（肺炎球菌、脑膜炎球菌、淋球菌、伤寒杆菌等）、病毒（水痘病毒、腮腺炎病毒、EB 病毒等）、支原体、立克次体（斑疹伤寒）、螺旋体（梅毒）、真菌（组织胞质菌）、原虫（疟疾）及寄生虫（旋毛虫、弓形虫），故又称为急性感染后肾小球肾炎（APGN）。本病通常急性起病，突然出现血尿、蛋白尿、水肿、少尿、一过性高血压和短暂氮质血症，即急性肾炎综合征，多见于 5 ～ 14 岁的儿童和青年，男女比例为 2:1。

一、诊断

（一）临床表现

1. 前驱症状

链球菌感染与急性肾小球肾炎的发病有一定潜伏期，通常为 1 ～ 3 周，平均为 10 天，呼吸道感染者的潜伏期较皮肤感染者短。感染的程度与病变的轻重不一致。

2. 肾损害的表现

起病急，病情轻重不一。

（1）轻症者呈隐匿性肾炎综合征，仅有尿检及血清 C3 异常。

（2）典型者呈急性肾炎综合征，即以突发的血尿、蛋白尿、高血压、水肿为主要临床表现，可伴有一过性肾功能受损。

（3）重症者呈少尿型急性肾衰竭。

（二）辅助检查

1. 实验室检查

（1）血象：可有轻度贫血，白细胞计数可正常或升高；红细胞沉降率（血沉）急性期常加快。

（2）尿常规：患者几乎都有肾小球源性血尿，约 30% 的患者呈肉眼血尿、程度不等的蛋白尿；约 20% 的患者表现为大量蛋白尿，可见白细胞、上皮细胞、颗粒管型和红细胞管型等。

（3）肾功能检查：可有肾小球滤过功能降低，出现一过性的氮质血症；肾小管功能多正常。

（4）血清补体测定：动态观察 C3 的变化对诊断急性肾小球肾炎非常重要，起病初期血清补体（C3 和 CH50）下降，并于起病 8 周内逐渐恢复正常，血清补体的这一变化在急性肾小球肾炎诊断及鉴别诊断上意义重大。

（5）病原学检查。

①咽拭子和细菌培养：急性链球菌感染后，肾炎自咽部或皮肤感染灶培养细菌，结果可提示链球菌的感染，但阳性率仅为 20%～30%。

②抗链球菌溶血素 O 抗体（ASO）链球菌感染后 3 周，ASO 滴度开始上升，3～5 周达到高峰，持续 6 个月或更长才逐渐恢复正常。AS0 滴度上升 2 倍以上，高度提示近期有链球菌感染。

2.影像学检查

双肾 B 超急性期示增大。

3.病理检查

（1）大体解剖：急性肾炎肾小球急性期肾肿大，色灰白而光滑，故又称为"大白肾"。

（2）光镜：急性肾小球肾炎的病理类型为毛细血管内增生性肾炎，可见肾小球内皮细胞及系膜细胞弥散增生，急性期可有中性粒细胞及单核细胞浸润；肾小管病变多不明显。

（3）免疫荧光：可见免疫球蛋白 G（IgG）及 C3 呈粗颗粒于系膜区及毛细血管壁沉积。

（4）电镜：上皮下可见驼峰样大块电子致密物。

（三）诊断要点

（1）链球菌感染后 1～3 周突发血尿、蛋白尿、水肿及高血压，伴或不伴肾功能损害，均应怀疑急性肾小球肾炎。

（2）血清补体 C3 动态的变化（起病初期下降，8 周内逐渐恢复正常），急性肾小球肾炎的临床诊断即可成立。

（3）临床表现欠典型，则需行肾穿刺活检以明确诊断，其病理类型为毛细血管内增生性肾炎。

（四）鉴别诊断

1.隐匿型肾小球肾炎

轻型急性肾小球肾炎需与隐匿型肾小球肾炎鉴别。隐匿型肾小球肾炎患者血清补体应正常；肾活检病理类型常为肾小球轻微病变、轻度系膜增生性肾小球肾炎或局灶阶段性增生性肾小球肾炎，均与急性肾小球肾炎不同。

2.慢性肾小球肾炎急性发作

慢性肾小球肾炎急性发作与急性肾小球肾炎的鉴别见表 4-1。

表 4-1 慢性肾小球肾炎急性发作与急性肾小球肾炎的鉴别

	慢性肾小球肾炎急性发作	急性肾小球肾炎
感染到发病的间期	不到 1 周	1～3 周
血清补体	50%～75% 的系膜毛细血管性肾炎患者血清补体 C3 也下降，但为持续性，8 周内不恢复正常；系膜增生性肾小球肾炎患者血清补体 C3 正常	血清补体起病初期 C3 下降，8 周内逐渐恢复
病理表现	多为系膜毛细血管性肾炎及系膜增生性肾小球肾炎	毛细血管内增生性肾炎
疾病过程	慢性进展性疾病	自限性疾病

3. 急进性肾小球肾炎

重型急性肾小球肾炎临床酷似急进性肾小球肾炎，鉴别要点如下。

（1）免疫学检查：Ⅰ 型急进性肾小球肾炎抗肾小球基底膜（GBM）多阳性、Ⅲ 型急进性肾小球肾炎抗中性粒细胞胞质抗体（ANCA）多阳性，且 Ⅰ 型、Ⅲ 型急进性肾小球肾炎血清补体 C3 多正常，这可与急性肾小球肾炎鉴别；而 Ⅱ 型急进性肾小球肾炎患者血清补体 C3 也可降低，与急性肾小球肾炎较难鉴别。

（2）病理表现：急进性肾小球肾炎为新月体肾炎，而急性肾小球肾炎为毛细血管内增生性肾炎，肾穿刺活检是二者鉴别的关键。

4. 过敏性紫癜肾炎或系统性红斑狼疮肾炎

过敏性紫癜肾炎或系统性红斑狼疮肾炎均可出现急性肾炎综合征，但二者有各自的全身系统疾病的临床表现和实验室检查，可与急性肾小球肾炎鉴别。

二、治疗

本病治疗以休息及对症治疗为主，改善肾功能，预防和控制并发症，促进机体自然恢复，不宜应用糖皮质激素及细胞毒类药物。

（一）祛除病因及诱因治疗

（1）有明确感染灶时应选用无肾毒性抗生素治疗，但一般不主张长期预防性使用抗生素。

（2）若病程已有 3～6 个月，尿化验检查仍异常，且考虑与扁桃体病灶相关时，在肾炎病情稳定的情况下（无水肿及高血压、肾功能正常，尿蛋白少于一个加号，尿沉渣红细胞少于 10 个 / 高倍视野），可行扁桃体摘除术，术前后 2 周均需注射青霉素。

（二）对症治疗

1. 休息

急性肾小球肾炎卧床休息十分重要。当水肿消退、肉眼血尿消失、血压恢复正常，可适量增加活动量，防止骤然增加。

2. 饮食

水肿明显及高血压患者应限制饮食中水和钠的摄入；肾功能正常者无须限制蛋白质的摄入，肾功能不全者应以优质低量蛋白质为主。

3. 利尿消肿

轻度水肿无须治疗，经限盐和休息即可消失。明显水肿者，可用呋塞米、氢氯噻嗪等。一般不用保钾利尿药，尤其少尿时，因为其易导致高钾血症。

4. 降压治疗

降压药首选利尿药，利尿后血压仍控制不满意者，再选用血管扩张药、α受体阻滞剂、钙通道阻滞剂。急性肾小球肾炎血浆肾素水平常降低，故β受体阻滞剂或 ACEI 降压效果常不佳，且后者尚可引起高钾血症，一般不用。

（三）替代治疗

少数急性肾衰竭有透析指征者，应给予透析治疗以帮助度过急性期。本病具有自愈倾向，肾功能多可逐渐恢复，一般无须长期透析。

第二节 慢性肾小球肾炎

慢性肾小球肾炎是指由各种病因引起的不同病理类型的双侧肾小球弥散性或局灶性炎症改变，临床起病隐匿、病程冗长、病情多发展缓慢的一组原发性肾小球疾病的总称。其临床表现复杂，有水肿、血尿、高血压等表现，尿常规检查以蛋白尿、管型、红细胞为主。本病治疗困难，预后相对较差。

一、诊断

（一）临床表现

本病大多数隐匿起病，病程冗长，病情多缓慢进展。由于不同的病理类型，临床表现不一致，多数病例以水肿为首发症状，轻重不一，轻者仅面部及下肢微肿，重者可出现肾病综合征，有的病例则以高血压为首发症状，进而发现为慢性肾小球肾炎，也可表现为无症状蛋白尿和（或）血尿，或仅出现多尿及夜尿，或在整个病程无明显体力减退直至出现严重贫血或尿毒症为首发症状。

1. 水肿

在整个疾病的过程中，大多数患者会出现不同程度的水肿。水肿程度可轻可重，轻者仅早晨起床后发现眼眶周围、面部肿胀或午后双下肢、踝部出现水肿，严重的患者可出现全身水肿。然而，也有极少数患者在整个病程中始终不出现水肿，往往容易被忽视。

2. 高血压

有些患者是以高血压症状来医院救治的，医师通过尿液检查诊断为慢性肾小球肾炎引起的血压升高。对慢性肾小球肾炎患者来说，高血压的发生是一个迟早的过程，其血压升高可以是持续性的，也可以间歇出现，并以舒张压升高为特点。

3. 尿异常改变

尿异常几乎是慢性肾小球肾炎患者必有的现象，包括尿量变化和镜检的异常。有水肿的患者会出现尿量减少，且水肿程度越重，尿量减少越明显，无水肿患者尿量多数正常。当患者的肾受到严重损害，尿的浓缩 - 稀释功能发生障碍后，还会出现夜尿量增多和尿比重下降等现象。几乎所有的慢性肾小球肾炎患者都有蛋白尿，尿蛋白的含量不等，可以从（±）到（++++）。在尿沉渣中可见到程度不等的红细胞、白细胞、颗粒管型、透明管型。急性发作时，可有明显的血尿，甚至出现肉眼血尿。除此之外，慢性肾小球肾炎患者还会出现头晕、失眠、精神差、食欲缺乏、不耐疲劳、程度不等的贫血等临床症状。

（二）辅助检查

1. 实验室检查

（1）血象：肾功能减退时可有不同程度的贫血。

（2）尿常规：尿液检查可表现为轻重不等的蛋白尿（1 ～ 3 g/d）和（或）血尿、管型尿等。

（3）肾功能：早期正常，后期可有不同程度的血肌酐（Cr）、血尿素氮（BUN）的升高，内生肌酐清除率（Ccr）下降；尿浓缩稀释功能减退。

2. 影像学检查

双肾 B 超示肾早期双肾大小、形态多属正常，或见双肾弥散性损害，回声不均匀；后期随着肾功能下降，双肾对称性缩小，皮质变薄。

3. 病理检查

（1）慢性肾小球肾炎可由多种病理类型引起，常见类型有系膜增生性肾小球肾炎、系膜毛细血管性肾小球肾炎、膜性肾病、微小病变性肾小球硬化及局灶性节段性肾小球肾炎。

（2）病变进展至后期，所有上述不同类型的病理变化均可转化为程度不等的肾小球硬化，相应肾单位的肾小管萎缩，肾间质纤维化。晚期病理类型均可转化为硬化性肾小球肾炎。

目前为止，无法从慢性肾小球肾炎的临床表现推论其确切病理变化如何，因此只有依靠肾穿刺活检才能做出病理诊断。

（三）诊断要点

（1）本病起病隐匿，进展缓慢，病情迁延，临床表现可轻可重或时轻时重。随着病情发展，肾功能逐渐减退，后期可出现贫血、电解质紊乱、血尿素氮升高、血肌酐升高等情况。

（2）尿检查异常，常有长期持续性蛋白尿、血尿（相差显微镜多见多形态改变的红细胞），可有管型尿、不同程度的水肿、高血压等表现。

（3）病程中可因呼吸道感染等原因诱发慢性肾小球肾炎急性发作，出现类似急性肾小球肾炎的表现。

（4）排除继发性肾小球肾炎后，方可诊断为原发性肾小球肾炎。

（四）鉴别诊断

1. 原发性肾病综合征

慢性肾小球肾炎与原发性肾病综合征在临床表现上十分相似，但慢性肾小球肾炎多见于青壮年，常有血尿，出现高血压和肾功能减退也较多，尿蛋白的选择性差；而原发性肾病综合征多见于儿童，无血尿、高血压、肾功能不全等表现，尿蛋白有良好的选择性。对于激素和免疫抑制药的治疗，原发性肾小球肾病患者非常敏感，而慢性肾小球肾炎患者效果较差。最后，肾活检可帮助诊断。

2. 慢性肾盂肾炎

慢性肾盂肾炎的临床表现可类似慢性肾小球肾炎，但详细询问有尿路感染的病史（尤其是女性），尿中白细胞较多，可有白细胞管型，尿细菌培养阳性，静脉肾盂造影和核素肾图检查有双侧肾损害程度不等的表现，这些都有利于慢性肾盂肾炎的诊断。

3. 结缔组织疾病

系统性红斑狼疮、结节性多动脉炎等结缔组织病中肾损害的发生率很高，其临床表现可与慢性肾小球肾炎相似，但此类疾病大多同时伴有全身和其他系统的症状，如发热、皮疹、关节痛、肝脾大，化验时可以发现特征性指标异常（如狼疮肾炎血液化验可见血细胞下降、免疫球蛋白增加，可查到狼疮细胞，抗核抗体阳性，血清补体水平下降，肾组织学检查可见免疫复合物广泛沉积于肾小球的各个部位。免疫荧光检查常呈"满堂亮"表现）。

4. 恶性高血压

恶性高血压多见于患有高血压的中年人，常在短期内会引起肾功能不全，故易与慢性肾小球肾炎并发高血压者相混淆。恶性高血压的血压比慢性肾小球肾炎为高，常在200/130 mmHg 或更高。但起病初期尿改变大多不明显，尿蛋白量少，无低蛋白血症，无明显水肿。由于恶性高血压时的小动脉硬化坏死是全身性的，故常见视网膜小动脉高度缩窄、硬化，并常伴有出血和渗血、视盘水肿、心脏大，心功能不全也较明显，这些均可作为鉴别诊断的依据。若慢性肾小球肾炎并发高血压而演变为恶性高血压者，则是有长期慢性肾炎病史的患者，病情突然恶化，出现血压明显升高，肾功能迅速恶化，并出现视网膜出血、视盘水肿，甚至出现高血压脑病等症状。

二、治疗

慢性肾小球肾炎的治疗应以防止或延缓肾功能进行性恶化、改善或缓解临床症状，以及防治严重并发症为主要目标，因此常强调综合性防治。

（一）一般治疗

1. 休息

劳累可加重高血压、水肿和尿检异常，因此注意休息、避免劳累在疾病的慢性进程中非常重要。

2. 饮食

（1）蛋白质摄入：慢性肾小球肾炎患者应根据肾功能减退程度决定蛋白质摄入量。轻度肾功能减退者宜摄入 0.6 g/（kg·d），以优质蛋白（牛奶、蛋类、瘦肉等）为主，适当辅以 α-酮酸或必需氨基酸。低蛋白饮食时，可适当增加糖类的摄入，以满足机体能量需要，防止负氮平衡。如患者肾功能正常，则可适当放宽蛋白质摄入量，一般不宜超过 1.0 g/（kg·d），以免加重肾小球高滤过等所致的肾小球硬化。对于慢性肾小球肾炎、肾功能损害的患者，长期限制蛋白摄入势必导致必需氨基酸的缺乏，因此补充 α-酮酸是必要的。α-酮酸含有必需氨基酸（赖氨酸、苏氨酸、色氨酸），还含有相应的酮酸（异亮氨酸、亮氨酸、苯丙氨酸、缬氨酸及蛋氨酸的酮酸），此外尚含组氨酸和酪氨酸。酮酸以钙盐形式存在，摄入后经过转氨基作用，形成相应的氨基酸，可使机体既获取必需氨基酸，又减少了不必要的氨基酸，还提供了一定量的钙，对肾性高磷酸盐血症和继发性甲状旁腺功能亢进具有良好作用。

（2）盐的摄入：有高血压和水肿的慢性肾小球肾炎患者应限制盐的摄入，建议小于 3.0 g/d，特别应注意食物中含盐的调味品，少食腌制食品。

（3）脂肪摄入：高脂血症是促进肾病变加重的独立危险因素。慢性肾小球肾炎，尤其是大量蛋白尿的患者更容易出现脂质代谢紊乱，临床表现为高脂血症。因此，应限制脂肪的摄入，尤其应限制摄入含有大量饱和脂肪酸的肉类。

（二）药物治疗

1. 积极控制高血压

高血压是加速肾小球硬化、促进肾功能恶化的重要危险因素，积极控制高血压是十分重要的环节。治疗原则如下。

（1）力争把血压控制在理想水平：尿蛋白 ≥ 1 g/d 者，血压应控制在 125/75 mmHg 以下；尿蛋白 < 1 g/d 者，血压控制可放宽到 130/80 mmHg 以下。

（2）选择能延缓肾功能恶化、具有肾保护作用的降压药，如血管紧张素转化酶抑制剂（ACEI）、血管紧张素Ⅱ受体阻滞剂（ARB）等。

（3）平稳降压，避免血压大幅度波动。

高血压患者应限盐（< 3.0 g/d）；有水钠潴留的容量依赖性高血压患者可选用噻嗪类利尿药，如氢氯噻嗪 12.5 ～ 50.0 mg/d，1 次或分次口服。对肾素依赖性高血压则首选 ACEI，如贝拉普利 5 ～ 20 mg，每日 1 次；或 ARB，如氯沙坦（洛沙坦）50 ～ 100 mg，每日 1 次。其次，也可选用钙通道阻滞剂，如氨氯地平 5 mg，每日 1 次。此外，可选用

β 受体阻滞剂，如阿替洛尔 12.5 ～ 25.0 mg，每日 2 次；血管扩张药，如肼屈嗪 10 ～ 25 mg，每日 3 次。难治性高血压可选用不同类型的降压药联合应用。

近年研究证实，ACEI 具有降低血压、减少尿蛋白和延缓肾功能恶化的肾保护作用，但肾功能不全患者应用 ACEI 要防止高钾血症，血肌酐大于 350 μmol/L 的非透析治疗患者则不宜再应用。ARB 的实验研究和已有的临床观察结果显示，它具有与 ACEI 相似的肾保护作用。有报道认为，长效二氢吡啶类钙通道阻滞剂和非二氢吡啶类钙通道阻滞剂，如维拉帕米具有一定的延缓肾功能恶化的肾保护作用，值得进一步验证。

2. 减少蛋白尿

大量研究表明，蛋白尿是慢性肾损害进程中的独立危险因素，在临床实践中也发现控制蛋白尿可以延缓肾病的进展。

（1）ACEI 和 ARB 的应用：目前，已有不少实验观察到 ACEI（如依那普利等）和（或）ARB（如氯沙坦等）减少蛋白尿的作用并不依赖于其降压作用，因此对于非肾病综合征范围内的蛋白尿可使用 ACEI 和（或）ARB 用于减少蛋白尿，使用这类药物治疗蛋白尿和保护肾的作用在一定范围内与剂量相关，往往需要加大剂量，如依那普利 20 ～ 30 mg/d 和（或）氯沙坦 100 ～ 150 mg/d，才能较好地发挥降低蛋白尿和保护肾的作用。

（2）糖皮质激素和细胞毒药物的应用：慢性肾小球肾炎是否应使用糖皮质激素和（或）细胞毒药物，目前国内外尚无一致的看法。由于慢性肾小球肾炎为一临床综合征，其临床表现、病理类型有所不同，因此应综合分析后予以考虑。

①有大量蛋白尿伴或不伴肾功能轻度损害者，可考虑使用糖皮质激素，如泼尼松 1 mg/（kg·d），治疗过程中密切观察肾功能和血压，一旦有肾功能损害加重应酌情撤减。

②肾功能进行性减退者，不宜继续使用常规的口服糖皮质激素治疗。

③根据肾穿刺活检病理结果，若为活动性病变为主（细胞增生、炎症细胞浸润等）伴大量蛋白尿，则应积极治疗，可选择糖皮质激素 [泼尼松 1 mg/kg·d）] 及细胞毒药物 [环磷酰胺 2 mg/（kg·d）]；若肾穿刺活检病理结果已提示为慢性病变（肾小管萎缩、间质纤维化），则不考虑糖皮质激素等免疫抑制药治疗；倘若病理结果表现为活动性病变与慢性病变并存，临床有可能肾功能已有轻度损害（Scr ＜ 256 μmol/L），伴有大量蛋白尿，这类患者也可考虑应用糖皮质激素和细胞毒药物治疗（剂量同上），但必须密切监测肾功能。

3. 抗凝血药和血小板解聚药

抗凝血药和血小板解聚药有一定的稳定肾功能和减轻肾病理损伤的作用，但目前尚无对这类药物使用的统一方案。其常用于以下情况。

（1）有明确高凝状态和一些易于引起高凝的病理类型（膜性肾病、系膜毛细血管性肾炎）。

（2）经糖皮质激素治疗长期效果不佳，肾活检显示为局灶性节段性肾小球肾炎型。

（3）血浆纤维蛋白降解产物（FDP）明显增高，D- 二聚体阳性患者。

常用的抗凝血药有口服的华法林，应用时注意个体化，初始剂量为 4 ～ 20 mg/d，根据凝血酶原时间以 1 mg 为阶梯调整剂量。药物使用期间应定期检测凝血酶原时间（3 ～ 4 周 1 次），以防出血。此外，皮下注射低分子肝素，该药的抗凝活性在于与抗凝血酶Ⅲ结合后肝素链上的五聚糖抑制凝血酶和凝血因子 X a，结果显示抗栓效果优于抗凝血作用；而且在临床应用时，生物利用度较好，出血倾向少，半衰期比普通肝素长 2 ～ 4 倍。常用制剂有达肝素钠（法安明）5000 U/d，腹壁皮下注射；低分子肝素钠（依诺肝素钠）4000 U/d，皮下注射；常用的血小板解聚药双嘧达莫 200 ～ 300 mg/d，分 3 ～ 4 次口服；阿司匹林 50 ～ 100 mg/d。新近尚有西洛他唑 50 ～ 200 mg/d，口服；盐酸噻氯匹定（抵克立得）250 ～ 500 mg/d。以上药物除具有血小板解聚作用外，还有扩张血管及抗凝血作用，有出血倾向者慎用或禁用。

4. 降血脂药的应用

他汀类药物（β- 羟基 -β- 甲戊二酸单酰辅酶 A 抑制药）不仅可以降血脂，更重要的是可以抑制与肾纤维化有关分子的活性，减轻肾组织的损伤和纤维化。因此，有高脂血症的患者应积极治疗，常用普伐他汀 10 ～ 20 mg/d、辛伐他汀 5 ～ 10 mg/d 等药物。在应用降血脂药过程中，应注意避免他汀类药物与贝特类降血脂药（如非诺贝特，300 mg/d）联合使用，以避免横纹肌溶解等严重不良反应。

5. 环氧合酶抑制药的应用

环氧合酶（COX）在肾病时升高，通过促进前列腺素增加和激活肾素 - 血管紧张素系统（RAS）加速肾功能恶化。目前，有学者研究采用 COX 选择性抑制药可以显著减轻实验动物的肾小球硬化，但在临床的实际运用经验尚需积累。

6. 导致肾损害的其他因素的防治

（1）感染：慢性肾小球肾炎患者应尽可能避免上呼吸道及其他部位的感染，对已有的感染则应积极治疗，治疗时应避免使用肾毒性药物及易于诱发肾功能损害的药物，如氨基糖苷类抗生素、磺胺类及非固醇类消炎药。

（2）高尿酸血症：慢性肾小球肾炎患者肾功能减退往往伴有高尿酸血症，血尿酸升高易在肾形成尿酸盐结晶，且 pH 过低也易造成肾损害。因此，应严格限制富含嘌呤食物的摄入量，必要时给予抑制尿酸合成的药物，如别嘌醇 0.1 ～ 0.3 g/d，口服。

第三节　急性肾盂肾炎

急性肾盂肾炎起病急，临床表现有以下两组症状群。

（1）泌尿系统症状，可有尿路刺激征、腰痛和（或）下腹部疼痛、肋脊角及输尿管点压痛、肾区压痛和叩痛。

（2）全身感染症状，如寒战、发热、恶心、呕吐，血白细胞计数增高。一般无高血压和氮质血症。

急性肾盂肾炎可侵犯单侧或双侧肾。肉眼可见：肾盂、肾盏黏膜充血、水肿，表面有脓性分泌物，黏膜下可有细小的脓肿；在一个或几个肾乳头可见大小不一，尖端指向肾乳头，基底伸向肾皮质的楔形炎症病灶。镜下可见：病灶内肾小管腔中有脓性分泌物，小管上皮细胞肿胀、坏死、脱落；间质内有白细胞浸润和小脓肿形成，炎症剧烈时可有广泛性出血，小的炎症病灶可完全愈合，较大的病灶愈合后可留下瘢痕，肾小球一般无形态改变。合并有尿路梗阻者，炎症范围常常很广泛。

一、诊断

（一）临床表现

1. 全身症状

寒战、发热、腰痛，可伴有恶心、呕吐、食欲缺乏。

2. 泌尿系统症状

可有或无尿频、尿急、尿痛。

3. 体征

脊肋角及输尿管点压痛，肾区压痛和叩痛。

4. 肾乳头坏死

肾乳头坏死为急性肾盂肾炎的重要并发症，多见于糖尿病患者，有肾绞痛、无尿、急性肾衰竭等症状。

5. 败血症

败血症即尿路感染败血症，多数患者有插管和尿路梗阻的病史。

（二）辅助检查

1. 血象

偶有白细胞计数轻度增高，贫血不明显。

2. 尿常规

血尿、白细胞尿，可见白细胞管型、红细胞管型，蛋白尿不常见。

3. 清洁中段尿培养

杆菌细菌数 > 105 cfu/mL，球菌 > 1000 cfu/mL，即可诊断。

4. 涂片找细菌

油镜下找到 1 个细菌可认为阳性。

5. 其他

尿抗体包裹试验阳性，尿 NAG 酶、β_2- 微球蛋白（β_2-M）升高，血 Tamm-Horsfall 抗体阳性。

6. 特殊检查

B 超、KUB、静脉肾盂造影（IVP）检查肾无形态学变化。

（三）诊断要点

（1）发热、寒战等全身症状及膀胱刺激症状。

（2）腰痛和肾区叩击痛。

（3）尿液细菌学检查阳性。

（四）鉴别诊断

1. 急性膀胱炎

急性膀胱炎表现为尿频、尿急、尿痛等典型的膀胱刺激症状，有脓尿，约 30% 的患者有血尿，但很少有发热、寒战等全身症状。疼痛以耻骨上区坠痛及压痛为主，且无腰痛和肾区叩击痛。检查多无蛋白尿和管型尿。

2. 肾积脓

肾积脓主要表现为脓尿，急性感染时有明显腰痛和肾区叩击痛，伴发热、寒战等全身症状。脓肾在腹部检查时多可扪及肿大的肾，而且肾区叩痛特别明显。肾 B 超检查可发现肾内有积液，静脉尿路造影（IVU）患侧肾不显影。

3. 肾周围炎及肾脓肿

肾周围炎及肾脓肿主要表现为发热、寒战等全身症状，伴明显腰痛和肾区叩击痛。但通常无尿频、尿急、尿痛，尿中无脓细胞。KUB 平片可发现腰大肌影消失，B 超检查可发现肾周有液性暗区。

4. 急性胆囊炎和急性阑尾炎

急性胆囊炎和急性阑尾炎主要表现为腹痛、腹胀，可有寒战、发热症状。急性胆囊炎患者体检时墨菲征为阳性，急性阑尾炎患者体检时麦氏点有固定压痛或反跳痛，而且均无尿路刺激征，尿液检查常无脓细胞，B 超检查可发现胆囊增大或有结石。

二、治疗

（一）治疗原则

（1）有菌血症危险者应选用较强的广谱抗生素，待尿培养药敏试验后再调整抗生素的种类。

（2）无发热或治疗后 48 小时不发热者，可改用口服制剂。

（3）每年发作在 2 次以上者，应加强治疗。

（4）选用对肾损害小、不良反应也小的抗菌药，避免使用肾毒性的药物，尤其是肾功能不全者。

（二）一般治疗

卧床休息，多饮水，勤排尿。

（三）药物治疗

对急性肾盂肾炎的治疗经历了从长疗程到短疗程再到长疗程这样一个学术发展过程，近年来的 3 日疗法或大剂量单次治疗方法已被证实有复发和转为慢性感染的缺点，既往国内外所规定的"尿路感染必须有足够疗程"的治疗原则重新被广泛应用。

1. 中度严重的肾盂肾炎

（1）STS 疗法：由于引起急性肾盂肾炎的细菌主要是革兰氏阴性菌，以大肠埃希菌为主，因此初发的急性肾盂肾炎可选用 STS 14 天疗法（成年人每次口服磺胺甲噁唑（SMZ）1.0 g、甲氧苄啶（TMP）0.2 g 及碳酸氢钠 1.0 g，每日 2 次，14 天为 1 个疗程），SMZ 配用 TMP，其杀菌力可增加多倍，加用碳酸氢钠不仅可以碱化尿液，加强 SMZ 的疗效，而且可防止长期应用 SMZ 后可能发生的结晶尿。

（2）诺氟沙星：0.2 g，每日 3 次，疗程为 14 天。喹诺酮类抗菌药具有广谱、低毒、可以口服等优点，是治疗尿路感染的理想药物，对磺胺类药物耐药或过敏者，或复发而用其他药物疗效欠佳时应用此类药物。

一般抗菌治疗 2 ～ 3 天即有效，如已显效，无须按药敏结果更换抗生素，因尿菌的药敏结果不及血培养的药敏结果可靠。如无好转，宜参考药敏试验结果更换抗生素，在 14 天的疗程后，通常尿菌的转阴率达 90% 左右。如尿菌仍呈阳性，此时应参考药敏试验选用有效的和强有力的抗生素治疗 4 ～ 6 周。

2. 临床症状严重的肾盂肾炎

一般疗程为 2 ～ 3 周，先给予静脉用药，可选用药物如下。

（1）氨苄西林 1 ～ 2 g，每 4 h 静脉注射 1 次。

（2）头孢噻肟 2 g，每 8 h 静脉注射 1 次，必要时联合用药。

经过上述药物治疗后，如病情好转，可于退热后继续用药 3 天再改为口服抗菌药，以完成 2 周疗程。如未能显效，应按药敏结果更换抗生素。有复杂因素的肾盂肾炎患者，其致病菌多有耐药性，有时在治疗上会很有困难，按药物敏感试验结果可试用以下抗生素。

（1）奈替米星 2 mg/kg，每 12 小时静脉注射 1 次。

（2）头孢曲松（菌必治）2.0 g，每 24 h 静脉注射 1 次。

（3）卡芦莫南（噻肟单酰胺菌素）2 g，每 8 h 静脉注射 1 次。

复杂性肾盂肾炎易发生革兰氏阴性杆菌败血症，应联合使用两种或两种以上的抗生素静脉注射治疗，在用药期间，应每 1 ～ 2 周做一次尿培养，以观察尿菌是否转阴，经治疗仍持续发热者，则应注意肾盂肾炎并发症的可能，如肾盂积脓、肾周脓肿等，应及时行肾 B 超等检查。

第四节 慢性肾盂肾炎

慢性肾盂肾炎是指慢性间质性肾炎伴有肾瘢痕形成和反复泌尿道感染，并非由急性肾盂肾炎反复发作演变而来。慢性肾盂肾炎多发生在尿路解剖或功能上有异常情况者，最常见的为尿道梗阻、膀胱输尿管反流。尿道无复杂情况者，则极少发生慢性肾盂肾炎。慢性肾盂肾炎的病程经过很隐蔽，尿路感染表现很不明显，平时无症状，少数患者可间歇性发生症状性肾盂肾炎，但更为常见的表现为间歇性无症状细菌尿和（或）间歇性尿频、尿急等下尿路感染症状，以及间歇性低热。同时，出现慢性间质性肾炎的表现，如尿浓缩功能下降，出现多尿、夜尿，易发生脱水；肾小管重吸收钠功能差而致低钠；可发生低钾血症或高钾血症及肾小管酸中毒等，肾小管功能损害往往比肾小球功能损害更为突出。

肉眼所见肾表面有程度不等的凹凸不平和瘢痕，两侧大小不等，炎症区域内的肾乳头有瘢痕形成，可致肾盂、肾盏变形。光镜下可见间质纤维化和瘢痕形成，小管萎缩，有单核细胞浸润，肾小球周围纤维化，这些变化与其他原因引起的慢性间质性肾炎基本相同，只是肾盏、肾盂黏膜可有较明显的炎症或瘢痕改变。在慢性肾盂肾炎晚期，肾实质损害严重，可导致固缩肾和肾衰竭。

一、诊断

（一）临床表现

在慢性肾盂肾炎中，临床表现差异很大，其主要标志是真性细菌尿及反复发作的急性尿路感染，临床上分为以下5型。

1. 反复发作型肾盂肾炎

（1）反复发生的尿路刺激征。

（2）常有真性菌尿。

（3）腰痛和叩痛。

2. 长期低热型肾盂肾炎

长期低热型肾盂肾炎反复发生低热。

3. 血尿型肾盂肾炎

血尿型肾盂肾炎以发作性血尿为主。

4. 无症状菌尿型肾盂肾炎

无症状菌尿型肾盂肾炎患者可无临床症状，尿培养即有细菌。

5. 高血压型肾盂肾炎

高血压型肾盂肾炎以高血压为主要临床特点。

（二）辅助检查

1. 尿常规

血尿、白细胞尿（5个/高倍视野），可见白细胞管型、红细胞管型，蛋白尿不常见。

2. 清洁中段尿培养

杆菌细菌数＞105 cfu/mL，球菌＞1000 cfu/mL，即可诊断。

3. 涂片找细菌

油镜下找到1个细菌可认为阳性。

4. 尿抗体包裹细菌试验

阳性，尿浓缩稀释试验异常。

5. 血象

可有或无白细胞计数增高，肾功能不全时可有贫血。

6. 血生化检查

血尿素氮（BUN）、Scr升高，血 HCO_3^-、血钠降低，血钾因肾小管调节功能障碍，即可发生低钾血症，也可发生高钾血症，血钙、血磷在发生尿毒症时有低钙血症、高磷血症。

7. 肾功能检查

肾小管功能受损，低比重尿，尿酶及 β_2-M 酶增高，可有肾小管酸中毒及范科尼综合征等表现。

8. B超检查

双肾大小不一，表面凹凸不平。

9. KUB 或 IVP 检查

肾盂、肾盏变形，外形不光滑，也可缩小。

（三）诊断标准

（1）病史长于1年，且有反复发作的尿路感染。

（2）有肾影像学改变的证据，如双肾大小不等，表面不平，有时可见肾盂、肾盏变形。

（3）有肾小管功能和（或）肾小球持续性损害。

（四）诊断标准

（1）急性肾盂肾炎反复发作病史，病期长于6个月。

（2）中段尿细胞培养为阳性。

（3）IVU 或 CT 显示双肾大小不等，肾盂、肾盏变形。

（五）鉴别诊断

1. 下尿路感染

下尿路感染主要表现为尿频、尿急、尿痛、排尿不适，尿中白细胞增多。慢性肾盂肾炎在静止期也有类似表现，然而两者的处理和预后有很大的差别。其主要的鉴别方法有以下几种。

（1）膀胱冲洗后尿培养是区分上、下尿路感染最特异的方法。

（2）输尿管导尿法，此方法有损伤而目前少用。

（3）尿沉渣找抗体包裹细菌，因细菌性前列腺炎和白带污染可致假阳性，近年来已不用。

（4）^{99}mTc 放射性核素扫描，扫描阳性，表现为有放射性缺损区时提示有肾盂肾炎。

（5）血 C 反应蛋白水平升高也往往提示肾盂肾炎。

2. 肾结核

肾结核主要表现为尿频、尿急、尿痛和排尿不适的尿路刺激症状，可伴有脓尿、发热等症状。应用一般抗生素治疗往往不能奏效。尿沉渣涂片可找到抗酸杆菌，结核菌素（OT）试验呈阳性反应，红细胞沉降率（血沉）加快。X 线胸片可发现肺内有结核病灶；排泄性尿路造影可见肾盏杯口虫蚀样破坏。

3. 慢性肾小球肾炎

慢性肾小球肾炎患者并发尿路感染时，也表现尿路刺激症状和全身感染症状。在晚期也表现为水肿、高血压。它与不典型慢性肾盂肾炎的区别在于慢性肾小球肾炎患者的蛋白尿多，且以中分子蛋白为主，白细胞少，IVU 或 CT 显示双肾对称性缩小，外形光整，无肾盂、肾盏变形；而慢性肾盂肾炎患者仅少量蛋白尿，尿中白细胞多，且中段尿细菌培养为阳性，IVU 或 CT 显示双肾大小不等，肾盂、肾盏变形。

4. 尿道综合征

尿道综合征好发于中年女性，主要表现为尿频、尿急、尿痛和排尿不适。但多次中段尿培养均无细菌生长。

二、治疗

（一）治疗原则

（1）急性发作者按急性肾盂肾炎治疗。

（2）反复发作者应通过尿细菌培养并确定菌型，明确此次再发是复发还是重新感染，并根据药物敏感试验结果合理选择有效的抗生素。

（3）治疗目的在于缓解急性症状，防止复发，并减慢肾实质损害。

（二）治疗方案

1. 一般治疗

通常应鼓励患者多饮水，勤排尿，以降低髓质渗透压，提高机体吞噬细胞功能。有发热等全身感染症状者应卧床休息，服用碳酸氢钠 1 g，每日 3 次，可碱化尿液，以减轻膀胱刺激症状，并对氨基糖苷类抗生素、青霉素、红霉素及磺胺等有增强疗效的作用，但应注意碱化尿液可使四环素药效下降。有诱发因素者应给予积极治疗，如肾结石、输尿管畸形等。抗感染治疗最好在尿细菌培养及药物敏感试验指导下进行。

2. 急性发作的治疗方案

慢性肾盂肾炎一般均有复杂因素，急性发作的治疗方案是选用敏感的抗菌药物治疗 2～6 周，如病史已有反复发作者，则可直接给予 6 周强有力的抗菌药物疗程。初始可根据经验使用抗菌药，如复方磺胺甲噁唑 2 片，每日 2 次，诺氟沙星 0.2 g，每日 2 次，10～14 天为 1 个疗程，如疗效佳，则不必按药敏试验结果来改用抗菌药，并完成疗程。对于临床症状典型且严重的慢性肾盂肾炎急性发作者，治疗 3 个阶段。

（1）按经验使用抗菌药 24～48 h，如氨苄西林 2 g，静脉滴注，每 8 h 1 次；或头孢呋辛 1.5 g，静脉注射，每日 2 次；或氧氟沙星 0.3 g，静脉滴注，每日 2 次。

（2）从第 3 天开始，可根据药敏试验结果选用强有力的抗菌药治疗。

（3）从第 7 天开始，在患者临床症状稳定和退热 2 天后口服抗菌药，以完成 2～6 周的疗程。

3. 再发的治疗方案

再发可分为复发和重新感染，其中 80% 的患者属于重新感染。对复发患者，须按药敏试验结果选用强有力的抗菌药物治疗 8 周，抗菌药物应用尽可能大的剂量，并选用血浓度和肾组织浓度均高的强有力杀菌类抗生素，如诺氟沙星 0.3 g，每日 2 次，复方磺胺甲噁唑 2 片，每日 2 次。重新感染说明尿路对感染的防御能力差，其治疗方法同首次发作，给予敏感药物 2 周的疗程。

第五节　常用中药和中成药治疗泌尿系统疾病

一、中药

（一）桂枝

本品为樟科常绿乔木肉桂树的嫩枝，主产于广东、广西及云南等地。春、夏二季割取嫩枝，晒干或阴干，切片或切段用。生用。

1. 性味与归经

辛、甘，温。归心经、肺经、膀胱经。

2. 功效与主治

发汗解肌，温通经脉，助阳化气，平冲降气。用于治疗风寒感冒、脘腹冷痛、血寒经闭、关节痹痛、痰饮、水肿、心悸、奔豚。

3. 用法与用量

煎服 3～9 g，不宜久煎。外用适量。

4. 肾病临床运用

（1）通阳化气，用于治疗肾性水肿。《景岳全书·水肿论治》说："夫所谓气化者，即肾中之气也，即阴中之火也。阴中无阳，则气不能化，所以水道不通，溢而为肿。故凡治肿者，必先治水，治水者，必先治气，若气不能化，则水必不利。"桂枝辛甘而温，主入肺、心、膀胱，兼走脾、肝、肾诸经。水湿阴邪，得阳始化，桂枝辛散温通，能振奋气血，透达营卫，有通阳化气、加强化湿利水之功能。《本草正义》说："温辛胜水，则抑降肾气，下定奔豚，开肾家之痹着，若是阳微溲短，斯为通溺良材。"故对肾炎水肿、尿少因于膀胱气不化者，可以本品为主要药物，配用白术、茯苓、猪苓、泽泻，即五苓散，或加用党参，为春泽汤。《医宗金鉴》指出，五苓散"用桂枝之辛温，宣通阳气，蒸化三焦以行水也"。据拆方研究，五苓散中五药以桂枝作用最为明显，是利尿的重要药物。若脾虚湿盛，水溢肌肤之皮水，常与防己、茯苓等同用，如《金匮要略》防己茯苓汤；若膈间支饮，寒热虚实错杂，胸高喘满，心下痞坚，面色黧黑者，常与防己、石膏、人参等同用，如《金匮要略》木防己汤；若脾虚不运，饮邪泛溢肌肤体表，皮下水肿，肢体痛重者，名为溢饮，常以本品配薏苡仁、陈皮、砂仁、苍术等同用，如《医醇賸义》桂苓神术汤；若妇人产后，败血蓄于脏腑，循经入于肢节而化水，见面目四肢水肿者，常与当归、玄胡索、白术等同用，如《妇科玉尺》调经汤；若湿热内蕴，下阻州渚而不能化气行水者，可再配清利湿热之药，如《金匮要略》茵陈五苓散、《临证治验》加味五苓汤（与草薢、车前子等同用）。

（2）温心阳，降逆气，用于治疗肾病心力衰竭。桂枝入心走血分，甘温又能助心阳，温通阳气，平冲降逆，善治气机上逆的心悸欲冒。肾病患者由于湿浊内停，水凌心肺而出现心悸、胸闷、咳喘不能平卧之心力衰竭、心包积液等病症，常用桂枝伍以茯苓、白术、甘草（苓桂术甘汤）合生脉散、葶苈大枣泻肺汤温振心阳，化气利水，有一定的疗效。

（3）肾病兼有外感风寒。桂枝辛温发散，味甘和缓，可发汗而非峻汗，为透达营卫、解肌散寒之要药，又能温经通络，故对于肾炎患者外感风寒而见恶寒发热、身痛头痛、苔薄白、脉浮数等症，可用桂枝配苏叶、防风、荆芥、生姜、杏仁等疏表散寒。

5. 使用注意

（1）本品辛温助热，容易伤阴，前人针对桂枝汤曾提出"桂枝下咽，阳热立毙"的告诫，凡外感热病、里热内盛及阴虚火旺者，均忌用。桂枝善入血分而通血脉并易动血，故血热妄行、月经过多及孕妇，应忌用或慎用。

（2）本品用量过大易致头晕目胀、眼干涩、咳嗽、口渴、尿少及尿道灼热等类似于肉桂的不良反应，故不可服用过量。

（二）紫苏

本品为唇形科植物紫苏的干燥叶（或带嫩枝）。其叶称紫苏叶，其茎称紫苏梗。我国南北均产。夏季采叶，秋季采茎。阴干，生用。

1. 性味与归经

辛，温。归肺经、脾经、胃经。

2. 功效与主治

解表散寒，行气和胃。用于治疗风寒感冒、咳嗽呕恶、妊娠呕吐、鱼蟹中毒。

3. 用法与用量

煎服，5～9 g，不宜久煎。发表散寒用苏叶，行气和胃用苏梗。外用适量捣敷或煎水洗。

4. 肾病临床运用

（1）芳香化湿，行气宽中，用于治疗肾病呕吐。紫苏辛温芳香，入脾、胃、肺经，长于行气分，可理气宽中，调整肠胃功能。肾病湿浊内阻、脾胃气滞而致恶心呕吐、苔白腻或白厚者，配伍藿香、陈皮、半夏、茯苓等辛开苦降，健胃止呕，如《症因脉治》香苏平胃散；呕吐、口苦、苔黄腻者，可配伍黄连、竹茹等辛开苦降，清热止呕。遇呕恶频作、谷药难入之重疾，可仿薛生白《湿热病篇》中"宜用川连三四分，苏叶二三分，两味煎汤，呷下即止"，部分患者可收良效。有报道以黄连苏叶汤（苏叶 30 g、黄连 5～6 g、半夏 12 g、丹参 15 g、玉米须 30 g）为基础方，随证加减，治疗慢性肾衰 25 例，获得较好疗效。临床观察认为慢性肾衰突出的表现是脾胃气虚、脾失健运、胃失和降、浊阴内盛。苏叶能行气宽中、和胃化浊、温运脾阳，故方中用量较大。

（2）辛温散寒，用于治疗肾病兼有外感风寒。肾炎患者体虚气弱，易感风寒，发汗解表不宜峻猛，紫苏味辛气香，可疏表解肌，祛散外邪，药性温和不偏，善治四时感冒，不论寒热，其发汗不如麻桂峻猛，常与人参、葛根、前胡、法半夏、茯苓、枳壳、桔梗、陈皮等同用，即《太平惠民和剂局方》参苏饮加减以益气解表、理气化痰，用于治疗肾病患者感冒风寒、恶寒发热、头痛鼻塞、咳嗽胸闷等症。

（3）辅助治疗水肿尿少。气行水行，气滞水聚，紫苏善于调节气机，使气行通畅则水运复常，从而消除水肿尿少之症。若水湿下注，脚气水肿，麻木不仁，沉重疼痛者，常与大腹皮、木瓜、木香、羌活等同用，如《朱氏集验方》鸡鸣散；若风水毒气，遍身肿满者，常与桑白皮、猪苓等同用，如《太平圣惠方》楮白皮散。临床报道紫苏叶配伍忍冬藤、连翘等品，治疗小儿急性肾炎有效。

5. 使用注意

（1）本品辛温，温病初起、感冒风热、胃热火升而呕逆者，均应慎用。

（2）本品用于理气和中、止呕安胎、发散表邪，用量不可过大；若治鱼蟹中毒则用量稍重，可单用 30～60 g。

（3）实验研究，本品有升高血糖作用，因此糖尿病患者不宜大剂量使用紫苏，可供临床用药参考和研究。

（三）荆芥

本品为唇形科植物荆芥的干燥地上部分。夏、秋二季花开到顶、穗绿时采割，除去杂质，晒干。荆芥穗摘取花穗。切段入药生用或文火微炒（炒荆芥）用或炒炭（荆芥炭、芥穗炭）用。

1. 性味与归经

辛，微温。归肺经、肝经。

2. 功效与主治

解表散风，透疹，用于治疗感冒、头痛、麻疹、风疹、疮疡初起，炒炭治便血、崩漏、产后血晕。

3. 用法与用量

煎服，4.5～9.0 g，不宜久煎。芥穗发汗之力大于荆芥。外感病宜用荆芥穗，祛风宣毒宜用荆芥，止血需炒炭用。

4. 肾病临床运用

（1）炒炭祛风止血，用于治疗肾性血尿。《诸病源候论》曰："风邪入于少阴，则尿血"，荆芥辛温，芳香气清，质又清扬，以散风为主，炒炭又可止血，止血而不留瘀，故《本草汇言》云"荆芥，轻扬之剂，散风清血之药也"；《本草纲目》说"风病、血病、疮病为要药"。各种血尿，尤其是肾性血尿，在辨证施治用药的基础上配用荆芥炭祛风止血，可提高临床疗效。如膀胱热盛，或心火下移，溺下纯为鲜血，少腹拘急，口干而渴者，常与赤芍、生地黄、阿胶、牡丹皮等同用，如《医略六书》加减黑逍遥散。赵绍琴教授推崇荆芥炭，认为荆芥炒炭减其辛温之性，能宣畅肺气，化湿行滞，且能入阴分，通络和阴，是治疗慢性肾病的重要药物。

（2）宣上以通下，用于治疗尿潴留（癃闭）。荆芥轻扬疏散，宣肺气，开上以通下，"上窍开则下窍自通"，用于膀胱气化功能失常的癃闭，常配大黄一升一降，升清降浊，气化得行，小便自通，如刘完素的倒换散。

（3）祛风散邪，用于治疗肾病合并外感、肾病伴有皮损。荆芥性温不燥，气质轻扬，长于疏散在表在上之风寒、风热之邪，并能入血分而散血热。无论风寒还是风热外感均可应用，如治风寒的荆防败毒散；治疗风热的银翘散；斑疹颜色紫红，高热烦躁者，常与玄参、蝉蜕、连翘等同用，如《张氏医通》化斑汤；皮肤瘙痒也可用之，如《重订严氏济生方》当归饮子；等等。

5. 使用注意

本品辛温，故表虚自汗、阴虚头痛者忌服。

（四）防风

本品为伞形科植物防风的干燥根，产于东北、河北、四川、云南等地。春、秋二季采挖未抽花茎植株的根，除去须根及泥沙，晒干。切片，生用或文火炒至深黄色（炒防风）或炒炭（防风炭）用。

1. 性味与归经

辛、甘，温。归膀胱经、肝经、脾经。

2. 功效与主治

解表祛风，胜湿，止痉。用于治疗感冒头痛、风湿痹痛、风疹瘙痒、破伤风。

3. 用法与用量

煎服，4.5～9.0 g。

4. 肾病临床运用

（1）祛风胜湿，消除尿中泡沫（蛋白尿）。肾病患者多有蛋白尿，表面张力增加而在尿液表面呈现出泡沫。中医认为尿有泡沫是风气也，风邪外袭，肺失通调，风遏水阻，既可外溢肌肤而为肿，又可使有泡沫。防风辛温，升发能散，主入肺与膀胱经，长于祛风，为治风通用，风能胜湿。笔者在临床中，对于肾炎、肾病综合征每因外感诱发及肾病伴有皮肤病者，常在辨证基础上加用防风、蝉蜕等药，有助于尿中蛋白的消除，缩短病程。

（2）御邪固表。防者，御也，防风因其能御风邪而得名。部分慢性肾病患者由于免疫功能低下，常常易患感冒，用本品配伍黄苗、白术（玉屏风散）常服，可调整肾病患者的免疫功能，巩固疗效。临床报道，玉屏风散治疗易于伤风感冒的肾小球肾炎患者 24 例，其中 19 例易感性降低。

（3）祛风止痒，用于治疗肾脏病合并皮损。防风辛温透发，祛风止痒，可用于透疹和治疗皮肤瘙痒症。对于紫癜性肾炎，若风邪夹热壅盛于血分，见有发斑、色红、发热烦躁者，可与玄参、连翘、牛蒡子、荆芥等同用，如《张氏医通》化斑汤。《张伯臾医案》紫癜汤，以之与生地黄、紫草、赤芍等同用，主治过敏性紫癜。

（4）祛风解表，用于治疗肾病合并外感。防风升发能散，为治风通用，由风邪引起的表证，无论夹寒、夹热或夹湿，均可由防风适当配伍，以祛散外邪、解除表证，如治风寒的荆防败毒散、治疗风热的防风通圣散、治疗风湿的九味羌活汤。

5. 使用注意

（1）本品性偏温燥，燥热、阴虚血亏、热病动风者慎用或忌用。

（2）临床报道有服用本品出现过敏反应者，其表现为用药 1 h 内出现上腹部不适、恶心心烦、皮肤瘙痒、灼热、红斑等。凡对此过敏者，当忌用。

（五）牛蒡子

本品为菊科植物牛蒡的干燥成熟果实。秋季果实成熟时采收果序，晒干，打下果实，除去杂质，再晒干。用时捣碎。或取净牛蒡子，炒至略鼓起、微有香气为炒牛蒡子。临床生用或炒后捣碎用。

1. 性味与归经

辛、苦，寒。归肺经、胃经。

2. 功效与主治

疏散风热，宣肺透疹，解毒利咽。用于治疗风热感冒、咳嗽痰多、麻疹、风疹、咽喉肿痛、痄腮丹毒、痈肿疮毒。

3. 用法与用量

煎服，6 ～ 12 g。炒用寒性略减。药可入散剂。外用，煎水含漱。

4. 肾病临床运用

（1）祛风清热，消除尿蛋白。尿有泡沫，风邪盛也；"水液混浊，皆属于热"。牛蒡子辛散苦泄，寒能清热，既能疏散在外之风邪，又能清解在里之热毒，消肿利咽。对于蛋白尿，尤其是慢性肾炎伴有上呼吸道感染时所出现的蛋白尿或蛋白尿加重，伴有咽喉红肿疼痛，或咳嗽痰黄者，常与金银花、连翘等配伍，如银翘散。药后常可使尿蛋白消失或病情缓解，而有良好的治疗效果。

（2）疏散风热，解毒利咽，用于治疗肾脏病合并风热表证、大头瘟、喉痹等。牛蒡子辛苦性寒，于升浮之中亦有清降之性，能外散其热，内泄其毒，有清热解毒、消肿利咽之效，且性偏滑利，通行大便，故可用于肾脏病合并风热表证、大头瘟、喉痹等或兼有便秘者。风热外感、发热头痛、咽喉肿痛之证，常与银花、连翘、荆芥等配伍，如《温病条辨》银翘散；热毒壅滞于头面、咽喉，与玄参、黄芩、黄连、板蓝根等同用，如普济消毒饮。

（3）利尿消肿，用于风水证。本品既疏风邪，《食疗本草》云其又可"通利小便"，《药品化义》说能主治"面目水肿"，对于表证而兼水肿者（风水），《太平圣惠方》以鼠黏子二两，炒研为末，每温水服二钱，日三服，治风水身肿；《圣济总录》恶实丸，以牛蒡子一味微妙研末面糊为丸服，治水病身体洪肿。《中国当代名中医秘验方临证备要》疏清渗解汤，以之与羌活、藿香、白茅根、爵床等同用，适用于发热恶风而伴水肿、小便短少（风水）者。

另外，在治疗糖尿病的中医复方中加入牛蒡子后，降血糖和稳定血糖的作用明显增强；对于糖尿病肾病及其蛋白尿也有良好的治疗效果，这是该药在临床实践中的新发现。

5. 使用注意

（1）本品"性冷而滑利"，气虚便清者忌用或慎用。

（2）临床有引起过敏反应的报道，表现为服药后约 30 min 突然胸闷气急，并有喉头阻塞感，随即头晕、呕吐，皮肤相继出现丘疹，瘙痒难忍，血压下降等。

（六）蝉蜕

本品为蝉科昆虫黑蚱的若虫羽化时脱落的皮壳。夏、秋二季收集，除去泥沙、杂质，晒干。生用。

1. 性味与归经

甘，寒。归肺经、肝经。

2. 功效与主治

散风除热，利咽，透疹，退翳，解痉。用于治疗风热感冒、咽痛、音哑、麻疹不透、风疹瘙痒、目赤翳障、惊风抽搐、破伤风。

3. 用法与用量

内服汤剂 3 ～ 6 g。或入丸、散，外用煎水洗或研末调敷。一般病证用量宜小；止痉则需大量。

4. 肾病临床运用

（1）祛风，用于消除尿蛋白。蝉蜕质轻上浮，具有良好的疏风作用，对多种皮肤过敏疾患有较好的疗效，说明其祛风之力较强，由于风水相搏，尿中有泡沫（尿蛋白），临床用之可消蛋白，无论风热、风寒、风湿均可配用。蝉蜕轻宣疏散，药性微寒，张锡纯称其"善解外感风热，为温病初得之要药"，既可解表，又能"利小便"（《医学衷中参西录》），对于治疗肾病风热外感尤为适宜。如张锡纯之宣解汤，以之与连翘、滑石、白芍、甘草配伍，治感冒久在太阳，致热蓄膀胱，小便赤涩。有报道用蝉蜕 25 g、浮萍 15 g，随证加减，水煎服，每日 1 剂，治疗急性肾小球肾炎 68 例，平均疗程 21 天，治愈 54 例，显效 9 例，好转 5 例。笔者在临床中常与僵蚕等配伍，用于慢性肾炎、紫癜性肾炎蛋白尿不消者，有一定的效果。

（2）平肝止痉，蝉蜕甘寒，既能疏散风热，又入肝经，可凉肝熄风止痉。肾病中出现肝阳上亢或肝风内动，可与平肝熄风的药物，如天麻、生石决明、地龙等配伍，以加强祛风止痉的功效。

5. 使用注意

（1）《名医别录》有"主妇人生子不下"的记载，故孕妇当慎用。

（2）有用蝉蜕治风热外感引起腹痛者，表现为上腹部持续性疼痛，伴腹鸣及肠鸣，停药后自行消失；另有用蝉蜕研粉黄酒冲服，出现全身出汗，额面潮红，继则出现全身散在性小皮疹、体温升高等过敏反应状，停药后可自行消失。

（七）桑叶

本品为桑科植物桑的干燥叶。初霜后采收，除去杂质，搓碎，去柄，筛去灰屑，晒干，生用或蜜炙用。习惯以经霜者为佳，称为"霜桑叶"或"冬桑叶"。

1. 性味与归经

甘、苦，寒。归肺经、肝经。

2. 功效与主治

疏散风热，清肺润燥，清肝明目。用于治疗风热感冒、肺热燥咳、头晕头痛、目赤昏花。

3. 用法与用量

水煎服，5 ～ 9 g。一般生用，蜜炙用于治疗肺燥咳嗽。外用煎水洗眼适量。

4. 肾病临床运用

（1）疏散风热，用于治疗肾病风热感冒。桑叶甘寒质轻，轻清疏散，长于凉散风热，又能清肺止咳，故常用于肾病风热感冒、发热、头痛、咳嗽等症，常配菊花、连翘、薄荷、杏仁等同用，如《温病条辨》桑菊饮。

（2）清肝明目，用于治疗肾性高血压。桑叶甘、苦寒，兼入肝经血分，苦寒能清泄肝火，疏风散热而明目；甘寒质润，功能平肝明目。临床可治疗肾性高血压属肝阳上亢、头痛眩晕、耳鸣心悸，常配伍菊花、石决明、白芍等同用；慢性肾炎患者经常头目眩晕者，常以本品6g配菊花6g、枸杞子3g，嘱患者水煎代茶饮。

（3）疏风，用于治疗肾病合并皮肤病。风热之邪郁于肌肤，可使营卫不和，气血运行失常，从而变生多种皮肤疾病。桑叶能疏散皮肤风热之邪，若热入血分，又可凉血止血，故临床亦可用于治疗紫癜性肾炎皮肤紫癜、瘙痒、小便黄赤，配牛蒡子、赤芍、连翘等祛风凉血。

（八）浮萍

本品为浮萍科植物紫萍的干燥全草。6—9月采收，洗净，除去杂质，晒干，生用，或用鲜品。

1. 性味与归经

辛，寒。归肺经。

2. 功效与主治

宣散风热，透疹，利尿。用于治疗麻疹不透、风疹瘙痒、水肿尿少。

3. 用法与用量

水煎服，3～9g；外用适量，煎汤浸洗。

4. 肾病临床运用

（1）利尿消肿，用于治疗肾炎水肿。浮萍味辛而散，入肺经，其性轻浮，上可开宣肺气，外达皮毛，发汗泄热，下可通调水道而利尿消肿，可治疗肾炎水肿而兼表证（风水），除兼风热表证外，也可用于治疗不兼表证之水肿、小便不利。如《太平圣惠方》以浮萍晒干为末服，治水气洪肿、小便不利。《本草衍义补遗》说："水萍，发汗尤甚麻黄。"由于麻黄的升压不良反应明显，对于有明显高血压的肾炎水肿，现代临床常用浮萍代替麻黄发汗解表与利水消肿药结合应用，如《中国当代名中医秘验方临证备要》萍翘四苓汤，以浮萍、连翘与四苓散合用，治水肿从上而及全身、发热恶风、咽痛、小便短少者。《实用中医效验新方大全》复方蝉衣饮，以本品与蝉蜕、僵蚕、防己等同用，治急性肾小球肾炎（中医风水证）有效。

（2）宣散风热，用于治疗肾病合并风热感冒。浮萍性味辛寒，轻浮升散，善开毛窍，故可解表发汗，疏散风热。古有夏用浮萍犹如冬月之麻黄之说，为解表发汗之良药。用于治疗肾病合并风热表证，发热无汗，可配伍金银花、连翘、薄荷等，如浮萍银翘汤。

5. 使用注意

（1）由于其利尿成分为醋酸钾和氯化钾，因此高钾血症患者忌用；在应用中要注意观察血钾变化。

（2）表虚有汗者忌服。

（九）鹿衔草

本品为鹿蹄草科植物鹿蹄草或普通鹿蹄草的干燥全草。全年均可采挖，除去杂质，晒至叶片较软时，堆置至叶片变为紫褐色，晒干。切段，生用。

1. 性味与归经

甘、苦，温。归肝经、肾经。

2. 功效与主治

祛风湿，强筋骨，止血。用于治疗风湿痹痛、腰膝无力、月经过多、久咳劳嗽。

3. 用法与用量

水煎服，9～15 g；需文火煎煮，以保存有效成分，若火力太猛，容易丧失药效。

4. 肾病临床运用

（1）祛风湿，补肝肾，用于治疗肾病腰膝酸痛。本品味苦能燥，味甘能补，入肝肾而强筋骨，又能补益肺肾而定喘嗽。《植物名实图考》引《安徽志》说："性益阳，强筋，健骨，补腰肾，生津液。"对于各种肾病出现腰膝酸痛，用之有良效。可单用或与续断、桑寄生、杜仲等配伍应用，以增强药力。

（2）祛风胜湿，用于治疗慢性肾炎。叶景华先生认为，慢性肾炎病机为肾虚湿热蕴阻，风邪入络，治疗强调祛风活血通络，其自拟治疗慢性肾炎的慢肾方、治疗隐匿性肾炎的叶氏系列方均以本品为主要药物。动物实验证实慢肾方对系膜增生性肾炎有一定作用。

（十）雷公藤

本品为卫矛科植物雷公藤的根或根的木质部。秋季挖取根部，去净泥土，晒干，或去皮晒干。切厚片，生用。

1. 性味与归经

苦、辛，寒。有大毒。归肝经、肾经。

2. 功效与主治

祛风湿，活血通络，消肿止痛，杀虫解毒。主治风湿痹痛，历节风，周身肌肉筋骨顽痛，游走不定，关节肿痛强直，屈伸不利，以及喉痹、痈疡、疔疮肿毒、麻风、顽癣湿疹、疥疮、毒蛇咬伤。现代用于治疗类风湿关节炎、红斑狼疮、肾炎、麻风、银屑病、贝赫切特综合征等疾病。

3. 用法与用量

煎服，5～10 g，文火煎 1～2 h；研粉，每日 1.5～4.5 g。外用，适量。

4. 肾病临床运用

本品用于各种类型的肾病。据统计，用雷公藤治疗急性肾小球肾炎、慢性肾炎、肾病综合征、隐匿性肾炎、特发性 IgA 肾病、紫癜性肾炎、狼疮性肾炎等逾千例，疗效为 80%。有人认为雷公藤对原发性肾小球肾炎及紫癜性肾炎疗效最好。

5. 使用注意及不良反应

使用注意：

（1）雷公藤有大毒，内服切不可过量或久服。

（2）体虚者慎用。

（3）孕妇及有心、肝、肾器质性病变和白细胞减少者均忌用。

（4）忌与其他细胞毒药物、免疫抑制剂联合应用。

不良反应：

（1）服用雷公藤，可出现恶心，呕吐，食少，食管下部烧灼感，口干，肠鸣，腹痛，腹泻，便秘，便血；白细胞、血小板减少；头晕，乏力，嗜睡；月经紊乱，闭经；影响睾丸生殖上皮、抑制精原细胞减数分裂；心悸，胸闷，心律不齐，心电图异常；湿疹样皮炎，皮疹，色素沉着；肝功能异常；等等。以上副作用一般停药后不再出现，自行恢复正常，轻者可不必停药，采用对症治疗。症状较重者，应停药，同时针对性用药。

（2）急性中毒，多由过量服用引起，过量服用约 2 h 出现症状。服煎剂同时饮酒，则症状出现得更早、更严重。可见胃部烧灼感或绞痛，恶心，呕吐为咖啡样血性胃内容物，口干，腹泻呈水样，肝区痛，黄疸，头痛，眩晕，全身乏力，四肢麻木，抽搐，肌肉疼痛；严重者可出现心悸、胸闷、呼吸困难、脉搏细弱、血压下降、异常心电图（如窦性心动过速、房性或室性期前收缩等），服药 1～3 天出现少尿、水肿、明显腰痛；重者血尿，血 BUN 升高，二氧化碳结合力下降，皮肤瘀斑，毛发脱落，口鼻出血，多死于肾衰竭及休克。一般死亡时间在 24 h 左右，最多不超过 4 天。中毒的一般疗法：及时洗胃，催吐，输液，扩容，利尿，纠正酸中毒，对症支持疗法。

（十一）代赭石

本品为刚玉族赤铁矿的矿石，主含三氧化二铁（Fe_2O_3）。采挖后，除去杂石泥土，打碎生用，或醋淬研粉用。

1. 性味与归经

苦，寒。归肝经、心经。

2. 功效与主治

平肝潜阳，降逆，止血。用于治疗眩晕耳鸣、呕吐、嗳气、呃逆、喘息、吐血衄血、崩漏下血。

3. 用法与用量

水煎服，9～30 g；打碎先煎，或入丸、散剂，每次 1～3 g。平肝降逆生用，收敛止血煅用。

4. 肾病临床运用

（1）代赭石重镇，降逆止呕，用于治疗尿毒症呕吐、呃逆。本品质重性降，为重镇降逆要药，尤善降上逆之胃气，而具止呕、止呃、止噫之效。尿毒症患者由于湿浊内阻，壅塞三焦，浊气不降，反而上逆，用本品配伍旋复花、半夏、生姜等，如旋复代赭汤化痰降逆止呕；苔黄者，合用苏叶黄连汤加竹茹清胃止呕。

（2）平肝潜阳，用于治疗肾性高血压。代赭石为矿石类药物，质重沉降，长于镇潜肝阳；又性味苦寒，主入肝经、血分，善清肝火，故为重镇潜阳常用之品。临床用于肾性高血压患者，肝阳上亢所致头目眩晕、目胀耳鸣等症，常配伍怀牛膝、生龙骨、生牡蛎、白芍等滋阴潜阳药同用，如《医学衷中参西录》镇肝熄风汤、建瓴汤。

（3）养血，用于治疗肾性贫血。《名医别录》谓其能"养血气"，《医学衷中参西录》谓其"能生血兼能凉血"，皆因本品含多量三氧化二铁，吸收入血，可补充铁剂，促进红细胞和血红蛋白的新生，故兼有养血之功，而有纠正肾性贫血的作用。

5.使用注意

（1）本品味苦性寒、质重坠，故寒证及孕妇慎服。

（2）因含微量砷，故不宜长期服用。

（3）忌咖啡、茶叶，以防铁质沉淀，有碍消化。

（十二）刺蒺藜

本品为蒺藜科植物蒺藜的干燥成熟果实。秋季果实成熟时采割植株，晒干，打下果实，碾去硬刺，除去杂质。生用，或炒黄或盐水炙用。

1.性味与归经

辛、苦，微温；有小毒。归肝经。

2.功效与主治

平肝解郁，活血祛风，明目，止痒。用于治疗头痛眩晕、胸胁胀痛、乳闭乳痈、目赤翳障、风疹瘙痒。

3.用法与用量

水煎服，6～9 g。刺蒺藜生用可平肝疏风，用于治疗头痛眩晕；炒蒺藜长于活血祛风，用于治疗目赤肿痛等；盐蒺藜既可平肝解郁，又可补肾明目，用于治疗原发性高血压、头目眩晕。

4.肾病临床运用

（1）平肝清肝，用于治疗肾性高血压。本品味苦降泄，主入肝经，有平肝抑阳、清肝明目之功，可用于慢性肾炎头晕目胀、视物不清、耳鸣等症，常与钩藤、菊花、珍珠母、牛膝等配伍应用，如《名医名方录》之柔肝熄风汤。

另外，本品辛散通郁，主入肝经，有疏肝解郁之功效。凡肾病患者因病而郁，以致气机郁滞，血行不畅，而出现胸胁满闷、精神抑郁等肝气郁结之证，可配伍应用。临床多配伍柴胡、香附等疏肝理气之品同用。

（2）活血祛风，用于治疗肾病合并皮肤病、尿毒症并皮肤瘙痒。本品辛散苦泄，轻扬疏散，有活血祛风止痒之功，对于过敏性紫癜可合用防风、炒荆芥、地肤子、牡丹皮、小蓟以凉血祛风；尿毒症并皮肤瘙痒，血虚风燥者，可配伍地黄、何首乌、芍药、当归、防风以养血祛风，如《证治准绳》当归饮子。

（3）利水消肿，用于治疗肾病水肿。《本草汇言》说："刺蒺藜，去风下气，行水化癥之药也。"本品辛散苦泄，宣肺通利水道，有一定的利尿消肿之功，《太平圣惠方》用刺蒺藜煎汤外洗治通身水肿。

5. 使用注意

（1）本品苦辛，行气活血，《本草汇言》记载可"催生堕胎"，故孕妇慎服。

（2）本品中含有硝酸钾，服入体内被酶还原成亚硝酸钾，可引起高铁血红蛋白而产生窒息；若中毒出现高铁血红蛋白血症时，可行给氧、静脉滴注细胞色素 C 等治疗。

（3）国内有报道，白癜风患者口服本品 6 g，引起猩红热样药疹。

（十三）地龙

本品为巨蚓科动物参环毛蚓、通俗环毛蚓、威廉环毛蚓或栉盲环毛蚓的干燥体。前一种习称"广地龙"，后三种习称"沪地龙"。广地龙春季至秋季捕捉，沪地龙夏季捕捉，及时剖开腹部，除去内脏及泥沙，洗净，晒干或低温干燥。生用或鲜用。

1. 性味与归经

咸，寒。归肝经、脾经、膀胱经。

2. 功效与主治

清热定惊，通络，平喘，利尿。用于治疗高热神昏、惊痫抽搐、关节痹痛、肢体麻木、半身不遂、肺热喘咳、尿少水肿、高血压症。

3. 用法与用量

煎服，4.5 ～ 9.0 g；研末吞服，每次 1 ～ 2 g。外用适量。

4. 肾病临床运用

（1）活血、熄风、通络，用于治疗肾病蛋白尿日久不消。地龙性走窜，善于通行经络，肾病日久，"久病入络"，风邪湿浊匿伏肾中络脉，风鼓血溢，精微外泄，蛋白尿、血尿日久不消退，而舌质紫暗或有瘀斑、瘀点者，常用本品配僵蚕、红花等活血祛风通络。

（2）平肝熄风，用于治疗肾性高血压。地龙咸寒，入肝经，清热凉肝，熄风止痉，咸入血分，既能清血分之热，又能凉血活血。肾性高血压患者出现头痛而晕，与黄芩、石决明、夏枯草等同用，对降低血压、改善症状有一定疗效；若出现抽搐，可用本品配伍钩藤、全蝎、牛膝等平肝熄风。

（3）利尿，用于治疗肾性水肿尿少。地龙寒泄，彻上达下，善启上而宣降肺气，泄下而通利州都，能泄热结，利小便，主"大人小儿小便不通"（《本草纲目》）。肾病气化不利，或热结膀胱而见小便点滴不通，小腹急胀难忍，或小便量少不利、黄赤者，用之适宜。

5. 使用注意及不良反应

（1）脾胃虚弱及无实热证慎服。

（2）过敏体质、血压低者慎用。

（3）地龙服用量过大可出现中毒反应，主要表现为头痛、头昏、心悸、呼吸困难，血压先升高后又突然降低，有时还可见胃肠道出血现象。

（4）地龙制剂注射给药，个别患者可出现过敏性休克，故对过敏体质患者尤应慎用。首次注射应观察 15 分钟，一旦发生过敏反应，应及时对症处理。

（十四）藿香

本品为唇形科植物广藿香的干燥地上部分。按产地不同分为石牌广藿香及海南广藿香。枝叶茂盛时采割、日晒夜焖，反复至干，切段生用，或鲜用。

1. 性味与归经

辛，微温。归脾经、胃经、肺经。

2. 功效与主治

芳香化浊，开胃止呕，发表解暑。用于治疗湿浊中阻、脘痞呕吐、暑湿倦怠、胸闷不舒、寒湿闭暑、腹痛吐泻、鼻渊头痛。

3. 用法与用量

水煎服，3 ～ 9 g，鲜品加倍；含挥发油不宜久煎。发表用藿香叶，和中用藿香梗，解暑用鲜藿香。

4. 肾病临床运用

化湿和中，用于治疗肾病湿浊内阻、尿毒症呕吐。本品辛温，辛散而不峻烈，微温而不燥热，能散表寒，气味芳香，故又能运脾胃、调中焦、化湿浊，为芳香化湿浊、醒脾健胃之要药。各型肾炎、肾病综合征、肾小管型酸中毒等出现湿浊内阻，涉及上、中二焦者，均可选用。偏上焦者胸闷不舒、头沉肢酸、舌苔白腻，与紫苏、厚朴、桔梗等配伍，如藿香正气散；偏中焦者胸闷脘痞、恶心欲呕，与苍术、厚朴等同用，如不换金正气散。

本品既能化湿，又能和胃止呕。慢性肾衰竭、尿毒症，常常因湿浊郁毒、壅塞中焦而以食欲缺乏、恶心呕吐、苔腻为首要表现，偏寒者可与小半夏加茯苓汤同用；偏热者，可与苏叶黄连温胆汤配伍，以和胃止呕，或用《温热经纬》甘露消毒丹。

5. 使用注意

本品辛温，故胃热内积、胃气上逆、舌燥津不布者或胃虚之呕吐者当慎用；阴虚血燥者不宜用。

（十五）佩兰

本品为菊科植物佩兰的干燥地上部分。夏、秋二季分两次采割，除去杂质，晒干。切段生用，或鲜用。

1. 性味与归经

辛，平。归脾经、胃经、肺经。

2. 功效与主治

芳香化湿，醒脾开胃，发表解暑。用于治疗湿浊中阻、脘痞呕恶、口中甜腻、口臭、多涎、暑湿表证、头胀胸闷。

3. 用法与用量

水煎服，3～9 g，鲜品加倍。

4. 肾病临床运用

佩兰功效与藿香略同，临床上两药常常相须配用，以增强芳化湿浊、和中止呕的功用。《黄帝内经》载本品可治"脾瘅""除陈气"，是指佩兰善能化湿浊、去陈腐，能祛除"肥美"日久的积湿腐热。本品性平偏凉，对于肾病湿浊内阻、易郁积生热更为适合。

5. 使用注意

（1）本品辛散力强，有伤阴耗气之弊，故阴虚、气虚者忌服。

（2）鲜叶和汁饲兔能引起慢性中毒，主要损伤肝脏并引起糖尿病、呼吸抑制、体温下降、血糖升高。糖尿病、肝脏病患者忌用。

二、中成药

（一）肾复康胶囊

1. 主要组成

白茅根、槐花、藿香、土茯苓、益母草等。

2. 功效

清热利尿，益肾化浊。

3. 适应证

用于热淋涩痛、急性肾炎水肿、慢性肾炎急性发作。

4. 方药解析及应用

方中土茯苓能清热解毒、除湿通络，善治湿热诸症，为君药；槐花芳香微寒，为臣药，清热凉血，又治上焦风热；白茅根味甘性寒，清热生津、凉血止血，善治肺胃之热，有利水的作用，能导热下行，辅佐上述二药清热利水、凉血止血。藿香化湿解表，和中醒脾，辅佐槐花解表化湿，辅佐土茯苓、白茅根除湿利水以消水肿，更善和中醒脾。诸药合用，共奏渗湿解毒、通利水道之功。

应用指征：本品辨证要点是急性肾炎、慢性肾炎急性发作而临床表现为风邪客表、湿热内盛，症见水肿、尿少而色黄赤、舌红苔黄而腻。

临床报道用肾复康胶囊治疗急性肾小球肾炎和慢性肾小球肾炎急性发作（肾风）362例，每日 3 次，每次 5 粒，总有效率为 92.3％，对肾风引起的水肿、尿少、腰酸痛的消失，效果较明显，且未发现有不良反应发生；用肾复康胶囊治疗中医辨证为风邪客表或脾虚湿盛的急性肾小球肾炎或慢性肾炎急性发作患者 105 例，临床总有效率达到 83.8％，对于水肿、咽痛、尿黄、口苦、口干的疗效尤佳，且临床观察中未见有不良反应。用肾复康胶囊治疗 IgA 肾病血尿的有效率为 90％，说明肾复康胶囊对 IgA 肾病血尿有较好的治疗效果。

5. 剂型与含量

每粒装 0.3 g。

6. 用法与用量

口服，每次 4～6 粒；每日 3 次。

7. 不良反应与注意事项

本品未见有不良反应报道，但有报道"土茯苓可解诸毒，但在肾脏萎缩者应禁用，以免引起肾功能损害的进一步加重"。

8. 处方来源

《中华人民共和国卫生部药品标准·中药成方制剂》第 13 册第 104 页。

（二）肾炎四味片

1. 主要组成

细梗胡枝子、黄芪、黄芩、石韦。

2. 功效

活血化瘀，清热解毒，补肾益气，消肿利尿。

3. 适应证

各种慢性肾炎。

4. 方药解析及应用

本品中细梗胡枝子是湖北民间治疗慢性肾炎的单方，为豆科胡枝子属植物，有清热解毒、活血化瘀、强筋益肾的作用，为方中主要药物。佐以黄芪、黄芩、石韦，以增强益气、清热解毒、利尿作用。全方共奏活血化瘀、清热解毒、补肾益气之功。

应用指征：本品用于各种慢性肾炎辨证为脾肾亏虚兼有湿热内阻者，主要症状有咽喉肿痛，脘闷纳呆，小便短涩疼痛，蛋白尿、血尿不消。

实验研究肾炎四味片对家兔急性血清病肾炎（AESSR）有良好的治疗作用，可以明显改善 AESSR 型肾炎的症状，改善症状的原因之一在于增强补体的活性，提高补体免疫复合物的溶解能力（CMSC），促进单核巨噬细胞的清除能力，促进 C3b 的生成，使大量的 C3b 结合在 IC 的晶格中，使大 IC 变成小 IC，易于被巨噬细胞系统吞噬或由肾脏排出体外。肾炎四味片治疗 AESSR 型肾炎的另一个重要原因在于巨噬细胞的吞噬功能，被补体溶解的 IC 更易被巨噬细胞吞噬，这样便加速了免疫复合物的清除，使机体的免疫调节网络逐渐恢复正常。经临床应用，本品治疗慢性肾炎有效率达 86%。用药 3 个月以上者，有效率达 79.6%；用药 6 个月以上者，有效率为 88.5%；用药 9 个月至 1 年者，有效率达 91.8%。说明疗程与疗效成正比。另外，武汉医学院附属二院治疗 31 例慢性肾炎患者，病程均在 1 年以上，均有不同程度的肾功能异常和尿常规检查异常，服用肾炎四味片与利尿剂与降压剂配合使用，但不用激素、免疫抑制剂及其他中药，结果对水肿、高血压、尿红细胞及管型均有不同程度的改善，对慢性肾功能不全在降血非蛋白氮、增加酚红排泄率方面有较明显的改善。

5. 剂型与含量

片剂，每片约含生药 2.5 g。

6. 用法与用量

口服，成人每次 8 片，每日 3 次；小儿酌减。3 个月为 1 个疗程，有效者继续服用。

7. 不良反应与注意事项

（1）服用期间忌用激素、环磷酰胺、氮芥等药物。

（2）忌食公鸡、牛肉等发物。

8. 处方来源

《中华人民共和国卫生部药品标准·中药成方制剂》第 12 册第 86 页。

（三）尿毒清冲剂（无糖型）

1. 主要组成

大黄、党参、黄芪、甘草、茯苓、白术、制何首乌、川芎、菊花、丹参、姜半夏、桑白皮、苦参、白芍、车前草、柴胡。

2. 功效

通腑降浊，健脾利湿，活血化瘀。

3. 适应证

用于慢性肾衰竭氮质血症期和尿毒症早期，中医辨证属脾虚湿浊证和脾虚血瘀证。本品可降低血肌酐、血尿素氮，稳定肾功能，延缓透析时间，对改善肾性贫血、提高血钙、降低血磷也有一定作用。

4. 方药解析及应用

慢性肾衰竭主要病机是脾肾气衰、阴阳俱虚、水湿潴留、蕴结成毒。本方为第一军医大学南方医院肾病中心潘振邦教授经验方。方中以小量性味苦寒、作用峻猛之大黄及大量甘温益气之黄芪并为君药，二药相合既利小便，又顾气虚，祛邪而不伤正；茯苓、白术、党参、甘草为四君子汤，健脾益肾、利水消肿，制何首乌、白芍益气生血共为辅药；丹参、川芎活血化瘀，姜半夏、苦参、车前草化湿祛浊，桑白皮、菊花清热，共为佐药；使以柴胡升清而利三焦之气。如此配伍，意在解救尿毒，使邪实去而脾胃之气舒，全方具有扶正祛邪、健脾益肾、通腑降浊、活血化瘀等功效。

应用指征：本品用于慢性肾衰竭，辨证为脾虚湿浊证和脾虚血瘀证，主要见症为倦怠乏力、气短懒言、纳少腹胀、腰酸膝软、腰痛、恶心呕吐、苔腻等。

药理实验表明，本品在大、小鼠 3 种肾衰竭模型的动物实验中均显示其有降低血肌酐（Scr）、血尿素氮（BUN），改善肾功能的作用。对改善肾性贫血、提高血钙、降低血磷也有一定的作用。其作用机制为：结合血中 BUN、Cr 等小分子物质自尿、粪中排出；抑制蛋白质分解，增加蛋白质合成加速尿素循环，改善内环境的不平衡，调解电解质、氨基酸及微量元素的异常；改善肾血流量，增加肾小球滤过率；降压，利尿，改善肾小球高灌流；抑制系膜细胞增生；等等。

1994 年 3 月 —1995 年 7 月，成都中医药大学附属医院、中山医科大学附属一院、北京中日友好医院等 6 家医院对尿毒清进行了 Ⅱ 期临床试验，结果显示尿毒清治疗组能迅速改善慢性肾衰竭（CRF）症状，对慢性肾衰竭患者的倦怠乏力、气短懒言、纳少腹胀、腰酸膝软、恶心呕吐、全身困倦、腰痛等均有良好治疗作用，降低 Scr 和 BUN 水平，保护和稳定残存肾功能，延缓 CRF 的进程，显效率 20.7％，有效率 48.7％，无效率 30.7％，总有效率 69.3％。包醛氧淀粉对照组显效率 10.0％，有效率 34.1％，无效率 55.8％，总有效率 44.2％，两组疗效呈显著性差异（P ＜ 0.01）。

5. 剂型与含量

冲剂：每包 5 g，15 包 / 盒。

6. 用法与用量

温开水冲服。每日 4 次，6 时、12 时、18 时各服 5 g，22 时服 10 g。每日最大用量 40 g（8 小包），也可另定服药时间，但 2 次服药间隔勿超过 8 h。

7. 不良反应与注意事项

（1）应在医生指导下按适应证用药。

（2）按肾衰竭程度，采用相应的肾衰饮食，忌豆类食品。

（3）服药后大便呈糊状为正常规象，如呈水样便需减半量，并加服黄连素，每次 0.3 g，每日 3 次，待水样便消失后恢复原量。

（4）服药后大便仍干燥者，加服大黄苏打片，每次 4 片，每日 4 次；极少数患者出现心烦、口干、口苦等现象，可加服牛黄解毒片或夏桑菊冲剂而缓解。

（5）本品可与对肾功能无损害的抗生素和西药降压、利尿、抗酸及降尿酸药并用。

（6）忌与氧化淀粉等化学吸附剂合用。

（7）毒性试验：动物急性和长期毒性试验结果均表明尿毒清冲剂无毒副作用。

8. 处方来源

中药第三类；（97）卫药准字 Z-024 号；由第一军医大学广州康臣制药厂研制生产。

（四）肾衰宁胶囊

1. 主要组成

半夏、陈皮、大黄、丹参、茯苓、甘草、红花、黄连、牛膝、太子参、冬虫夏草、蝉蜕。

2. 功效

益气健脾，活血化瘀，通腑泄浊。

3. 适应证

用于治疗脾失运化、瘀浊阻滞、升降失调所引起的腰痛疲倦、面色萎黄、恶心呕吐、食欲缺乏、小便不利、大便黏滞，以及多种原因引起的慢性肾功能不全见上述症状者。

4. 方药解析及应用

方中太子参甘能补益，益气健脾，为君药；黄连清热燥湿，用于湿热中阻、气机不畅之证，为臣药；大黄、红花、丹参、牛膝活血化瘀，为佐；甘草又能调和诸药，为使。诸药相合，共奏益气健脾、活血化瘀、通腑泄浊之功。

应用指征：本品用于慢性肾衰辨证为脾失运化、瘀浊阻滞、升降失调，主要症状为腰痛疲倦、面色萎黄、恶心呕吐、食欲缺乏、小便不利、舌淡暗胖嫩、苔黄腻等。

临床报道任氏用肾衰宁胶囊治疗 36 例慢性肾功能不全的患者，显效 22 例，有效 8 例，无效 6 例，总有效率为 83.3%，能显著改善 CRF 的临床症状，延缓 CRF 的病程，快速、有效降低血尿素氮、肌酐水平，改善肾性贫血，保护残存肾单位，增强人体免疫能力，推迟开始透析时间，对早中期 CRF 疗效确切，认为是治疗早中期 CRF 较为理想的药物。吴氏等用肾衰宁胶囊治疗慢性肾功能不全 60 例中显效 26 例（43.3%），有效 22 例（36.7%），无效 12 例（20.0%，其中 1 例因尿毒症终末期死亡，1 例因全身情况差、腹泻明显而停药），总有效率为 80.0%。倪氏等用肾衰宁胶囊治疗慢性肾功能不全 45 例临床观察，总有效率为 75.6%，认为肾衰宁胶囊对早、中期肾衰具有较好的治疗作用，能有效地降低患者的 BUN 和肌酐，改善患者的肾功能；能有效改善慢性肾功能不全患者的临床症状（尤其是腰酸、乏力、皮肤瘙痒等），可提高患者的生活质量。韦氏等用本品经 45 天 1 疗程结束后，治疗组显效 61 例，有效 38 例，无效 21 例，总有效率为 82.5%，对照组显效 4 例，有效 13 例，无效 23 例，总有效率为 42.5%，认为肾衰宁胶囊可改善 CRF 患者临床症状，快速、有效降低血尿素氮、肌酐，改善和保护残存肾单位，推迟开始透析时间，且该药临床应用安全，无不良反应，便于携带，用药方法简便，服药患者大便次数可以通过改变药物剂量来调整，是一种较好的防治 CRF 的治疗药物。

5. 剂型与含量

每粒装 0.3 g。

6. 用法与用量

口服，每次 4 ～ 6 粒，每日 3 ～ 4 次，45 日为 1 个疗程，小儿酌减。

7. 不良反应与注意事项

（1）服药后个别患者出现呕吐、腹泻次数较多，但减量后症状就能减轻。

（2）慎用于 24 h 尿量小于 500 mL，以及终末期肾衰的患者。

8. 处方来源

《中华人民共和国卫生部药品标准·中药成方制剂》第 13 册第 105 页。

（五）九制大黄丸

1. 主要组成

大黄。

2. 功效

通便润燥，消食化滞。

3. 适应证

用于治疗胃肠积滞、湿热下利、口渴不休、停食停水、胸热心烦、大便燥结、小便赤黄。

4. 方药解析及应用

本方由大黄组成。方中大黄用黄酒、侧柏叶、绿豆、大麦、黑豆、槐米、车前子、厚朴、陈皮、半夏等多种药物，依次煎浓汁，抖入大黄，九蒸九晒炮制而成。故本方虽有攻积导滞之功，但药力缓和不伤正气，虽性苦寒，清热泻火，但不伤阳气，是清理胃肠、泄热导便的理想方剂。

应用指征：本品用于治疗肾衰竭辨证为胃肠积滞，主要见症为大便干结。

药理研究显示大黄具有抑制肾小球系膜细胞增生、纠正脂质紊乱、抑制残余肾的高代谢状态、抑制残余肾组织代偿性肥大、减少蛋白尿、改善氮质血症、延缓 CRF 进展等功效。

5. 剂型与含量

水丸，每 50 粒重 3 g，每袋装 6 g。

6. 用法与用量

口服，每次 6 g，每日 1 次。

7. 不良反应与注意事项

孕妇忌服，久病体弱者慎用。

8. 处方来源

《中华人民共和国卫生部药品标准·中药成方制剂》第 2 册第 8 页。

第五章 内分泌系统疾病

第一节 腺垂体功能减退症

腺垂体功能减退症是由不同病因引起腺垂体全部或大部受损，一种或多种垂体激素分泌不足所致的临床综合征。成年人腺垂体功能减退症又称为西蒙病；生育期妇女因产后腺垂体缺血性坏死所致者，称为席汉综合征；儿童期发生腺垂体功能减退，因生长发育障碍而形成垂体性矮小症。

一、病因与发病机制

由垂体本身病变引起的腺垂体功能减退症称为原发性腺垂体功能减退症，由下丘脑以上神经病变或垂体门脉系统障碍引起者称为继发性腺垂体功能减退症。

（一）垂体、下丘脑附近肿瘤

垂体瘤为引起本症的最常见原因，常压迫正常腺垂体；颅咽管瘤、脑膜瘤、下丘脑或视交叉附近的胶质瘤、错构瘤、松果体瘤或垂体卒中等也可压迫垂体；转移癌、淋巴瘤、白血病、组织细胞增多症引起本病的少见。

（二）腺垂体缺血性坏死

腺垂体缺血性坏死常发生于产后大出血（胎盘滞留、前置胎盘）、产褥感染、羊水栓塞或感染性休克等，引起垂体血管痉挛或弥散性血管内凝血（DIC），因垂体门脉系统缺血而导致垂体坏死。腺垂体血液供应主要来自垂体柄的门静脉，妊娠期腺垂体生理性肥大，增生肥大的垂体受蝶鞍骨性限制，在急性缺血肿胀时极易损伤，加之垂体门脉血管无交叉重叠，缺血时不易建立侧支循环。神经垂体的血流供应不依赖门脉系统，故产后出血一般不伴有神经垂体坏死。糖尿病血管病变使垂体供血障碍也可导致垂体缺血性坏死。

（三）手术、创伤或放射性损伤

垂体瘤摘除、放疗或鼻咽癌等颅底及颈部放疗后均可引起本症。颅底骨折、垂体柄挫伤可阻断神经与门脉系统的联系而导致腺垂体及神经垂体功能减退。

（四）感染

各种波及中枢神经系统的感染均可引起下丘脑 - 垂体损伤而导致功能减退。

（五）遗传性（先天性）腺垂体功能减退

在腺垂体的胚胎发育中，由于同源框转录因子突变导致一种生长激素（GH）或多种

165·

垂体分泌的激素异常。PIA 基因显性突变引起 GH、催乳素（PRL）、促甲状腺激素（TSH）缺乏，PROP1 基因突变的患者伴有 GH、TSH、PRL、黄体生成素（LH）和卵泡刺激素（FSH）缺乏。POUF1 的突变可致严重的腺垂体功能减退，并有垂体的形态异常。

（六）其他

空泡蝶鞍、动脉硬化可引起垂体梗死，颞动脉炎、海绵窦血栓常导致垂体缺血，糖尿病性血管病变引起缺血坏死等。长期大剂量糖皮质激素治疗也可抑制相应垂体激素的分泌，突然停药可出现单一性垂体激素分泌不足的表现。

二、病理

病理随病因而异。产后大出血、休克等引起者，腺垂体呈大片缺血性坏死，严重者仅腺垂体的后上方、柄部、中部与神经垂体无累及，垂体动脉有血栓形成。久病者垂体明显缩小，大部分为纤维组织，仅留少许较大嗜酸性粒细胞和少量嗜碱性粒细胞。靶腺如性腺、甲状腺、肾上腺皮质呈不同程度的萎缩。内脏普遍缩小，心脏呈褐色变性，生殖器官显著萎缩。

三、临床表现

本症的临床表现取决于各种垂体激素减退的速度及相应靶腺萎缩的程度。腺垂体组织毁坏在 50% 以上时，出现临床症状；破坏至 75% 时，症状明显；在 95% 以上时，症状通常较严重。一般促性腺激素及泌乳素受累最早出现且较严重，其次为促甲状腺激素，促肾上腺皮质激素缺乏较少见。

（一）典型表现

1. 促性腺激素和催乳素分泌不足

产后无乳、乳腺萎缩、长期闭经与不育为本症的特征。腋毛、阴毛脱落，甚至完全脱落。男性胡须稀少，伴阳痿。性欲减退或消失，如发生在青春期前，可有第二性征发育不全。女性生殖器萎缩，宫体缩小，会阴部和阴部黏膜萎缩，常伴阴道炎。男性睾丸松软缩小，肌力减退。

2. 促甲状腺激素分泌不足

促甲状腺激素分泌不足属继发性甲状腺功能减退，但临床表现较原发性者轻，患者常诉畏寒，皮肤干燥而粗糙，较苍白、少光泽、少弹性、少汗等。毛发干燥脱落，眉梢稀疏。较重病例可有食欲缺乏、便秘、精神抑郁、表情淡漠、记忆力减退、行动迟缓等症状。有时伴精神失常而有幻觉、妄想、木僵或躁狂等症状。

3. 促肾上腺皮质激素分泌不足

患者常有极度疲乏，体力软弱。有时食欲缺乏、恶心、呕吐、体重减轻、脉搏细弱、血压低。重症病例有低血糖症发作，对外源性胰岛素的敏感性增加。肤色变浅，为促肾上腺皮质激素 - 促脂素（ACTH-βLPH）中促黑细胞激素（MSH）减少所致，故与原发性肾上腺皮质功能减退症的皮肤色素沉着相反。

4. 生长激素（GH）

GH 不足在成人中一般无特殊症状，儿童可引起生长障碍。

5. 垂体内或其附近肿瘤压迫症状

最常见者为头痛及视神经交叉受损引起偏盲，甚至失明等，有时有颅压增高症状。垂体瘤或垂体柄受损，门脉阻断时，由于多巴胺作用减弱，催乳素（PRL）分泌增多，女性呈乳溢、闭经与不育，男性阳痿。

（二）临床分型

按临床主要表现分为下列 4 种类型。

1. 混合型

混合型最常见，表现为多个靶腺功能减退的症状。

2. 性功能减退型

性功能减退型比较常见。

3. 继发性黏液性水肿型

继发性黏液性水肿型较少见，以甲状腺功能减退为主要表现。

4. 阵发性低血糖型

阵发性低血糖型少见但严重，以肾上腺皮质激素及生长激素缺乏所致低血糖症的发作为主要表现。

（三）并发症

有继发性肾上腺皮质功能减退和本病的混合型病例，可发生下列并发症。

1. 感染

常表现为肺部、泌尿道和生殖系统的细菌性感染，有时也可伴有真菌及其他微生物感染。

2. 垂体危象及昏迷

各种应激，如感染、腹泻、呕吐、失水、饥饿、受寒、中暑、手术、外伤、麻醉、酗酒，以及各种镇静安眠药、降血糖等药物作用下常可诱发垂体危象及昏迷。可表现为高热（＞40℃）、低温（＜30℃）、低血糖、循环衰竭、水中毒等，出现精神失常、谵妄、高热、低温、恶心、呕吐、低血糖、昏厥、昏迷等症状。

四、辅助检查

可疑患者需进行下丘脑、垂体与靶腺激素测定，兴奋试验将有助于了解相应靶腺激素的储备及反应性，可明确病变部位（下丘脑或垂体）。

（一）下丘脑-垂体-性腺轴功能检查

女性主要测定血 FSH、LH 及雌二醇；男性测定血 FSH、LH 和睾酮。促黄体素释放激素（LHRH）兴奋试验可协助定位诊断，如静脉注射 LHRH 100～200 μg 后于 0 min、

30 min、45 min、60 min 抽血测 FSH、LH，正常多在 30 ～ 45 min 时出现高峰。如 FSH、LH 升高，但反应较弱或延迟提示病变在下丘脑；如无反应，提示为腺垂体功能减退。

（二）下丘脑 - 垂体 - 甲状腺轴功能检查

T3、T4，FT3、FT4、TSH 均低于正常。疑为下丘脑病变所致时，需做 TRH 兴奋试验。

（三）下丘脑 - 垂体 - 肾上腺轴功能检查

24 h 尿 17- 羟皮质类固醇、游离类固醇及血皮质醇均低于正常，血 ACTH 可降低。促肾上腺皮质激素释放激素（CRH）兴奋试验有助于确定病变部位，垂体分泌 ACTH 功能正常者，静脉注射 CRH 1 μg/kg 后，15 min 后 ACTH 可达高峰，ACTH 分泌功能减退患者的反应减退或无反应。

（四）下丘脑 - 垂体 - 生长激素轴功能检查

80% ～ 100% 的患者 GH 储备降低，故此项检查对于轻型、部分性腺垂体功能减退者的诊断意义较大。但正常人 GH 的分泌呈脉冲式，有昼夜节律，且受年龄、饥饿、运动等因素的影响，故一次性测定血清 GH 水平并不能反映 GH 的储备能力。必要时可做 24 h 尿 GH 测定（优于一次性血清 GH 测定）。生长激素释放激素（GHRH）兴奋试验可进一步明确病变部位。

（五）其他检查

促甲状腺激素分泌不足时，心电图示心动过缓、低电压、心肌损害、T 波平坦、倒置等表现。垂体肿瘤病例，影像学检查可有阳性发现，如蝶鞍扩大、床突被侵蚀与钙化点等影像改变。

五、诊断与鉴别诊断

本病诊断需根据病史、临床表现及辅助检查等资料进行全面分析，排除其他影响因素和疾病后才能明确。应与下列两组疾病相鉴别。

（一）神经性食欲缺乏

患者多为年轻女性，主要表现为食欲缺乏、消瘦、精神抑郁、固执、性功能减退、闭经或月经稀少、第二性征发育差、乳腺萎缩、阴毛和腋毛稀少、体重减弱、乏力、畏寒等症状。内分泌功能除性腺功能减退较明显外，其余的垂体功能正常。

（二）多靶腺功能减退

如施密特（Schimidt）综合征患者有皮肤色素加深及黏液性水肿，而腺垂体功能减退者往往皮肤色素变淡，黏液性水肿罕见，腺垂体激素升高有助于鉴别。

六、治疗

（一）支持治疗

患者宜进食高热量、高蛋白及富含维生素的膳食，还需提供适量的钠、钾、氯，但不宜过度饮水。尽量预防感染、过度劳累与应激刺激。

（二）激素替代治疗

激素替代治疗必须因人而异。下丘脑和垂体激素替代治疗仅限于 GH 和 ACTH；LHRH 主要用于下丘脑性性功能减退者的治疗。大多数患者宜用靶腺激素替代治疗。

（1）补充糖皮质激素：最为重要，且应先于甲状腺激素补充，以免诱发肾上腺危象。首选氢化可的松（可的松、泼尼松等需经肝脏转化为氢化可的松）。剂量应个体化，较重病例每日 30 mg（相当于可的松 37.5 mg，泼尼松 7.5 mg），服法应模仿生理分泌，如每日上午 8 时服全日量的 2/3，下午 2 时服 1/3 较为合理。随病情调节剂量。如有感染等应激时，应加大剂量。

（2）补充甲状腺激素：须从小剂量开始，以免加重肾上腺皮质负担，诱发危象。可用干甲状腺片，从小剂量开始，每日 10～20 mg，数周内逐渐增加到 60～120 mg，分次口服。如用左甲状腺素钠片（L-T4），开始每日 25 μg，每两周增加 25 μg 直至每日用量为 75～100 μg。对年老、心脏功能欠佳者，如立即应用大量甲状腺激素，可诱发心绞痛，对同时有肾上腺皮质功能减退者应用甲状腺激素宜慎重。最好同时补充少量糖皮质激素及甲状腺激素。

（3）补充性激素：育龄期妇女，病情较轻者需采用人工月经周期治疗。每天可用己烯雌酚 0.5～1.0 mg 或炔雌醇，每天口服 0.02～0.05 mg，连续服用 25 天，在最后 5 天（21～25 天），每天同时加用甲羟孕酮 6～12 mg 口服，或每天加黄体酮 10 mg 肌内注射。在停用黄体酮后，可出现撤退性子宫出血，周期性使用可维持第二性征和性功能。必要时可用人绝经促性腺素（HMG）或人绒毛膜促性腺激素（HCG）以促进生育。下丘脑疾病引起者还可用 LHRH（以输液泵作脉冲式给药）和氯米芬，以促进排卵。男性患者可用丙酸睾酮，每周 2 次，每次 25～50 mg，肌内注射，或用庚酸睾酮每 2 周肌内注射 200 mg，可改善性欲，促进第二性征发育，增强体力。也可联合应用 HMG 和 HCG 或 LHRH，以促进生育。

（三）病因治疗

病因治疗包括垂体瘤手术切除或放疗等。

（四）垂体危象处理

1. 抢救低血糖

快速静脉注射 50% 葡萄糖溶液 40～60 mL，继以 10% 葡萄糖生理盐水静脉滴注，以抢救低血糖及失水等。

2. 解除急性肾上腺功能减退危象

液体中加入氢化可的松，每日 200～300 mg，或用地塞米松注射液做静脉或肌内注射，也可加入液体内滴入。

3. 对症处理

（1）有周围循环衰竭及感染者，行抗休克、抗感染治疗。

（2）低温者，可用热水浴疗法、电热毯等使患者体温回升至 35℃ 以上，并开始用小剂量糖皮质激素和甲状腺制剂治疗。

（3）高热者，用物理降温法，并及时去除诱发因素，慎用药物降温。

（4）水中毒者，加强利尿，给予口服泼尼松 10 ~ 25 mg 或可的松 50 ~ 100 mg 或氢化可的松 40 ~ 80 mg，以后每 6 h 用 1 次。不能口服者用氢化可的松 50 ~ 200 mg（地塞米松 1 ~ 5 mg），加入 50% 葡萄糖液 40 mL，缓慢静脉注射。

4. 避免诱发昏迷

禁用或慎用吗啡等麻醉剂，巴比妥安眠剂、氯丙嗪等中枢神经抑制剂及各种降血糖药物。

七、预后

重症患者常因产后大出血休克死亡，或因重度感染而死亡；轻者可带病数十年，但常呈虚弱状态。轻症患者，如能再度怀孕，可一度好转，有的患者可完全恢复正常。但也可因再度大出血而使病情加重或猝死。轻症患者经适当治疗后，其生活质量可如正常人。

第二节　甲状腺功能亢进症

甲状腺功能亢进症（简称"甲亢"）是指多种病因导致甲状腺激素（TH）分泌过多，引起以神经、循环、消化等系统兴奋性增高和代谢亢进为主要表现的一种临床综合征。

一、危险因素与发病机制

（一）危险因素

1. 遗传因素

部分弥漫性甲状腺肿伴甲亢（GD）有家族史，同卵双生相继发生 GD 者为 30% ~ 60%；异卵双生仅为 3% ~ 9%；GD 亲属中患另一自身免疫性甲状腺病（如慢性淋巴细胞性甲状腺炎）的比率和促甲状腺激素受体抗体（TRAb）的检出率均高于一般人群。

2. 环境因素

环境因素可能参与了 GD 的发生，如细菌感染、性激素、应激等都对本病的发生和发展有影响。部分 GD 患者在临床症状出现前有明显的精神刺激或精神创伤史。精神因素使中枢神经系统去甲肾上腺素水平降低，促肾上腺皮质激素释放激素（CRH）和 ACTH 及皮质醇分泌增多，从而使免疫监视功能降低，进而引起 GD。

（二）发病机制

GD 的病因和发病机制未明，但公认与甲状腺的自身免疫反应有关，其突出特征是血清中存在与甲状腺组织反应（抑制或刺激作用）的自身抗体。

促甲状腺激素（TSH）受体为 G 蛋白耦联受体家族中的一种，位于甲状腺滤泡细胞膜上。以 TSH 受体为自身抗原，机体产生抗 TSH 受体抗体（TRAb）。TRAb 主要有以下 3 种。

（1）促甲状腺激素受体刺激性抗体（TSAb）：刺激甲状腺分泌增多。

（2）甲状腺生长免疫球蛋白（TGI）：TRAb 与 TSH 受体结合后，仅促进甲状腺肿大，而不促进 TH 的合成和释放。

（3）甲状腺生长封闭性抗体（TGBAb）：封闭性自身抗体，与 TSH 受体结合后，可阻断和抑制甲状腺功能。

目前认为 GD 是以遗传易患性为背景，在环境因素（如感染、毒素、药物、精神因素等）作用下，诱发免疫系统功能紊乱，产生异质性自身抗体 TRAb。

二、病理

甲状腺呈不同程度的弥散性肿大。甲状腺滤泡上皮细胞增生，呈高柱状或立方状，滤泡腔内的胶质减少或消失，滤泡间可见不同程度的与淋巴组织生发中心相关的淋巴细胞浸润。这些淋巴细胞的构成特点是以 T 细胞为主，伴少数的 B 细胞和浆细胞。

GD 眼病的眶后组织中有脂肪细胞浸润，纤维组织增生，大量黏多糖和糖胺聚糖（GAG）沉积，透明质酸增多，淋巴细胞和浆细胞浸润，同时眼肌纤维增粗，纹理模糊，肌纤维透明变性、断裂和破坏。胫前黏液性水肿者局部可见黏蛋白样透明质酸沉积，肥大细胞、巨噬细胞和成纤维细胞浸润。

三、临床表现

起病多较缓慢，少数可在精神创伤和感染后急性起病，或因妊娠而诱发本病。

（一）普通类型表现

1. 高代谢综合征

常有疲乏无力、不耐热、多汗，皮肤温暖潮湿、体重锐减、低热（危象时可有高热）等。

2. 甲状腺肿大

甲状腺肿大呈弥散性对称性肿大，质软，吞咽时上下移动。少数患者的甲状腺肿大不对称或肿大不明显。由于甲状腺的血流量增多，故在上、下叶外侧可听到血管杂音（为连续性或以收缩期为主的吹风样杂音），可触及震颤（以腺体上部较明显）。杂音明显时可在整个甲状腺区听到，杂音和震颤为本病的较特异性体征，有重要诊断意义。

3. 眼部表现

眼部表现大致分为两种类型：一类为非浸润性眼病，主要为交感神经兴奋眼外肌群和上睑肌所致；另一类为浸润性眼病，表现为眶内和球后组织容积增加、淋巴细胞浸润、水肿和突眼。

（1）非浸润性突眼。

非浸润性突眼的眼征如下。

①上眼睑挛缩。

②眼裂增宽（达尔林普尔征）。

③上眼睑移动滞缓（冯•格雷费征）：眼睛向下看时，上眼睑不能及时随眼球向下移动，可在角膜上缘看到白色巩膜。

④瞬目减少和凝视（施特尔瓦格征）。

⑤惊恐眼神（staring of frightened expression）。

⑥向上看时，前额皮肤不能皱起（若弗鲁瓦征）。

⑦两眼内聚减退或不能（默比乌斯征）。

眼部体征还有很多，可根据需要尽量做多项试验，因为有些试验可为阴性，而有些试验则为阳性。

（2）浸润性突眼：患者有明显的自觉症状，如畏光、流泪、复视、视力减退、眼部肿痛、刺痛、有异物感等。检查可发现视野缩小、斜视、眼球活动受限，甚至固定。眼球明显突出，突眼度一般在 22 mm 以上，两侧可不对称。由于眼球明显突出，眼睛不能闭合，结膜、角膜外露而引起充血、水肿、角膜溃疡等。重者可出现全眼球炎，甚至失明。少数患者的突眼可不明显，但有明显畏光、流泪、复视、结膜充血水肿及眼球活动障碍。

4. 精神神经系统

患者易激动，精神过敏，伸舌或双手向前平举时有细震颤，伴多言多动、失眠紧张、思想不集中、焦虑烦躁、多猜疑等。有时出现幻觉，甚至躁狂；但也有寡言、抑郁者，以老年人多见。腱反射活跃，反射恢复时间缩短。

5. 心血管系统

心动过速多为持续性（心率 90 ～ 120 次 /min）。心搏增强，心尖部第一心音亢进，常有收缩期杂音，偶在心尖部可听到舒张期杂音。收缩压升高、舒张压下降和脉压增大为甲亢的特征性表现。有时可出现毛细血管搏动、水冲脉等周围血管征。房性期前收缩较常见，其次为阵发性或持续性心房颤动，也可为室性或交界性期前收缩，偶见房室传导阻滞。有些老年患者仅表现为阵发性或持续性心房纤颤。心脏扩大多见于久病者及老年患者。当心脏负荷加重，合并感染或因持续性房颤诱发充血性心力衰竭。

甲亢性心脏病表现为明显心律失常、心脏扩大和心力衰竭，多见于老年甲亢和病史较久未能良好控制者。在过量甲状腺激素的长期作用下，心肌肥厚导致高心排血量性心脏病。其特点为甲亢完全控制后心脏功能可恢复正常。

6. 消化系统

多数表现为食欲亢进，少数出现食欲缺乏，甚至恶病质。由于过多 TH 的作用，肠蠕动增加，大便溏稀，次数增加，甚至呈顽固性腹泻。少数可出现肝功能异常、转氨酶升高，甚至黄疸。

7. 血液系统

周围血白细胞总数偏低、淋巴细胞百分比和绝对值及单核细胞增多，有时可出现皮肤紫癜。营养不良和铁利用障碍可引起贫血。

8. 运动系统

主要表现为肌肉软弱无力，可伴骨密度降低。

9. 生殖系统

女性患者常有月经稀少、周期延长，甚至闭经。男性可出现阳痿，偶见乳腺发育。

10. 皮肤、毛发及肢端表现

皮肤光滑细腻，缺少皱纹，触之温暖湿润，颜面潮红，部分患者面部和颈部可呈红斑样改变，触之褪色，尤以男性多见。部分患者色素减退，出现白癜风、毛发脱落或斑秃。

约 5% 的患者有典型的对称性皮肤损害，常与浸润性突眼同时或先后发生，有时不伴甲亢症状。多见于小腿胫前下 1/3 处，称为胫前黏液性水肿，是本病的特异性表现之一。黏液性水肿性皮肤损害也可见于足背和膝部、面部、上肢，甚至头部。初起时呈暗紫红色皮损。皮肤粗厚，以后呈片状或结节状叠起，最后呈树皮状，可伴继发感染和色素沉着。少数尚可见到指端软组织肿胀，呈杵状，掌指骨骨膜下新骨形成（肥皂泡样），以及指甲或趾甲的邻近游离缘和甲床分离，称为指端粗厚症，也为 GD 的特征性表现之一。

11. 甲状腺危象

甲状腺危象也称为甲亢危象，系本病严重表现，可危及生命。主要诱因为精神刺激、感染、甲状腺手术前准备不充分等。早期表现为原有症状的加剧，伴中等发热、体重锐减、恶心、呕吐；随后体温在 39℃ 以上，心率达 140 ～ 200 次 /min，伴大汗、腹痛、腹泻，甚至谵妄、昏迷。死亡原因多为高热虚脱、心力衰竭、肺水肿，以及严重的水、电解质代谢紊乱。

12. 甲亢性肌病

急性肌病起病急，数周内可出现吞咽困难、发音不准，也可合并甲亢危象，并可导致呼吸肌瘫痪。慢性肌病起病慢，早期主要累及近端肌群，其次是远端肌群，肢体肌肉，特别是上肢带肌与臀肌萎缩，使行动困难。伴周期性麻痹者多见于亚洲地区的患者，年轻男性多发。发作时常伴血钾过低，葡萄糖和胰岛素静脉滴注可诱发本症，症状和家族性周期性麻痹相似。伴重症肌无力时主要累及眼部肌群，表现为眼睑下垂，眼球运动障碍和复视，朝轻暮重，对新斯的明有良好效应。GD 和重症肌无力均为自身免疫疾病，血中均可检出自身抗体，但 GD 并不直接引起重症肌无力，二者可先后或同时见于同一患者。

（二）特殊类型表现

1. 淡漠型甲亢

淡漠型甲亢特点如下。

（1）发病隐匿。

（2）临床表现不典型，常以某一系统的表现为突出（尤其是心血管和胃肠道症状），心动过速少见。由于年迈伴有其他心脏病，不少患者合并心绞痛、心律失常、心力衰竭，甚至心肌梗死；或食欲减退伴顽固性腹泻。

（3）眼病和高代谢症状少见，甲状腺常不肿大，但甲状腺结节多见。

（4）全身症状较重，呈恶病质，抑郁淡漠，有时意识模糊，甚至昏迷。

（5）血清 TT_4 可正常，FT_3、FT_4 常增高，TSH 下降或测不出。

2. 妊娠期甲亢

妊娠期甲亢有以下两种临床类型。

（1）妊娠合并甲亢：血 FT_3、FT_4 升高，TSH < 0.5 mU/L 可诊断为甲亢。如同时伴有眼征、弥散性甲状腺肿、甲状腺区震颤或血管杂音，血 TSAb 阳性，可诊断为 GD。GD 和妊娠相互影响，GD 可导致早产、流产、妊娠毒血症及死胎；而妊娠可加重甲亢患者的心血管负担。

（2）HCG 相关性甲亢：HCG 与 TSH 两者的受体分子结构类似，故 HCG 可与 TSH 受体结合。当 HCG 分泌显著增多（如绒毛膜癌、葡萄胎或侵蚀性葡萄胎、妊娠剧吐、多胎妊娠等）时，可因大量 HCG 刺激 TSH 受体而出现甲亢（妊娠剧吐性甲亢，HHG）。患者的甲亢症状多较轻，血 FT_3、FT_4 升高，TSH 降低，TSAb 和其他甲状腺自身抗体阴性。HCG 相关性甲亢往往随血 HCG 浓度的变化而消长，属一过性，中止妊娠或分娩后消失。

3. T_3 型甲亢

T_3 型甲亢可见于弥散性、结节或混合性甲状腺肿患者的早期、治疗中或治疗后复发期，临床表现较轻。其特征为血清 TT_3 与 FT_3 增高，而 TT_4、FT_4 正常甚至偏低。甲状腺摄率正常或偏高，但不受外源性 T_3 抑制。此型甲亢可能与缺碘有关，或在病程发展中 T_3 升高较多、较快，而治疗过程中 T_4 下降较多、较快所致。

四、辅助检查

1. 血清 FT_3 与 FT_4

血清 FT_3、FT_4 不受甲状腺素结合球蛋白（TBG）变化的影响，直接反映甲状腺功能状态。其敏感性和特异性高于 TT_3、TT_4。

2. 血清 TT_3

血清中 T_3 与蛋白结合在 99.5% 以上，故 TT_3 易受 TBG 的影响。TT_3 浓度的变化常与 TT_4 的改变平行，但在甲亢初期与复发早期，TT_3 上升往往很快，约 4 倍于正常；TT_4 上升较缓，仅为正常的 2.5 倍。故 TT_3 为早期 GD、治疗中疗效观察及停药后复发的敏感指标，也是诊断 T_3 型甲亢的特异指标。但应注意老年人淡漠型甲亢或久病者 TT_3 也可能不高。

3. 血清 TT_4

血清 TT_4 是判定甲状腺功能最基本的筛选指标。血清中 99.95% 以上的 T_4 与蛋白结合，其中 80% ～ 90% 与 TBG 结合，故受 TBG 等结合蛋白量和结合力变化的影响；TBG 又受妊娠、雌激素、病毒性肝炎等因素影响而升高，受雄激素、低蛋白血症（严重肝病、肾病综合征）、泼尼松等影响而下降。

4. 血清 rT_3

rT_3 无生物活性，是在外周组织的降解产物，其变化与 T_3、T_4 维持一定比例，尤其与 T_4 变化一致，可作为了解甲状腺功能的辅助指标。GD 初期或复发早期可仅有 rT_3 升高。在重症营养不良或某些全身性疾病时，rT_3 明显升高，而 TT_3 明显降低，为诊断低 T_3 综合征的重要指标。

5. TSH 测定

甲状腺功能改变时，TSH 的波动较 T_3、T_4 更迅速而显著，血 TSH 是反映下丘脑 - 垂体 - 甲状腺轴功能的敏感指标，尤其对亚临床型甲亢和亚临床型甲减的诊断有重要意义。用免疫放射分析（IRMA）法测定超敏促甲状腺激素（sTSH），正常参考值为 0.4 ～ 3.0 mU/L 或 0.6 ～ 4.0 mU/L，用免疫化学发光（ICMA）法测定 TSH 的灵敏度可达 0.01 mU/L，其敏感性进一步提高，方法简便，快速可靠，分析检测限和功能检测限分别为 0.001 mU/L 和 0.016 mU/L，ICMA 和时间分辨荧光分析法（TRIFA）较 IRMA 的灵敏度提高了很多倍，故又称为 uTSH。

6. TSH 受体抗体测定

TSH 受体抗体测定方法较多，易出现假阴性和假阳性结果。未经治疗的 GD 患者，血 TSAb 阳性检出率可在 80% ～ 100%，有早期诊断意义，对判断病情活动、是否复发也有价值，还可作为治疗后停药的重要指标。

7. TRH 兴奋试验

甲亢时血 T_3、T_4 增高，反馈抑制 TSH，故 TSH 不受 TRH 兴奋。甲状腺功能正常性格雷夫斯眼病（EGO）中 30% ～ 50% 的 TRH 兴奋试验无反应或反应性下降。如静脉注射 TRH 200 μg 后，TSH 有升高反应可排除 GD；如 TSH 不增高（无反应），则支持 GD 的诊断。应注意 TSH 无反应还可见于甲状腺功能"正常"的 GD 眼病、垂体疾病伴 TSH 分泌不足等。本试验不良反应小，对冠心病或甲亢性心脏病患者较 T_3 抑制试验更为安全。

8. 超声诊断

GD 时，甲状腺呈弥散性、对称性、均匀性增大（可增大 2 ～ 3 倍），边缘多规则，内部回声多呈密集、增强光点，分布不均匀，部分有低回声小结节状改变。腺体肿大明显时，常有周围组织受压和血管移位表现。彩色多普勒血流成像（CDFI）显示患者甲状腺腺体内血流呈弥散性分布，血流量明显增多，同时可见显著低阻力的动脉频谱和湍流频谱及甲状腺上、下动脉管径明显增宽。眼球后 B 超有助于格雷夫斯眼病（GO）的诊断。

9. 核素扫描

核素扫描可见颈动、静脉提前到 6 ～ 8 s 显像（正常 8 ～ 12 s 颈动脉显像，12 ～ 14 s 颈静脉显像），甲状腺于 8 s 时显像，其放射性逐渐增加，明显高于颈动、静脉显像。

10. CT 或 MRI

在眼部病变不明显时，可观察到眼外肌受累的情况，评价眼外肌及眼球位置，排除肿瘤可能，有助于 GO 的早期诊断。

五、诊断与鉴别诊断

（一）功能诊断

典型病例经详细询问病史，依靠临床表现即可诊断。在临床上，遇有不明原因的体重下降、低热、腹泻、手抖、心动过速、心房纤颤、肌无力、月经紊乱、闭经等，均应考虑甲亢的可能；对疗效不满意的糖尿病、结核病、心衰、冠心病、肝病等，也要排除合并甲亢的可能性。不典型甲亢的确诊有赖于甲状腺功能检查和其他必要的特殊检查。血 FT_3、FT_4（或 TT_3、TT_4）增高及 sTSH 降低（< 0.1 mU/L）者符合甲亢；仅 FT_3 或 TT_3 增高而 FT_4、TT_4 正常可考虑为 T_3 型甲亢；仅有 FT_4 或 TT_4 增高而 FT_3、TT_3 正常者为 T_4 型甲亢；血 TSH 降低，FT_3、FT_4 正常，符合亚临床型甲亢。

（二）病因诊断

结合患者有眼征、弥散性甲状腺肿、血 TSAb 阳性等，可诊断为 GD。有结节者需与自主性高功能甲状腺结节、多结节性甲状腺肿伴甲亢、毒性甲状腺腺瘤、甲状腺癌等相鉴别。多结节性毒性甲状腺肿和毒性甲状腺腺瘤患者一般无突眼，甲亢症状较轻，甲状腺扫描为"热"结节，结节外甲状腺组织的摄碘功能受抑制。亚急性甲状腺炎伴甲亢者，甲状腺摄 ^{131}I 率降低。慢性淋巴细胞性甲状腺炎伴甲亢者，血中抗甲状腺过氧化物酶抗体（TPO-Ab）及抗甲状腺球蛋白抗体（TgAb）阳性。妊娠剧吐性甲亢（HHG）患者的血 HCG 显著升高。碘甲亢者有过量碘摄入史，甲状腺摄 ^{131}I 率降低，可有 T_4、rT_3 升高而 T_3 不高的表现。

（三）鉴别诊断

1. 与其他甲亢的鉴别

主要应与结节性甲状腺肿伴甲亢、毒性甲状腺腺瘤、碘甲亢、甲状腺癌伴甲亢及 TH 不敏感综合征等鉴别，也应注意与亚急性甲状腺炎、慢性甲状腺炎、一过性甲亢相鉴别。亚临床型甲亢的特点是血 T_3、T_4 正常，TSH 降低，但要与非甲状腺性躯体疾病等所致的 TSH 降低鉴别。

2. 与非甲亢疾病的鉴别

（1）单纯性甲状腺肿：甲状腺肿大，无甲亢症状与体征。甲状腺摄率可增高，但高峰不前移，T_3 抑制试验可被抑制。血 T_4、T_3、TSH 和 TRH 兴奋试验正常。

（2）更年期综合征：更年期妇女有情绪不稳、烦躁失眠、阵发潮热、出汗等症状，但发作过后可有怕冷症状。甲状腺不大，甲状腺功能正常。

（3）单侧突眼：需注意与眶内肿瘤、炎性假瘤等鉴别，眼球后超声检查或 CT 可明确诊断。

（4）抑郁症：老年人甲亢多为隐匿起病，表现为体虚乏力、精神忧郁、表情淡漠，原因不明的消瘦、食欲缺乏、恶心、呕吐等表现，与抑郁症相类似。甲状腺功能测定可资鉴别。

（5）其他：还需与糖尿病、心血管系统疾病、消化系统疾病、结核病、癌症相鉴别。有些甲亢患者表现为严重的肌肉萎缩，应注意与原发性肌肉萎缩相鉴别。

六、治疗

（一）一般治疗

适当休息。注意补充足够的热量和营养，包括糖、蛋白质和 B 族维生素等，但应限制碘的摄入量。精神紧张、不安或失眠较重者，可给予地西泮类镇静剂。

（二）药物治疗

1. 抗甲状腺药物

（1）常用的抗甲状腺药物种类：分为硫脲类和咪唑类两类。硫脲类有甲硫氧嘧啶（MTU）及丙硫氧嘧啶（PTU），咪唑类有甲巯咪唑（MMI）和卡比马唑（CMZ，甲亢平）。我国普遍使用 MMI 和 PTU。其作用机制基本相同，都可抑制甲状腺过氧化物酶活性，抑制碘化物形成活性碘，影响酪氨酸残基碘化，抑制单碘酪氨酸碘化为双碘酪氨酸及碘化酪氨酸耦联形成各种碘甲腺原氨酸。近年发现此组药物可轻度抑制免疫球蛋白生成，使甲状腺中淋巴细胞减少，血 TSAb 下降。其中，PTU 还阻抑 T_4 转换成 T_3，故首选用于严重病例或甲亢危象。

（2）适应证和优缺点：抗甲状腺药物适用于所有甲亢患者的初始治疗。

其优点如下。

①疗效较肯定。

②不导致永久性甲减。

③方便、经济、使用较安全。

其缺点如下。

①疗程长，一般需 1～2 年，有时长达数年。

②停药后复发率较高，并存在原发性或继发性失效可能。

③可伴发肝损害或粒细胞减少症。

（3）治疗方案和不良反应：长程治疗分初治期、减量期及维持期，按病情轻重决定剂量。

①初治期：PTU 或 MTU 300～450 mg/d；MMI 或 CMZ 30～40 mg/d，分 2～3 次口服。至症状缓解或血 TH 恢复正常时即可减量。

②减量期：每 2～4 周减量 1 次，PTU 或 MTU 每次减 50～100 mg；MMI 或 CMZ

每次减 5 ～ 10 mg，待症状完全消除，体征明显好转后再减至最小维持量。

③维持期：PTU 或 MTU 50 ～ 100 mg/d；MMI 或 CMZ 5 ～ 10 mg/d，如此维持 1.5 ～ 2.0 年。

必要时还可在停药前将维持量减半。疗程中除非有较严重反应，一般不宜中断，并定期随访疗效。治疗中，如症状缓解而甲状腺肿或突眼反而恶化时，抗甲状腺药物可酌情减量，并可加用 L-T4 25 ～ 100 μg/d 或干甲状腺 20 ～ 60 mg/d。长程（＞ 1.5 年）治疗对轻、中度患者的治愈率约为 60%；短程（＜ 6 个月）治疗的治愈率约为 40%。在停药后 3 个月至 1 年易复发。

抗甲状腺药物的不良反应主要有粒细胞减少（MTU 多见，MMI 次之，PTU 最少），严重时可致粒细胞缺乏症。前者多发生在用药后 2 ～ 3 个月，也可见于任何时期。如外周血白细胞低于 $3×10^9$/L 或中性粒细胞低于 $1.5×10^9$/L，应考虑停药，并应严密观察。试用升白细胞药物，如维生素 B_4、鲨肝醇、利血生、脱氧核糖核酸、碳酸锂等，必要时给予泼尼松 30 mg/d 口服。伴发热、咽痛、皮疹等疑为粒细胞缺乏症时，须停药抢救，并给予粒细胞 - 巨噬细胞集落刺激因子（GM-CSF）治疗。此外，药疹较常见，可用抗组胺药物控制，不必停药，但应严密观察，如皮疹加重，应立即停药，以免发生剥脱性皮炎。如发生中毒性肝炎，应立即停药抢救。

（4）停药与复发问题：复发是指甲亢完全缓解，停药半年后又有反复者，主要发生于停药后的第 1 年，3 年后则明显减少。为减少复发，要求除临床表现及 T_3、T_4 和 TSH 正常外，T_3 抑制试验或 TRH 兴奋试验也正常才停药更为稳妥；血 TSAb 浓度明显下降或阴转提示复发的可能性较小。对药物有严重过敏或其他不良反应，或经长期药物治疗仍疗效不佳者，应考虑改用其他方法治疗。

2. 其他药物

（1）复方碘溶液：仅用于术前准备和甲亢危象。其作用为减少甲状腺充血，阻抑 TH 释放，也抑制 TH 合成和外周 T_4 向 T_3 转换，但属暂时性，于给药后 2 ～ 3 周症状渐减轻，继而又可使甲亢症状加重，并延长抗甲状腺药物控制甲亢症状所需的时间。

（2）β 受体阻滞剂：除阻滞 β 受体外，还可抑制 T_4 转换为 T_3，用于改善甲亢初治期（如普萘洛尔 10 ～ 40 mg，每日 3 ～ 4 次）的症状，近期疗效显著。此药可与碘剂合用于术前准备，也可用于 ^{131}I 治疗前后及甲亢危象时。支气管哮喘或喘息性支气管炎患者禁用，此时可用选择性 $β_1$ 受体阻滞剂，如阿替洛尔、美托洛尔等。

（三）放射性 ^{131}I 治疗

利用甲状腺高度摄取和浓集碘的能力及 ^{131}I 释放出 β- 射线对甲状腺的生物效应（β-射线在组织内的射程约为 2 mm，电离辐射仅限于甲状腺局部而不累及甲状旁腺和其他毗邻组织），破坏滤泡上皮而减少 TH 分泌。另外，也抑制甲状腺内淋巴细胞的抗体生成，加强了治疗效果。因此，放射性碘治疗具有迅速、简便、安全、疗效明显等优点。

1. 适应证

（1）中度甲亢，年龄在 25 岁以上者。

（2）对抗甲状腺药物有过敏等反应而不能继用，或长期治疗无效或治疗后复发者。

（3）合并心、肝、肾疾病等不宜手术，或术后复发，或不愿手术者。

（4）某些高功能结节的甲亢患者。

（5）非自身免疫性家族性毒性甲状腺肿者。

2. 禁忌证

（1）妊娠、哺乳期妇女（^{131}I 可进入胎盘和乳汁）。

（2）年龄在 25 岁以下者。

（3）有严重心、肝、肾衰竭或活动性肺结核者。

（4）外周血白细胞在 3×10^9/L 以下或中性粒细胞低于 1.5×10^9/L 者。

（5）重症浸润性突眼症。

（6）甲亢危象。

（7）甲状腺不能摄碘者。

3. 剂量及疗效

一般主张每克甲状腺组织 1 次给予 ^{131}I 2.6 ～ 3.7 MBq（70 ～ 100 μCi）放射量。病情较重者先用抗甲状腺药物治疗 3 个月左右，待症状减轻后，停药 3 ～ 5 d，然后服 ^{131}I。治疗后 2 ～ 4 周症状减轻，甲状腺缩小，体重增加，3 ～ 4 个月后约 60% 以上的患者可治愈。如半年后仍未缓解可进行第二次治疗，且于治疗前先用抗甲状腺药物控制甲亢症状。

4. 并发症及处理

（1）甲状腺功能减退分暂时性甲减和永久性甲减两种。早期由于腺体破坏，后期则可能为自身免疫反应参与，甲状腺组织被破坏所致。一旦发生，均需用 TH 替代治疗。

（2）放射性甲状腺炎见于治疗后 7 ～ 10 天，个别可诱发危象。故必须在 ^{131}I 治疗前用抗甲状腺药物治疗。放射碘治疗可引起甲状腺自身抗原的大量释放，应用糖皮质激素有助于抑制免疫反应。

（3）可能导致突眼恶化，但对此看法不一。一些学者认为，^{131}I 治疗甲亢可以加重 GO，如果 ^{131}I 治疗之前先服用 3 个月左右的糖皮质激素，可防止 GO 加重。

（四）手术治疗

甲状腺次全切除术的治愈率可在 70% 以上，但可引起多种并发症，有的病例于术后多年仍可复发或出现甲状腺功能减退症。

1. 适应证

（1）中度、重度甲亢，长期服药无效，停药后复发，或不愿长期服药者。

（2）甲状腺巨大，有压迫症状者。

（3）胸骨后甲状腺肿伴甲亢者。

（4）结节性甲状腺肿伴甲亢者。

2. 禁忌证

（1）较重或发展较快的浸润性突眼者。

（2）合并较重心、肝、肾、肺疾病，全身状况差不能耐受手术者。

（3）妊娠早期（第 3 个月前）及晚期（第 6 个月后）。

（4）轻症可用药物治疗者。

3. 术前准备

术前必须用抗甲状腺药物充分治疗至症状得到控制，心率低于 80 次，T_3、T_4 在正常范围内。于术前两周开始加服复方碘溶液，每次 3～5 滴，每日 1～3 次，以减少术中出血。

4. 并发症

可发生创口出血、呼吸道梗阻、感染、甲亢危象、喉上与喉返神经损伤、甲状旁腺暂时性或永久性功能减退、甲状腺功能减退及突眼恶化等。

（五）甲亢危象的防治

去除诱因，防治基础疾病是预防危象发生的关键，尤其要注意积极防治感染和做好充分的术前准备。一旦发生危象，需积极抢救。

1. 抑制甲状腺激素合成

确诊后立即进行。首选 PTU，首次剂量 600 mg 口服或经胃管注入。如无 PTU 时，可用等量 MTU 或 MMI（或 CMZ）60 mg。继用 PTU（或 MTU）200 mg 或 MMI（或 CMZ）20 mg，每日 3 次，口服，待症状减轻后改用一般治疗剂量。

2. 抑制甲状腺激素释放

服 PTU 后 1～2 h 再加用复方碘溶液，首剂 30～60 滴，以后每 6～8 h 滴注 5～10 滴。或用碘化钠 0.5～1.0 g 加入 5% 葡萄糖盐水中静脉滴注 12～24 h，以后视病情逐渐减量，一般使用 3～7 天停药。如患者对碘剂过敏，可改用碳酸锂 0.5～1.5 g/d，分 3 次口服，连服数日。

3. 抑制 T_4 转换为 T_3、T_3 与细胞受体结合

PTU、碘剂、β 受体阻滞剂和糖皮质激素均可抑制组织 T_4 转换为 T_3。如甲亢危象是甲状腺炎或应用过量 TH 制剂所致，用碘剂迅速抑制 T_4 转换为 T_3 比抑制 TH 合成更重要。而且，大剂量碘剂还可抑制 T_3 与细胞受体结合。如无哮喘或心功能不全，应加用普萘洛尔 30～50 mg，每 6～8 h 口服 1 次，或 1 mg 经稀释后缓慢静脉注射，视需要可间歇给 3～5 次；氢化可的松 100 mg 加入 5%～10% 葡萄糖盐水中静脉滴注，每 6～8 h 滴注 1 次；或地塞米松 10 mg/d。

4. 降低血甲状腺素浓度

在上述常规治疗效果不满意时，可选用血液透析、腹膜透析或血浆置换等措施迅速

降低血甲状腺素的浓度。

5. 支持治疗

应监护心、肾、脑功能，迅速纠正水、电解质和酸碱平衡紊乱，补充足够的葡萄糖、热量和多种维生素等。

6. 对症治疗

对症治疗包括供氧、防治感染，高热者给予物理降温。必要时，可用中枢性解热药，如对乙酰氨基酚等，但应注意避免应用乙酰水杨酸类解热剂（因可使 FT_3、FT_4 升高）。利血平 1 mg，每 6 ～ 8 h 肌内注射 1 次。必要时可试用异丙嗪、派替啶各 50 mg 静脉滴注。积极治疗各种合并症和并发症。

7. 防止复发

待危象控制后，应根据具体病情，选择适当的甲亢治疗方案，并防止危象再次发生。

（六）GO 治疗

GO 治疗的目的是纠正甲状腺功能及下丘脑 - 垂体 - 甲状腺轴功能异常，改善和保护视力，减轻疼痛等不适，改善容颜。

1. 局部治疗与眼睛护理

戴有色眼镜防止强光及灰尘刺激，睡眠时用抗生素眼膏、纱布或眼罩，防治结膜炎、角膜炎的发生，复视者可戴单侧眼罩。高枕卧位、限制食盐及使用利尿剂可减轻水肿。用 0.5% 甲基纤维素或 0.5% 氢化可的松滴眼，可减轻眼部局部刺激症状。如有结膜水疱样膨出，可暂时缝合上下睑，以保护角膜。

2. 免疫抑制剂

泼尼松 10 ～ 20 mg，每日 3 次，早期疗效较好，症状好转后减量，一般于 1 个月后再减至维持量，每日 10 ～ 20 mg，也可隔日给最小维持量而逐渐停药。严重病例用甲泼尼龙 0.5 ～ 1.0 g 加入生理盐水中静脉滴注，隔日 1 次，连用 2 ～ 3 次，继以大剂量泼尼松口服 4 周左右，待病情缓解后逐渐减至维持量。对糖皮质激素不敏感或不能用糖皮质激素治疗的 GO 患者，可试用其他免疫抑制剂，如环磷酰胺、苯丁酸氮芥、硫唑嘌呤、氨甲蝶呤、环孢素等。注意白细胞减少等副反应。一般认为这些药仅可改善眼部充血症状，对眼外肌功能恢复、治疗突眼的效果不明显。

3. 眶部放疗和眼眶减压

眶部放疗和眼眶减压适用于重症突眼的治疗。

（七）妊娠期甲亢的治疗

1. 治疗原则

（1）甲亢会增加孕妇和胎儿的多种疾病风险，而妊娠可能会加重甲亢，故宜于治愈 GD 后再妊娠。

（2）甲亢合并妊娠时，治疗的目的是使母亲达到轻微甲亢或甲状腺功能正常上限，并预防胎儿甲亢或甲减的发生。

2. 治疗措施

（1）抗甲状腺药物的剂量不宜过大，首选丙硫氧嘧啶（PTU），用最小有效剂量（如每日 100～300 mg，分 2～3 次口服）控制甲亢症状后，尽快减至维持量，维持甲状腺功能（宜用血 FT_3、FT_4 作为观测指标）在稍高于正常水平，避免治疗过度导致的母体和胎儿甲状腺功能减退或胎儿甲状腺肿。

（2）由于抗甲状腺药物可从乳汁分泌，产后如需继续服药，一般不宜哺乳。如必须哺乳，应选用 PTU，且用量不宜过大。

（3）普萘洛尔可使子宫持续收缩而引起胎儿发育不良、心动过缓、早产及新生儿呼吸抑制等，故应慎用或禁用。

（4）妊娠期一般不宜做甲状腺次全切除术，如择期手术治疗，宜于妊娠中期施行。

（5）禁用 ^{131}I 治疗。

（八）胫前黏液性水肿的防治

糖皮质激素局部用药对轻、中度胫前黏液性水肿有一定疗效，如用倍他米松软膏等局部外用，每晚 1 次，疗程 1 年左右，但停药后可复发。还可在皮损内注射曲安西龙双醋酸酯或曲安西龙与透明质酸混合剂。药物治疗无效可考虑手术切除。

七、预后

大多数患者的病程绵长，反复发作；部分患者经药物治疗后甲亢症状易控制，但甲状腺肿和眼病无缓解；少数患者无须治疗而自发缓解，进展为甲减或演变为慢性淋巴细胞性甲状腺炎。

第三节　甲状腺功能减退症

甲状腺功能减退症（简称"甲减"），是由多种原因引起的甲状腺激素（TH）合成、分泌或生物效应不足所致的一种临床综合征。按起病年龄分为 3 型：功能减退始于胎儿或新生儿者称为呆小病；起病于青春期发育前儿童者，称为幼年型甲减；起病于成年者称为成年型甲减。重者可引起黏液性水肿，更为严重者可引起黏液性水肿性昏迷。无甲减症状与体征，但血清超敏 TSH（uTSH）升高的轻型甲减称为亚临床甲减。

一、病因与发病机制

甲减的病因较复杂，以甲状腺性者多见，其次为垂体性者，其他均少见。甲状腺性甲减中以慢性淋巴细胞性甲状腺炎最为常见。发病机制随病因和类型不同而异。

（一）成年型甲状腺功能减退症

1. 甲状腺性甲减

甲状腺性甲减也称原发性甲减，最常见。主要原因如下。

（1）甲状腺组织缺失或被破坏，如手术切除、放射性碘或放射线治疗后。

（2）常见于慢性淋巴细胞性甲状腺炎，偶见于侵袭性纤维性甲状腺炎。

（3）格雷夫斯病晚期。

（4）抗甲状腺药物过量。

原发性甲减病因未明者可能与甲状腺自身免疫损害有关，也可为自身免疫性多内分泌腺综合征 II 型（施密特综合征）的表现之一，或与结节病、原发性慢性肾上腺皮质功能减退症（艾迪生病）、单一性垂体激素缺乏症等并存。此外，甲状腺癌、结核、碘过量、淀粉样变等也常伴有甲减。

2. 垂体性甲减（继发性甲减）

垂体性甲减常由肿瘤、手术、放疗和产后垂体坏死引起。腺垂体被广泛破坏者多表现为复合性垂体激素分泌减少，个别表现为单一性 TSH 缺乏。TSH-β 基因突变、PIT-1 基因（PROP1）突变则表现为垂体多种激素（GH、TSH、LH、FSH、PRL 等）的同时缺乏。

3. 下丘脑性甲减（三发性甲减）

下丘脑性甲减罕见。TRH 分泌不足，TSH 及 TH 相继减少而致甲减。可由下丘脑肿瘤、肉芽肿、慢性炎症或放疗等引起。

4. TH 抵抗综合征

TH 抵抗综合征呈常染色体显性或隐性遗传。突变型 T_3 受体基因所表达的 T_3 受体功能异常，对 T_3 的亲和力下降，不能与 T_3 结合成受体 -T_3 二聚体；而且，突变型 T_3 受体还可与正常 T_3 受体竞争，抑制后者的功能（优势负性作用）或与 T_3 形成无活性聚合体，从而减少 T_3 与 T_3 受体的结合。

（二）呆小病（克汀病）

1. 地方性呆小病

地方性呆小病发病与遗传因素有关，主要见于地方性甲状腺肿流行区。因母体缺碘，胎儿的碘供应缺乏，致甲状腺发育不良，T_3、T_4 合成不足。此型甲减对胎儿的神经系统，特别是大脑的发育危害极大，以不可逆性神经系统损害为特征。

2. 散发性呆小病

（1）甲状腺发育不全或缺如。

①甲状腺发育缺陷、异位甲状腺或甲状腺发育不全。

②母体在妊娠期患某种自身免疫性甲状腺疾病，血清中存在抗甲状腺抗体，通过胎盘后可破坏胎儿甲状腺。

③妊娠期服用抗甲状腺药物或其他致甲状腺肿物质，阻碍了胎儿甲状腺的发育和 TH

合成。

④ TH 抵抗综合征为常染色体隐性遗传性疾病，为 TSH 受体基因突变或受体后信号转导障碍所致。

（2） TH 合成障碍：常有家族史。

①甲状腺浓集碘功能障碍：与钠碘同向转运体（NIS，碘泵）突变有关。

②碘的有机化障碍：甲状腺过氧化物酶（TPO）基因突变使碘不能有机化；碘化酶缺陷不能使碘与酪氨酸形成单碘及双碘酪氨酸；碘化酪氨酸耦联缺陷致甲状腺已生成的单碘及双碘酪氨酸耦联障碍，T_4 及 T_3 合成减少；碘化酪氨酸脱碘缺陷使游离的单碘及双碘酪氨酸不能脱碘，碘存积于血中不能被再利用，并从尿中大量排出，碘丢失过多；甲状腺球蛋白（Tg）基因突变致 T_3、T_4 合成减少，Tg 水解异常使血中无活性的碘蛋白含量增高。

（三）幼年型甲状腺功能减退症

幼年型甲状腺功能减退症病因与成人患者相同。

二、病理

慢性淋巴细胞性甲状腺炎有大量淋巴细胞和浆细胞浸润，久之滤泡被毁，代之以纤维组织，残余的滤泡矮小、萎缩、扁平，泡腔内充满胶质。呆小病者除 TH 合成障碍致腺体增生肥大外，一般均呈萎缩性改变，或发育不全，或缺如。如功能降低的甲状腺组织对 TSH 有反应，常发生代偿性弥散性肿大，病期久者常伴大小不等的甲状腺结节。原发性甲减由于 TH 减少，对垂体的反馈抑制减弱而使 TSH 细胞增生肥大，甚至发生 TSH 瘤，可同时伴高催乳素血症。垂体性甲减患者的垂体萎缩，但也可继发于垂体肿瘤或肉芽肿等病变。

皮肤角化过度，黏多糖沉积，过碘酸希夫染色（PAS）阳性，形成黏液性水肿。内脏的细胞间质有同样物质沉积，严重病例有浆膜腔积液。骨骼肌、平滑肌、心肌间质水肿，横纹消失，肌纤维肿胀断裂。脑细胞萎缩、胶质化和灶性蜕变。肾小球和肾小管基膜增厚，系膜细胞增生。

三、临床表现

成年型甲减以 40～60 岁多见，起病隐匿，发展缓慢。新生儿甲减（呆小病）可在出生后数周至数月发病。因大脑和骨骼的生长发育受阻，可致身材矮小和智力低下。

（一）成年型甲减

1. 低代谢表现

主要表现为疲乏，行动迟缓，嗜睡，记忆力减退，注意力不集中。因血液循环差和热能生成减少，体温低于正常。

2. 黏液性水肿

表情淡漠、面容虚肿苍白，皮肤呈陈旧性象牙色，粗糙，少光泽，厚而凉，多鳞屑和角化。头发干燥、稀疏、脆弱，睫毛、眉毛、腋毛和阴毛脱落。指甲生长缓慢、厚而脆，表面常有裂纹。眼裂狭窄，可伴轻度突眼。鼻、唇增厚，发音不清，言语缓慢，音调低哑。

黏液性水肿昏迷多见于年老者或长期未获治疗者，大多在冬季发病。诱发因素多为严重躯体疾病、TH 替代中断、受寒、感染、手术和使用麻醉、镇静药物等。临床表现为嗜睡、低温（＜35℃）、呼吸减慢、心动过缓、血压下降、四肢肌肉松弛、反射减弱或消失，甚至昏迷、休克，可因心、肾衰竭而危及生命。

3. 精神神经系统

轻者有记忆力、注意力、理解力和计算力减退。反应迟钝、嗜睡、精神抑郁重者多有痴呆、幻想、木僵、昏睡或惊厥症状。

4. 心血管系统

心动过缓，心音低弱，心排血量减少。心脏扩大，常伴心包积液，经治疗后可恢复正常。久病者易发生动脉粥样硬化及冠心病。

5. 消化系统

常有食欲缺乏、腹胀、便秘，严重者可出现麻痹性肠梗阻或黏液性水肿巨结肠。胃酸缺乏或维生素 B_{12} 吸收不良可致缺铁性贫血或恶性贫血。

6. 内分泌系统

性欲减退。男性阳痿，女性月经过多、经期延长及不育症，有时可出现严重功能性子宫出血。常伴高催乳素血症和溢乳。甲状腺性甲减伴自身免疫性肾上腺皮质功能减退症和 1 型糖尿病称为自身免疫性多内分泌腺综合征 II 型。

7. 运动系统

主要表现为肌肉乏力。咀嚼肌、胸锁乳突肌、股四头肌及手部肌肉可出现进行性肌萎缩，叩击时可引起局部肿胀（"肌肿"或"小丘"现象）。肌肉收缩后弛缓延迟，握拳后松开缓慢。深腱反射的收缩期多正常，但弛缓期呈特征性延长，常超过 350 ms（正常为 240～320 ms），其中跟腱反射的半弛缓时间延长更为明显，对本病有重要诊断价值。部分患者伴关节病变，可有关节腔积液。

（二）呆小病

呆小病起病越早，病情越严重。患儿不活泼，不主动吸奶。患儿体格、智力发育迟缓，表情呆钝，发音低哑。颜面苍白，眶周水肿，眼距增宽，鼻梁扁塌。唇厚流涎，舌大外伸。前后囟增大、闭合延迟。四肢粗短，出牙、换牙和骨龄延迟。行走晚，呈鸭步。心率慢，心浊音区扩大。腹部饱满、膨大伴脐疝。

地方性呆小病症状可分为以下 3 型。

（1）神经型主要表现为脑发育障碍，智力低下伴聋哑，年长时仍不能生活自理。

（2）黏液性水肿型以代谢障碍为主。

（3）混合型兼有前两型表现。地方性甲状腺肿伴聋哑和轻度甲减者称为彭德莱（Pendred）综合征。

四、辅助检查

（一）实验室检查

1.激素及自身抗体检查

较重者 T_3 和 T_4 均降低。轻型甲减、甲减初期以 FT_4 下降为主。原发性者的血清 uTSH 升高，垂体性和下丘脑性甲减者正常或降低。慢性淋巴细胞性甲状腺炎者的血清 TgAb 和 TPO-Ab 明显升高。

2.生化检查

TH 不足影响促红细胞生成素的合成，可致轻、中度正常细胞型正常色素性贫血；月经量多而致失血及铁缺乏可引起小细胞低色素性贫血；少数由于胃酸减少，内因子、维生素 B_{12} 和叶酸缺乏可致大细胞性贫血（恶性贫血）。

甲状腺性甲减者的血胆固醇常升高，而继发性者正常或偏低。甘油三酯和低密度脂蛋白胆固醇增高，高密度脂蛋白胆固醇降低。血胡萝卜素增高。尿 17- 酮、17- 羟皮质类固醇降低。糖耐量呈扁平曲线。

3.TRH 兴奋试验

原发性甲减时血清 T_4 降低，血基础 TSH 值升高，对 TRH 的刺激反应增强。继发性甲减者的反应不一，如病变在垂体，多无反应；如病变来源于下丘脑，多呈延迟反应。

4.过氯酸钾排泌碘试验

过氯酸钾排泌碘试验阳性见于 TPO 缺陷所致的甲减和 Pendred 综合征。

（二）超声心动图和心电图检查

心肌收缩力下降，射血分数减低，左心室收缩时间间期延长，心电图示低电压、窦性心动过缓、T 波低平或倒置，偶见 P-R 间期延长。有时可出现房室分离、Q-T 间期延长等。

（三）影像学检查

骨龄延迟，骨化中心呈不均匀性斑点状（多发性骨化灶）有助于呆小病的早期诊断。蝶鞍常增大。心影弥散性增大，可伴心包积液或胸腔积液，甲状腺核素扫描检查可发现异位甲状腺（舌骨后、胸骨后、纵隔内和卵巢甲状腺等）。先天性一叶甲状腺缺如者的对侧甲状腺因代偿而显像增强。

（四）分子生物学检查

当高度疑为遗传性甲减时，可用 TSH 受体基因、T_3 受体基因、TPO 基因、NIS 基因等的突变分析来确定其分子病因。

五、诊断和鉴别诊断

（一）诊断

甲减的诊断除临床症状和体征外，必须有血清 T_3、T_4 和 TSH 测定的依据。一般以 TSH 为一线指标，必要时加做 FT_4 等指标，对临界性 TSH 值要注意复查。临床上无甲减症状，但 TSH 升高，一般可诊断为亚临床甲减。

甲减的定位诊断主要根据血 TSH 和 TRH 兴奋试验确定，垂体性甲减的 TSH、T$_4$、T$_3$ 同时下降，而下丘脑性甲减的诊断则有赖于 TRH 兴奋试验（TRH 兴奋后，血 TSH 有正常升高反应），如患者对 TSH 有过分反应，但无血清 T$_3$、T$_4$ 的相应升高，应怀疑 TSH 或甲状腺激素抵抗综合征，仍不能确诊者应定期追踪。

甲状腺性甲减的病因诊断主要根据病史、体格检查、抗甲状腺自身抗体来确定。必要时可取甲状腺组织做病理检查或基因突变分析。

（二）鉴别诊断

1. 贫血

甲减易误诊为恶性贫血、缺铁性贫血或再生障碍性贫血。但甲减引起者的血清 T$_3$、T$_4$ 降低和 TSH 升高可资鉴别。

2. 慢性肾炎、肾病综合征

慢性肾炎、肾病综合征的临床表现貌似黏液性水肿。

（1）血量 TT$_3$、TT$_4$ 下降（甲状腺素结合球蛋白减少所致）。

（2）尿蛋白可为阳性。

（3）血胆固醇增高。但甲减患者尿液正常，血压不高，肾功能正常。

3. 低 T$_3$ 综合征

血 FT$_4$ 一般正常（有时可稍下降或稍升高），rT$_3$ 升高，TSH 正常。

六、治疗

（一）对症治疗

有贫血者可补充铁剂、维生素 B$_{12}$、叶酸等，胃酸不足者应补充稀盐酸，但必须与 TH 合用才能取得疗效。临床型甲减必须用 TH 替代治疗。

（二）常规替代治疗

1. 左甲状腺素

左甲状腺素作用较慢而持久，半衰期约为 8 天，口服后 40% ～ 60% 被吸收。服药后 1 个月疗效明显。

左甲状腺素的开始用量为每日 25 ～ 50 μg，以后每 1 ～ 2 周增加 25 μg；最高维持量为 200 ～ 300 μg/d，一般维持量为 100 ～ 150 μg/d。治疗过程中如有心悸、心律不齐、心跳过速、失眠、烦躁、多汗等症状，应减少用量或暂停服用。

2. 干甲状腺片

干甲状腺片常用量为 40 ～ 60 mg/d，该药的 TH 含量不恒定，治疗效果欠恒定。开始用量宜小（如每日 15 ～ 30 mg），尤其是重症或伴心血管疾病者及年老患者要注意从低剂量开始，逐渐加量（如每周增加 15 ～ 30 mg），当症状改善、脉率恢复正常时，应将剂量减少至适当的维持量（90～180 mg/d）。已用至 240 mg/d 而不见效者，应考虑为周围 TH 不敏感型甲减。

3. 碘塞罗宁（T_3）

成人开始时每日 10～20 μg，分 2～3 次口服，每 1～2 周递增 15～20 μg，直至甲状腺功能恢复正常，维持量为每天 25～50 μg。碘塞罗宁作用快，持续时间短，最适用于黏液性水肿昏迷的抢救。甲状腺癌及手术切除甲状腺的患者，以及需定期停药扫描检查者以 T_3 替代较为方便。

替代治疗过程中如有心悸、心律不齐、心跳过速、失眠、烦躁、多汗等症状，应减少用量或暂停服用。

（三）呆小病的治疗

一旦确诊，立即治疗。初生期呆小病最初口服碘塞罗宁 5 μg，每 8 h 服 1 次，以及左甲状腺素 25 μg/d；3 天后，左甲状腺素增加至 37.5 μg/d，6 天后碘塞罗宁改为 2.5 μg，每 8 h 服 1 次。在治疗过程中，左甲状腺素逐渐增至 50 μg/d，而碘塞罗宁逐渐减量直至停用。也可单用左甲状腺素，25 μg/d；以后每周增加 25 μg，3～4 周后增至 100 μg/d，使血清 TT_4 和 TSH 保持在正常范围内。如临床疗效不满意，剂量可略加大。年龄为 9 个月～2 岁的婴幼儿每天需用左甲状腺素 50～150 μg。治疗应维持终身。

（四）黏液性水肿昏迷的治疗

（1）严重者静脉注射碘塞罗宁，首次 40～120 μg，以后每 6 h 注射 5～15 μg，患者清醒后改为口服。或首次静脉注射左甲状腺素 100～300 μg，以后每日注射 50 μg，待患者苏醒后改为口服。如无注射剂，可口服碘塞罗宁片剂（20～30 μg，每 4～6 h 服 1 次）或左甲状腺素片剂（量同前）或干甲状腺片（30～60 mg，每 4～6 h 服 1 次），经胃管给药，清醒后改为口服。有心脏病者，起始量为一般用量的 1/5～1/4。

（2）吸氧、保温、保持呼吸道通畅，必要时行气管切开、机械通气。

（3）氢可的松 50～100 mg 静脉注射，每 6 h 注射 1 次，待患者清醒及血压稳定后减量。

（4）5%～10% 的葡萄糖生理盐水 500～1000 mL/d，缓慢静脉滴注，必要时输血。补液要慎重，入水量不宜过多，并监测心肺功能、水电解质、血清 T_3/T_4、皮质醇、酸碱平衡及尿量和血压等。

（5）酌情选用抗菌药防治肺部、尿路感染。

（6）抢救休克、昏迷并加强护理。

（五）特殊类型甲减的治疗

（1）亚临床甲减：无症状者不必治疗，但要追踪观察；甲状腺肿大较明显，或 TPO-Ab 和 TgAb 滴度升高，或甲减呈进行性加重者应予以治疗。

（2）抗甲状腺药物过量：一般仅减少或停用抗甲状腺药物一段时间即可，严重甲减者可短期应用 TH 制剂。

七、预后

呆小病和幼年型甲减的预后不良，因此必须强调早期诊断和早期治疗，积极推广新生儿甲状腺功能普查可明显改善呆小病的预后。成年型甲减经替代治疗，预后良好。

第四节 糖尿病

糖尿病是由遗传和环境因素共同作用而引起的一组以糖代谢紊乱为主要表现的临床综合征。胰岛素分泌不足、胰岛素作用的缺陷或两者同时存在，引起糖类、脂肪、蛋白质、水和电解质等代谢紊乱，临床以慢性高血糖为主要的共同特征，最严重的急性并发症是糖尿病酮症酸中毒、糖尿病非酮症高渗性昏迷或乳酸性酸中毒。长期糖尿病可引起多个系统器官的慢性并发症，导致功能障碍和衰竭，成为致残或病死的主要原因。

一、糖尿病分型

目前，国际上通用 1999 年世界卫生组织（WHO）糖尿病专家委员会提出的病因学分型标准。

（一）1 型糖尿病（T1DM）

β 细胞破坏，常导致胰岛素绝对缺乏。

（1）自身免疫性：急性型及缓发型。

（2）特发性：无自身免疫证据。

（二）2 型糖尿病（T2DM）

以胰岛素抵抗为主伴胰岛素分泌不足，到以胰岛素分泌不足为主伴胰岛素抵抗。

（三）其他特殊类型糖尿病

1. 胰岛 β 细胞功能的基因缺陷

（1）青年人中的成年发病型糖尿病（MODY）：迄今已发现 6 种亚型，按其发现先后，分别为不同的基因突变所致：MODY1/ 肝细胞核因子 4α（HNF-4α）、MODY2/ 葡萄糖激酶（GCK）、MODY3/ 肝细胞核因子 1α（HNF-lα）、MODY4/ 胰岛素启动子 1（IPF1）、MODY5/ 肝细胞核因子 1β（HNF-1β）、MODY6/ 神经源性分化因子 l（NeuroD1/BETA2）。

（2）线粒体基因突变糖尿病。

（3）其他。

2. 胰岛素作用的基因缺陷

A 型胰岛素抵抗综合征、多诺霍综合征、Rabson-Mendenhall 综合征、脂肪萎缩型糖尿病等。

3. 胰腺外分泌疾病

胰腺炎、创伤 / 胰腺切除术、肿瘤、囊性纤维化病、血色病、纤维钙化性胰腺病等。

4. 内分泌病

肢端肥大症、库欣综合征、胰升糖素瘤、嗜铬细胞瘤、甲状腺功能亢进症、生长抑素瘤、醛固酮腺瘤等。

5. 药物或化学品所致糖尿病

吡甲硝苯脲（一种毒鼠药）、喷他脒、烟酸、糖皮质激素、甲状腺激素、二氮嗪、β 肾上腺素受体激动药、噻嗪类利尿药、苯妥英钠、α- 干扰素等。

6. 感染

先天性风疹、巨细胞病毒等。

7. 不常见的免疫介导糖尿病

僵人综合征、抗胰岛素受体抗体（B 型胰岛素抵抗）、胰岛素自身免疫综合征等。

8. 其他

其他可能与糖尿病相关的遗传性综合征包括唐氏综合征、克兰费尔特综合征、特纳综合征、Wolfram 综合征、弗里德赖希共济失调、亨廷顿病、劳伦斯－穆恩－比德尔综合征、强直性肌营养不良、卟啉病、普拉德－威利综合征等。

（四）妊娠糖尿病

妊娠糖尿病（GDM）是指妊娠期间发现的任何程度的血糖稳定损害，已知有糖尿病又合并妊娠者不包括在内。

二、病因和发病机制

糖尿病的病因和发病机制极为复杂，至今未完全阐明。不同类型糖尿病的病因不尽相同，即使在同一类型中也存在着异质性。总的来说，可能为环境因素作用于遗传易患性个体而发病。

（一）1 型糖尿病

1 型糖尿病绝大多数为自身免疫性 1 型糖尿病，目前认为与遗传因素、环境因素及自身免疫因素有关。

1. 遗传因素

遗传在 1 型糖尿病的发病中有一定作用。对 1 型糖尿病同卵双胎长期追踪，发生糖尿病的双生一致率可达 50%。然而，从父母到子女的垂直传递率却很低，如双亲中一人患 1 型糖尿病，其子女患病的风险率仅为 2% ～ 5%。遗传学研究显示，1 型糖尿病是多基因、多因素共同作用的结果。

2. 环境因素

（1）病毒感染：据报道，与 T1DM 有关的病毒包括风疹病毒、腮腺炎病毒、柯萨奇病毒、脑心肌炎病毒和巨细胞病毒等。病毒感染可直接损伤胰岛 β 细胞，迅速、大量地破坏 β 细胞或使细胞发生细微变化、数量逐渐减少。病毒感染还可损伤胰岛 β 细胞而暴露其抗原成分、启动自身免疫反应，这是病毒感染导致胰岛 β 细胞损伤的主要机制。

（2）化学毒性物质和饮食因素：链脲霉素和四氧嘧啶糖尿病动物模型，以及灭鼠剂吡甲硝苯脲所造成的人类糖尿病可属于非自身免疫性胰岛 β 细胞破坏（急性损伤）或自身免疫性胰岛 β 细胞破坏（小剂量、慢性损伤）。母乳喂养期短或缺乏母乳喂养的儿童 T1DM 发病率增高，认为血清中存在的与牛乳制品有关的抗体可能参与 β 细胞破坏过程。

3. 自身免疫因素

在遗传的基础上，病毒感染或其他环境因素启动了自身免疫过程，造成胰岛 β 细胞破坏和 T1DM 的发生。

（1）体液免疫：已发现 90% 新诊断的 T1DM 患者血清中存在胰岛细胞抗体，比较重要的有胰岛细胞抗体（ICA）、胰岛素自身抗体（IAA）、谷氨酸脱羧酶（GAD）抗体和胰岛抗原 2（IA-2）抗体等。GAD 抗体和 IA-2 抗体还通过"分子模拟"机制，导致胰岛 β 细胞损伤。

（2）细胞免疫：在 T1DM 的发病机制中，细胞免疫异常更为重要。T1DM 是 T 细胞介导的自身免疫性疾病，免疫失调体现在免疫细胞比例失调及其所分泌的细胞因子或其他递质相互作用紊乱，其间关系错综复杂，可简单分为以下 3 个阶段。

①免疫系统的激活。

②免疫细胞释放各种细胞因子。

③胰岛 β 细胞损伤。

（二）2型糖尿病

T2DM 是复杂的遗传因素和环境因素共同作用的结果，目前对 T2DM 的病因仍然认识不足，T2DM 可能是一种异质性疾病。

1. 遗传因素与环境因素

T2DM 是由多个基因及环境因素综合引起的复杂病，其遗传特点如下。

（1）参与发病的基因很多，分别影响糖代谢有关过程中的某个中间环节，而对血糖值无直接影响。

（2）每个基因参与发病的程度不等，大多数为次效基因，可能有个别为主效基因。

（3）每个基因只是赋予个体某种程度的易患性，并不足以致病，也不一定是致病所必需的。

（4）多基因异常的总效应形成遗传易患性。

环境因素包括生活方式、营养过剩、体力活动不足、子宫内环境，以及应激、化学毒物等，在遗传因素和上述环境因素共同作用下所引起的肥胖，特别是中心性肥胖，与胰岛素抵抗和 T2DM 的发生有密切关系。

2. 胰岛素抵抗和 β 细胞功能缺陷

胰岛素抵抗和胰岛素分泌缺陷是 T2DM 发病机制的两个要素，不同患者的胰岛素抵抗和胰岛素分泌缺陷所具有的重要性不同，同一患者在疾病进展过程中二者的相对重要性也可能发生变化。

（1）胰岛素抵抗：指胰岛素作用的靶器官（主要是肝脏、肌肉和脂肪组织）对胰岛素作用的敏感性降低。胰岛素降低血糖的主要机制包括抑制肝脏葡萄糖生成（HGP）、刺激内脏组织（肝和胃肠道）对葡萄糖的摄取，以及促进外周组织（骨骼肌、脂肪）对葡萄糖的利用。

组织中胰岛素作用主要涉及胰岛素受体及其调节过程、受体后信息传递至发挥效应的过程，以及影响体脂含量和分布异常的过程等。遗传因素可能引起上述生物学过程中有关环节多种基因的多态性或突变，胰岛素抵抗可能是多种基因细微变化的叠加效应。环境因素中主要为摄食过多、体力劳动过少导致肥胖（尤其是中心性肥胖），可引起一系列代谢变化和细胞因子的表达异常，如游离脂肪酸（FFA）、TNF-α、瘦素、抵抗素等增加和脂联素降低及慢性内质网应激等，进一步抑制胰岛素信号转导途径，加重胰岛素抵抗。

（2）β 细胞功能缺陷。

T2DM 的 β 细胞功能缺陷主要表现如下。

①胰岛素分泌量的缺陷：随着空腹血糖浓度增高，最初空腹及葡萄糖刺激后胰岛素分泌代偿性增多（但相对于血糖浓度而言，胰岛素分泌仍是不足的）；但当空腹血糖浓度进一步增高时，胰岛素分泌反应逐渐降低。

②胰岛素分泌模式异常：静脉葡萄糖耐量试验（IVGTT）中第一时相胰岛素分泌减弱或消失；口服葡萄糖耐量试验（OGTT）中早期胰岛素分泌延迟、减弱或消失；胰岛素脉冲式分泌削弱；胰岛素原和胰岛素的比例增加；等等。

影响胰岛 β 细胞分泌胰岛素的生物学过程主要包括口细胞胰岛素合成及分泌过程、损伤过程，以及再生、修复过程。影响上述过程的遗传因素、各种原因引起的 β 细胞数量减少、胰岛淀粉样沉积物等均可导致 β 细胞功能缺陷。低体重儿、胎儿期或出生早期营养不良可损伤口细胞发育。

3. 葡萄糖毒性和脂毒性

在糖尿病发生、发展过程中出现的高血糖和脂代谢紊乱可进一步降低胰岛素敏感性和损伤胰岛 β 细胞功能，分别称为"葡萄糖毒性"和"脂毒性"，是糖尿病发病机制中最重要的获得性因素。

脂毒性还可能是 T2DM 发病机制中的原发性因素。血液循环中 FFA 浓度过高及非脂肪细胞（主要是肌细胞、肝细胞、胰岛 β 细胞）内脂质含量过多，可通过各种有关途径导致胰岛素抵抗性的发生，以及引起胰岛 β 细胞脂性凋亡和分泌胰岛素功能缺陷。

4. 自然史

T2DM 早期存在胰岛素抵抗而胰岛 β 细胞可代偿性增加胰岛素分泌时，血糖可维持正常；当 β 细胞功能有缺陷、对胰岛素抵抗无法代偿时，才会进展为糖调节受损（IGR）和糖尿病。T2DM 的 IGR 和糖尿病早期不需胰岛素治疗的阶段较长，但随着病情进展，相当一部分患者需用胰岛素控制血糖或维持生命。

三、病理

1 型糖尿病胰岛病理改变特征为胰岛 β 细胞数量显著减少及胰岛炎，病程短于 1 年死亡病例的 β 细胞数量仅为正常的 10% 左右。50% ～ 70% 的患者有胰岛炎，表现为胰岛内淋巴细胞和单核细胞浸润。其他改变有胰岛萎缩和 β 细胞空泡变性，少数病例胰岛无明显病理改变。分泌胰高糖素、生长抑素及胰多肽的细胞数量正常或相对增多。

2 型糖尿病胰岛病理改变特征为淀粉样变性，90% 患者的胰岛在光镜下见淀粉样物质沉积于毛细血管和内分泌细胞间，其程度与代谢紊乱程度相关；此外，胰岛可有不同程度的纤维化。胰岛 β 细胞数量中度或无减少，胰高糖素分泌细胞增加，其他胰岛内分泌细胞数量无明显改变。

糖尿病大血管病变的病理改变为大、中动脉粥样硬化和中、小动脉硬化，与非糖尿病者基本相同。

糖尿病微血管病变是指微小动脉和微小静脉之间管腔直径小于 $100\ \mu m$ 的毛细血管和微血管网的病变。其常见于视网膜、肾、肌肉、神经、皮肤等组织，特征性病变是 PAS 阳性物质沉积于内皮下，引起毛细血管基膜增厚。

糖尿病肾病呈弥散性或结节性肾小球硬化，结节性病变具有特异性，于肾小球系膜区可见大小不等的嗜伊红结节，是诊断糖尿病肾病的可靠指标，但与蛋白尿和肾功能减退之间的相关性较差；弥散性病变为系膜基质增多，伴或不伴毛细血管壁增厚，病变的特异性较低，但与蛋白尿程度相关性较好；此外，尚可有肾小动脉硬化和急性、慢性肾盂肾炎的病理改变。

糖尿病视网膜病的血管病变主要为玻璃样变性小动脉硬化、毛细血管基膜增厚、微血管瘤形成和小静脉迂曲，进一步发展可出现视网膜毛细血管渗出、黄斑水肿等改变；视网膜和虹膜新生血管形成是增生型视网膜病的标志。

糖尿病神经病变以外周神经和自主神经轴突变性为基本病变，伴节段性或弥散性脱髓鞘；病变也可累及神经根、椎旁交感神经和脑神经，累及脊髓和脑实质者少见。

糖尿病控制不良时可引起肝脂肪沉积和变性（脂肪肝）。

四、病理生理

糖尿病是胰岛素分泌和（或）胰岛素作用缺陷致胰岛素绝对或相对不足，引起一系列的代谢紊乱。

（一）糖类代谢

葡萄糖在细胞内磷酸化减少，进而导致糖酵解、磷酸戊糖旁路及三羧酸循环减弱，糖原合成减少、分解增多。以上代谢紊乱使肝、肌肉和脂肪组织摄取利用葡萄糖的能力降低，空腹及餐后肝糖输出增加；又因葡萄糖异生底物的供给增多及磷酸烯醇型丙酮酸激酶活性增强，肝糖异生增加，因而出现空腹及餐后高血糖。胰岛素缺乏使丙酮酸脱氢酶活性降低，葡萄糖有氧氧化减弱，能量供给不足。

（二）脂肪代谢

由于胰岛素不足，脂肪组织摄取葡萄糖及从血浆中清除三酰甘油的能力下降，脂肪合成代谢减弱，脂蛋白脂酶活性低下，血浆中游离脂肪酸和三酰甘油浓度增高。在胰岛素极度缺乏时，激素敏感性脂肪酶活性增强，储存脂肪的动员和分解加速，血游离脂肪酸浓度进一步增高。肝细胞摄取脂肪酸后，因再酯化通路受到抑制，脂肪酸与辅酶 A 结合生成脂肪酰辅酶 A，经 β- 氧化生成乙酰辅酶 A。因草酰乙酸生成不足，乙酰辅酶 A 进入三羧酸循环受阻而大量缩合成乙酰乙酸，进而转化为丙酮和 β 羟丁酸，三者统称酮体。当酮体生成超过组织利用和排泄能力时，大量酮体堆积形成酮症，进一步可发展至酮症酸中毒。

（三）蛋白质代谢

肝、肌肉等组织摄取氨基酸减少，蛋白质合成代谢减弱、分解代谢加速，导致负氮平衡。血浆中成糖氨基酸（丙氨酸、甘氨酸、苏氨酸和谷氨酸）浓度降低，反映糖异生旺盛，成为肝糖输出增加的主要来源；血浆中成酮氨基酸（亮氨酸、异亮氨酸和缬氨酸等支链氨基酸）浓度增高，提示肌肉组织摄取这些氨基酸合成蛋白质能力降低，导致患者乏力、消瘦、组织修复力和抵抗力降低，儿童生长发育障碍和延迟。同时还有胰高糖素分泌增加，且不为高血糖所抑制。胰高糖素具有促进肝糖原分解、糖异生、脂肪分解和酮体生成作用，对上述代谢紊乱起促进作用。经胰岛素治疗血糖良好控制后，血浆胰高糖素水平可降至正常或接近正常。

2 型糖尿病与 1 型糖尿病有相同的代谢紊乱，但程度一般较轻。有些患者的基础胰岛素分泌正常，空腹时肝糖输出不增加，故空腹血糖正常或轻度升高，但在进餐后出现高血糖。另一些患者进餐后胰岛素分泌持续增加，分泌高峰延迟，餐后 3～5 h 血浆胰岛素水平呈现不适当的升高，引起反应性低血糖，并可成为这些患者的首发症状。

在急性应激或其他诱因影响下，2 型糖尿病患者也可发生酮症酸中毒、非酮症高渗性糖尿病昏迷或混合型（高血浆渗透压和酮症）急性代谢紊乱，乳酸性酸中毒少见。

五、临床表现

（一）代谢紊乱症状群

糖尿病的典型症状可概括为"三多一少"，即多尿、多饮、多食和体重减轻。血糖升高后因渗透性利尿引起多尿，继而口渴多饮；外周组织对葡萄糖利用障碍，脂肪分解增多，蛋白质代谢负平衡，渐见乏力、消瘦，儿童生长发育受阻；因葡萄糖不能充分利用，患者常有饥饿感，食欲亢进，进食量增加。另可有皮肤瘙痒，尤其外阴瘙痒。血糖升高较快时，可使眼房水、晶体渗透压改变而引起屈光改变致视力模糊。

（二）常见类型糖尿病的临床特点

1. 1型糖尿病

（1）自身免疫性1型糖尿病（1A型）：多数青少年患者起病较急，症状较明显；未及时诊断治疗，当胰岛素严重缺乏或病情进展较快时，可出现糖尿病酮症酸中毒（DKA），危及生命。某些成年患者起病缓慢，早期临床表现不明显，经历一段或长或短的糖尿病不需胰岛素治疗的阶段。尽管起病急缓不一，但一般很快进展到糖尿病需用胰岛素控制血糖或维持生命。这类患者很少肥胖。

（2）特发性1型糖尿病（1B型）：通常急性起病，临床上表现为糖尿病酮症，甚至酸中毒。

2. 2型糖尿病

2型糖尿病多见于成人，常在40岁以后起病；大多数发病缓慢，症状相对较轻，半数以上无任何症状；不少患者因慢性并发症、伴发病或仅于健康检查时发现。很少自发性发生DKA，但在感染等应激情况下也可发生DKA。临床上肥胖症、血脂异常、脂肪肝、高血压、冠心病、葡萄糖耐量降低（IGT）或T2DM等疾病常同时或先后发生，并伴有高胰岛素血症，目前认为这些均与胰岛素抵抗有关，称为代谢综合征。有的早期患者进食后胰岛素分泌高峰延迟，餐后3～5 h血浆胰岛素水平不适当地升高，引起反应性低血糖，可成为这些患者的首发临床表现。

3. 某些特殊类型糖尿病

（1）青年人中的成年发病型糖尿病（MODY）：一组高度异质性的单基因遗传病。主要临床特征如下。

①有三代以上家族发病史，且符合常染色体显性遗传规律。

②发病年龄小于25岁。

③无酮症倾向，至少5年内不需用胰岛素治疗。

（2）线粒体基因突变糖尿病的临床特点。

①母系遗传。

②发病早，β细胞功能逐渐减退，自身抗体阴性。

③身材多消瘦（BMI＜24）。

④常伴神经性耳聋或其他神经肌肉表现。

4. 妊娠糖尿病

妊娠过程中初次发现的任何程度的糖耐量异常，均可认为是妊娠糖尿病（GDM），不包括妊娠前已知的糖尿病患者，后者称为"糖尿病合并妊娠"。GDM 妇女分娩后血糖可恢复正常，但有若干年后发生 T2DM 的高度危险性；此外，GDM 患者中可能存在各种类型的糖尿病，因此应在产后 6 周复查，确认其归属及分型，并长期追踪观察。

六、并发症

（一）急性严重代谢紊乱

急性严重代谢紊乱是指糖尿病酮症酸中毒和高血糖高渗状态，见下文。

（二）感染性并发症

糖尿病患者常发生疖、痈等皮肤化脓性感染，可反复发生，有时可引起败血症或脓毒血症。皮肤真菌感染，如足癣、体癣也常见。真菌性阴道炎和前庭大腺炎是女性患者常见并发症，多为白念珠菌感染所致。糖尿病合并肺结核的发生率较非糖尿病者高，病灶多呈渗出干酪性，易扩展弥散，形成空洞。肾盂肾炎和膀胱炎多见于女性患者，反复发作可转为慢性。

（三）慢性并发症

1. 大血管病变

动脉粥样硬化主要侵犯主动脉、冠状动脉、脑动脉、肾动脉和肢体外周动脉等，引起冠心病、缺血性或出血性脑血管病、肾动脉硬化、肢体动脉硬化等。

2. 微血管病变

微血管是指管腔直径在 100 μm 以下的毛细血管及微血管网。微血管病变是糖尿病的特异性并发症，其典型改变是微循环障碍和微血管基膜增厚，主要发生在视网膜、肾、神经和心肌组织等部位，其中尤以糖尿病肾病和糖尿病视网膜病为主。

（1）糖尿病肾病：常见于病史超过 10 年的患者，是 T1DM 患者的主要死亡原因；在 T2DM 中，其严重性仅次于心、脑血管病。病理改变有以下 3 种类型。

①结节性肾小球硬化型，有高度特异性。

②弥散性肾小球硬化型最常见，对肾功能影响大，但特异性较低，类似病变也可见于系膜毛细血管性肾小球肾炎和系统性红斑狼疮等疾病。

③渗出性病变，特异性不高，也可见于慢性肾小球肾炎。

（2）糖尿病性视网膜病变：糖尿病病程超过 10 年，大部分患者合并程度不等的视网膜病变，是失明的主要原因之一。

（3）其他：心脏微血管病变和心肌代谢紊乱可引起心肌广泛灶性坏死，称为糖尿病心肌病，可诱发心力衰竭、心律失常、心源性休克和猝死。并发症可以加重那些同时患有糖尿病和其他心脏病患者的预后。

3. 神经系统并发症

醛糖还原酶活性增强致多元醇旁路代谢旺盛，细胞内山梨醇和果糖浓度增高及肌醇浓度降低，是糖尿病神经病变发生的主要因素；神经营养小血管动脉硬化可能是单一神经病变的主要病因。此外，遗传背景可能是神经病变易感性差异的主要原因。

（1）中枢神经系统并发症。

①伴随严重 DKA、高血糖高渗状态或低血糖症出现的意识改变。

②缺血性脑卒中。

③脑老化加速及老年性痴呆危险性增高等。

（2）周围神经病变：最为常见，通常为对称性，下肢较上肢严重，病情进展缓慢。常见症状为肢端感觉异常（麻木、针刺感、灼热及感觉迟钝等），呈手套或短袜状分布，有时痛觉过敏；随后出现肢痛，呈隐痛、刺痛或烧灼样痛，夜间及寒冷季节加重。后期运动神经可受累，出现肌张力减弱，肌力降低以致肌肉萎缩和瘫痪，多累及手、足小肌肉，常出现垂足。长期受压或创伤可致骨质吸收破坏和关节变形，称为营养不良性关节炎（沙尔科关节）。单一外周神经损害较少发生，主要累及脑神经。

（3）自主神经病变：也较常见，并可较早出现，影响胃肠、心血管、泌尿生殖系统功能。临床表现为瞳孔改变（缩小且不规则、光反射消失、调节反射存在）、排汗异常（无汗、少汗或多汗）、胃排空延迟（胃轻瘫）、腹泻（饭后或午夜）、便秘、直立性低血压、持续心动过速、心搏间距延长，以及残尿量增加、尿失禁、尿潴留、阳痿等。

4. 糖尿病足

糖尿病足是指与下肢远端神经异常和不同程度周围血管病变相关的足部溃疡、感染和（或）深层组织破坏。轻者表现为足部畸形、皮肤干燥和发凉、胼胝（高危足）；重者可出现足部溃疡、坏疽。糖尿病足是截肢、致残的主要原因。

5. 糖尿病皮肤病变

糖尿病时，皮肤改变多种多样，较常见的有糖尿病性大疱病、糖尿病性皮肤病和糖尿病脂性渐进性坏死。

七、辅助检查

（一）糖代谢异常的检查

1. 尿糖测定

尿糖阳性是诊断糖尿病的重要线索。尿糖阳性只是提示血糖值超过肾糖阈（大约为 10 mmol/L），因而尿糖阴性不能排除糖尿病的可能。并发肾脏病变时，肾糖阈升高，虽然血糖升高，但尿糖阴性。妊娠期肾糖阈降低时，虽然血糖正常，但尿糖可阳性。

2. 血糖测定和 OGTT

血糖升高是诊断糖尿病的主要依据，也是判断糖尿病病情和控制情况的主要指标。诊断糖尿病时必须用静脉血浆测定血糖，治疗过程中随访血糖控制程度时可用便携式血糖计（毛细血管全血测定）。

当血糖高于正常范围而又未达到诊断糖尿病标准时，须进行口服葡萄糖耐量试验

（OGTT）。OGTT 应在清晨空腹进行，成人口服 75 g 无水葡萄糖或 82.5 g 含一分子水的葡萄糖，溶于 250 ～ 300 mL 水中，5 ～ 10 min 饮完，空腹及开始饮葡萄糖水后 2 h 测静脉血浆葡萄糖。儿童服糖量按每千克体重 1.75 g 计算，总量不超过 75 g。

3. 糖化血红蛋白（GHbA1）和糖化血浆清蛋白测定

GHbA1 是葡萄糖或其他糖与血红蛋白的氨基发生非酶催化反应（一种不可逆的蛋白糖化反应）的产物，其量与血糖浓度呈正相关。GHbAl 有 a、b、c 三种，以 GHbA1c（HbA1c）最为主要。正常人 HbA1c 占血红蛋白总量的 3% ～ 6%，不同实验室之间的参考值有一定差异。血糖控制不良者 HbA1c 升高，并与血糖升高的程度相关。由于红细胞在血液循环中的寿命约为 120 天，因此 HbA1c 反映患者近 8 ～ 12 周总的血糖水平，为糖尿病控制情况的主要监测指标之一。血浆蛋白（主要为清蛋白）同样也可与葡萄糖发生非酶催化的糖化反应而形成果糖胺（FA），其形成的量与血糖浓度相关，正常值为 1.7 ～ 2.8 mmol/L。由于清蛋白在血中浓度稳定，其半衰期为 19 天，故果糖胺反映患者近 2 ～ 3 周总的血糖水平，为糖尿病患者近期病情监测的指标。

（二）胰岛 β 细胞功能检查

1. 胰岛素释放试验

正常人空腹基础血浆胰岛素为 35 ～ 145 pmol/L（5 ～ 20 mU/L），口服 75 g 无水葡萄糖（或 100 g 标准面粉制作的馒头）后，血浆胰岛素在 30 ～ 60 min 上升至高峰，峰值为基础值的 5 ～ 10 倍，3 ～ 4 h 恢复到基础水平。

2. C 肽释放试验

方法同上。基础值不小于 400 pmol/L，高峰时间同上，峰值为基础值的 5 ～ 6 倍。C 肽和胰岛素以等分子量由胰岛 β 细胞生成及释放，C 肽测定不受血清中的胰岛素抗体和外源性胰岛素影响。

（三）有关病因和发病机制的检查

有关病因和发病机制的检查包括抗谷氨酸脱羧酶抗体（GADA）、胰岛细胞抗体（ICA）、胰岛素抗体（IAA）及蛋白质酪氨酸磷酸酶样蛋白抗体（IA-2A）的联合检测；胰岛素敏感性检查；基因分析；等等。

八、诊断与鉴别诊断

糖尿病诊断以血糖异常升高作为依据，应注意单纯空腹血糖正常不能排除糖尿病的可能性，应加验餐后血糖，必要时进行 OGTT。诊断时应注意是否符合糖尿病诊断标准、分型、有无并发症和伴发病或加重糖尿病的因素存在。

（一）诊断线索

诊断线索如下。

（1）"三多一少"症状。

（2）以糖尿病的并发症或伴发病首诊的患者；原因不明的酸中毒、失水、昏迷、休克；反复发作的皮肤疖或痈、真菌性阴道炎、结核病等；血脂异常、高血压、冠心病、脑卒中、肾病、视网膜病、周围神经炎、下肢坏疽及代谢综合征等。

（3）高危人群：糖调节受损（IGR）[空腹血糖受损（IFG）/葡萄糖耐量减低（IGT）]、年龄超过 45 岁、肥胖或超重、巨大胎儿史、糖尿病或肥胖家族史。

（二）诊断标准

目前，国际上通用 1999 年 WHO 糖尿病专家委员会提出的诊断标准，要点如下。

1. 判断标准

糖尿病诊断是基于空腹血糖（FPG）、任意时间或 OGTT 中 2 h 血糖值（2hPG）。空腹是指 8 ～ 10 h 无任何热量摄入。任意时间是指一日内任何时间，无须考虑上一次进餐时间及食物摄入量。OGTT 采用 75 g 无水葡萄糖负荷。WHO 诊断标准见表 5-1。

表 5-1　糖代谢分类标准（WHO，1999）

糖代谢分类	FPG/（mmol·L^{-1}）	2hPG/（mmol·L^{-1}）
正常血糖	3.9 ～ 6.0	< 7.7
空腹血糖受损（IFG）	6.1 ～ 6.9	< 7.7
糖耐量减低（IGT）	< 7.0	7.8 ～ 11.0
糖尿病（DM）	≥ 7.0	≥ 11.1

糖尿病的诊断标准：糖尿病症状加任意时间血浆葡萄糖 ≥ 11.1 mmol/L（200 mg/dL），或空腹血糖（FPG）≥ 7.0 mmol/L（126 mg/dL），或 OGTT 2hPG ≥ 11.1 mmol/L（200 mg/dL）。需重复一次确认，诊断才能成立。

2. 无症状者的诊断

对于无糖尿病症状、仅一次血糖值达到糖尿病诊断标准者，必须在另一天复查核实而确定诊断。如复查结果未达到糖尿病诊断标准，应定期复查。空腹血糖受损（IFG）或糖耐量减低（IGT）的诊断应根据 3 个月内的两次 OGTT 结果，用其平均值来判断。在急性感染、创伤或各种应激情况下可出现血糖暂时升高现象，不能以此诊断为糖尿病，应追踪随访。

（三）鉴别诊断

1. 1 型与 2 型糖尿病的鉴别

1 型与 2 型糖尿病的鉴别见表 5-2。

表 5-2　1 型与 2 型糖尿病的鉴别

	1 型糖尿病	2 型糖尿病
起病年龄及其峰值	多小于 25 岁，峰值为 12～14 岁	大于 40 岁，峰值为 60～65 岁
起病方式	多急剧，少数缓起	缓慢而隐袭
起病时体重	多正常或消瘦	多超重或肥胖
"三多一少"症状	常典型	不典型，或无症状
急性并发症	酮症倾向大，易发生酮症酸中毒	酮症倾向小，50 岁以上者易发生高渗性高血糖状态
慢性并发症	无	无
肾病	30%～40%，主要死因	20% 左右
心血管病	较少	70% 左右，主要死因
脑血管病	较少	较多
胰岛素及 C 肽释放试验	低下或缺乏	峰值延迟或不足
胰岛素治疗及反应	依赖外源性胰岛素生存，对胰岛素敏感	生存不依赖胰岛素，应用时对胰岛素抵抗

2. 尿糖阳性的鉴别

肾性糖尿为肾糖阈降低所致，尿糖阳性，但血糖及 OGTT 正常。某些非葡萄糖的糖尿，如果糖、乳糖、半乳糖尿，用本尼迪克特试剂（硫酸铜）检测呈阳性反应，用葡萄糖氧化酶试剂检测呈阴性反应。

弥散性肝病患者，葡萄糖转化为肝糖原功能减弱，肝糖原贮存减少，进食后 0.5～1.0 h 血糖过高，出现糖尿，但空腹血糖偏低，餐后 2～3 h 血糖正常或低于正常。急性应激状态时，胰岛素拮抗激素（如肾上腺素、促肾上腺皮质激素、肾上腺皮质激素和生长激素）分泌增加，可使糖耐量减低，出现一过性血糖升高、尿糖阳性，应激过后可恢复正常。

九、治疗

治疗目标：控制高血糖和相关代谢紊乱，以消除糖尿病症状和防止出现急性严重代谢紊乱；预防和（或）延缓糖尿病慢性并发症的发生和发展，维持良好健康，以及学习、劳动能力，保障儿童生长发育，提高患者的生活质量，延长寿命，降低病死率。

（一）糖尿病健康教育

糖尿病需终身治疗，其治疗效果在很大程度上取决于患者的主动性。糖尿病教育的内容包括对医疗保健人员和患者及其家属进行宣传教育，提高医务人员综合防治水平，将科学的糖尿病知识、自我保健技能深入浅出地传授给患者，使患者了解治不达标的危害。只要医患长期密切合作，患者完全可以达到正常的生活质量。

（二）饮食治疗

饮食治疗是另一项重要的基础治疗措施，应长期严格执行。饮食治疗方案如下。

1. 计算总热量

首先按患者性别、年龄和身高查表或用简易公式计算理想体重 [理想体重（kg）= 身高（cm）-105]，然后根据理想体重和工作性质，参照原来生活习惯等，计算每日所需总热量。成年人休息状态下，每日每千克理想体重给予热量 105.0 ～ 125.5 kJ（25 ～ 30 kcal），轻体力劳动 125.5 ～ 146.0 kJ（30 ～ 35 kcal），中度体力劳动 146 ～ 167 kJ（35 ～ 40 kcal），重体力劳动 167 kJ（40 kcal）以上。儿童、孕妇、乳母、营养不良和消瘦，以及伴有消耗性疾病者应酌情增加，肥胖者酌减，使体重逐渐恢复至理想体重的 ±5% 左右。

2. 营养素热量分配

糖类占饮食总热量的 50% ～ 60%，提倡用粗制米、面和一定量杂粮，忌食用葡萄糖、蔗糖、蜜糖及其制品（各种糖果、甜糕点饼干、冰淇淋、含糖饮料等）。蛋白质含量一般不超过总热量 15%，成人每日每千克理想体重为 0.8 ～ 1.2 g，儿童、孕妇、乳母、营养不良或伴有消耗性疾病者增至 1.5 ～ 2.0 g，伴有糖尿病、肾病而肾功能正常者应限制至在 0.8 g，血尿素氮升高者应限制在 0.6 g。蛋白质应至少有 1/3 来自动物蛋白质，以保证必需氨基酸的供给。脂肪约占总热量的 30%，其中饱和脂肪、多价不饱和脂肪与单价不饱和脂肪各占 10%，每日胆固醇摄入量宜在 300 mg 以下。

每日饮食中纤维素含量不宜少于 40 g，提倡食用绿叶蔬菜、豆类、块根类、粗谷物、含糖成分低的水果等。每日摄入食盐应限制在 10 g 以下。限制饮酒。

3. 制定食谱

确定每日饮食总热量和糖类、蛋白质、脂肪的组成后，按每克糖类、蛋白质产热 16.7 kJ（4 kcal），每克脂肪产热 37.7 kJ（9 kcal），将热量换算为食品后制定食谱，并根据生活习惯、病情和配合药物治疗需要进行安排。可按每日三餐分配为 1/5、2/5、2/5 或 1/3、1/3、1/3。

（三）体育锻炼

应进行有规律的合适运动。根据年龄、性别、体力、病情及有无并发症等不同条件，循序渐进和长期坚持。对 T1DM 患者，体育锻炼宜在餐后进行，运动量不宜过大，持续时间不宜过长。对 T2DM 患者（尤其是肥胖患者），适当运动有利于减轻体重、提高胰岛素敏感性，但如有心脑血管疾病或严重微血管病变者，也应按具体情况做妥善安排。

（四）口服药物治疗

目前，临床应用的口服降糖药主要有 6 大类，即磺脲类（SUs）、双胍类、α- 葡萄糖苷酶抑制剂、噻唑烷二酮类（TZD）、非磺脲类胰岛素促分泌剂及其他类。

1. 磺脲类

SUs 的主要作用为刺激胰岛 β 细胞分泌胰岛素，其促胰岛素分泌作用不依赖于血糖浓度。降血糖作用的前提条件是机体尚保存相当数量（30% 以上）的有功能的胰岛 β 细胞。常用磺脲类药物主要特点及应用见表 5-3。

表 5-3　目前常用的磺脲类药物主要特点及应用

药物名称	片剂量 /mg	剂量范围 /（mg·d⁻¹）	服药次数 /d	作用时间 /h	肾脏排泄 /%
甲苯磺丁脲	500	500 ～ 3000	2 ～ 3	6 ～ 12	—
格列本脲	2.5	2.5 ～ 15.0	1 ～ 2	16 ～ 24	50
格列吡嗪	5	2.5 ～ 30.0	1 ～ 2	8 ～ 12	89
格列吡嗪控释片	5	5 ～ 20	1	6 ～ 12	—
格列齐特	80	80 ～ 320	1 ～ 2	10 ～ 20	80
格列齐特缓释片	30	30 ～ 120	1	12 ～ 20	—
格列喹酮	30	30 ～ 180	1 ～ 2	8	5

（1）适应证：SUs 作为单药治疗主要选择应用于新诊断的 T2DM 非肥胖患者、用饮食和运动治疗血糖控制不理想时。年龄＞ 40 岁、病程＜ 5 年、空腹血糖＜ 10 mmol/L 时效果较好。随着疾病进展，SUs 需与其他作用机制不同的口服降糖药或胰岛素联合应用。当 T2DM 晚期 β 细胞功能几乎消失殆尽时，SUs 及其他胰岛素促分泌剂均不再有效，必须采用外源性胰岛素替代治疗。

（2）禁忌证或不适应证：T1DM，有严重并发症或晚期 β 细胞功能很差的 T2DM，儿童糖尿病、孕妇、哺乳期妇女，大手术围手术期，全胰腺切除术后，对 SUs 过敏或有严重不良反应者，等等。

（3）临床应用：目前应用的基本上是第二代 SUs。建议从小剂量开始，早餐前半小时一次服用，根据血糖逐渐增加剂量，剂量较大时改为早、晚餐前两次服药，直到血糖得到良好控制。格列吡嗪和格列齐特的控释药片，也可每天服药一次。一般来说，格列本脲作用强、价廉，目前应用仍较广泛，但容易引起低血糖，老年人及肝肾心脑功能不好者慎用；格列吡嗪、格列齐特和格列喹酮作用温和，较适用于老年人；轻度肾功能减退（肌酐清除率＞ 60 mL/min）时几种药物仍可使用，中度肾功能减退（肌酐清除率 30 ～ 60 mL/min）时宜使用格列喹酮，重度肾功能减退（肌酐清除率＜ 30 mL/min）时也不宜使用格列喹酮。应强调不宜同时使用各种 SUs，也不宜与其他胰岛素促分泌剂（如格列奈类）合用。

（4）不良反应。

①低血糖反应：最常见而重要，常发生于 60 岁以上患者、肝肾功能不全或营养不良者，药物剂量过大、体力活动过度、进食不规则、进食减少、饮含乙醇饮料等为常见诱因。

②体重增加：可能与刺激胰岛素分泌增多有关。

③皮肤超敏反应：皮疹、皮肤瘙痒等。

④消化系统：上腹不适、食欲减退等，偶见肝功能损害、胆汁淤滞性黄疸。

⑤心血管系统：某些 SUs 可能对心血管系统带来不利影响。

2. 格列奈类

格列奈类是一类快速作用的胰岛素促分泌剂，可改善早期胰岛素分泌。降血糖作用快而短，主要用于控制餐后高血糖。低血糖症发生率低、程度较轻而且限于餐后期间。格列奈类药物较适用于 T2DM 早期餐后高血糖阶段或以餐后高血糖为主的老年患者，可单独或与二甲双胍、胰岛素增敏剂等联合使用。禁忌证和不适应证与 SUs 相同。于餐前或进餐时口服。有以下两种制剂。

（1）瑞格列奈：苯甲酸衍生物，常用剂量为每次 0.5 ~ 4.0 mg。

（2）那格列奈：D- 苯丙氨酸衍生物，常用剂量为每次 60 ~ 120 mg。

3. 双胍类

目前广泛应用的是二甲双胍，主要作用机制为抑制肝葡萄糖输出，也可改善外周组织对胰岛素的敏感性，增加对葡萄糖的摄取和利用。其对正常血糖并无降低作用，单独应用不引起低血糖，与 SUs 或胰岛素合用则有可能出现低血糖。二甲双胍治疗 T2DM 尚伴有体重减轻、血脂谱改善、纤溶系统活性增加、血小板聚集性降低、动脉壁平滑肌细胞和成纤维细胞生长受抑制等，被认为可能有助于延缓或改善糖尿病血管并发症。

（1）适应证。

① T2DM：尤其是无明显消瘦的患者，以及伴血脂异常、高血压或高胰岛素血症的患者，作为一线用药，可单用或联合应用其他药物。

② T1DM：与胰岛素联合应有可能减少胰岛素用量和血糖波动。

（2）禁忌证或不适应证。

①肾、肝、心、肺功能减退以及高热患者禁忌，慢性胃肠病、慢性营养不良、消瘦者不宜使用本药。

② T1DM 不宜单独使用本药。

③ T2DM 合并急性严重代谢紊乱、严重感染、外伤、大手术、孕妇和哺乳期妇女等。

④对药物过敏或有严重不良反应者。

⑤酗酒者。肌酐清除率＜ 60 mL/min 时不宜应用本药。

（3）临床应用：儿童不宜服用本药，除非明确为肥胖的 T2DM 及存在胰岛素抵抗。年老患者慎用，药量酌减，并监测肾功能。准备做静脉注射碘造影剂检查的患者应事先暂停服用双胍类药物。现有两种制剂。

①二甲双胍：500～1500 mg/d，分 2～3 次口服，最大剂量不超过 2 g/d。

②苯乙双胍（DBI）：50～150 mg/d，分 2～3 次服用，此药现已少用，有些国家禁用。

（4）不良反应。

①消化道反应：进餐时服药，从小剂量开始，逐渐增加剂量，可减少消化道不良反应。

②皮肤超敏反应。

③乳酸性酸中毒：最严重的不良反应，苯乙双胍用量较大或老年患者、肝肾心肺功能不好及缺氧等时易发生。二甲双胍极少引起乳酸性酸中毒，但须注意严格按照推荐用法。

4. 噻唑烷二酮类（TZD，格列酮类）

噻唑烷二酮类被称为胰岛素增敏剂，可明显减轻胰岛素抵抗，主要刺激外周组织的葡萄糖代谢，降低血糖；还可改善血脂谱，提高纤溶系统活性，改善血管内皮细胞功能，使 C 反应蛋白下降等，对心血管系统和肾脏显示出潜在的器官保护作用。TZD 促进脂肪重新分布，从内脏组织转移至皮下组织，可能与其提高胰岛素敏感性的作用有关。近年来发现它也可改善胰岛 β 细胞功能。TZD 可单独或与其他降糖药物合用治疗 T2DM 患者，尤其是肥胖、胰岛素抵抗明显者；不宜用于 T1DM、孕妇、哺乳期妇女和儿童。主要不良反应为水肿、体重增加，有心脏病、心力衰竭倾向或肝病者不用或慎用。单独应用不引起低血糖，但如与 SUs 或胰岛素合用，仍可发生低血糖。现有两种制剂。

（1）罗格列酮：用量为 4～8 mg/d，每日 1 次或分 2 次口服。

（2）吡格列酮：用量为 15～30 mg/d，每日 1 次口服。

5. α- 葡萄糖苷酶抑制剂（AGI）

AGI 可延迟糖类吸收，降低餐后高血糖。作为 T2DM 第一线药物，AGI 尤其适用于空腹血糖正常（或不太高）而餐后血糖明显升高者，可单独用药或与其他降糖药物合用。T1DM 患者在胰岛素治疗基础上加用 AGI 有助于降低餐后高血糖。常见不良反应为胃肠反应，如腹胀后排气增多或腹泻。单用本药不引起低血糖，但如与 SUs 或胰岛素合用，仍可发生低血糖，发生后应直接给予葡萄糖口服或静脉注射，进食双糖或淀粉类食物无效。肠道吸收甚微，通常无全身毒性反应，但对肝、肾功能不全者仍应慎用。AGI 不宜用于有胃肠功能紊乱者、孕妇、哺乳期妇女和儿童。现有以下两种制剂。

（1）阿卡波糖：主要抑制 α 淀粉酶，每次 50～100 mg，每日 3 次。

（2）伏格列波糖：主要抑制麦芽糖酶和蔗糖酶，每次 0.2 mg，每日 3 次。

AGI 应在进食第一口食物后服用。饮食成分中应有一定量的糖类，否则 AGI 不能发挥作用。

（五）胰岛素治疗

1. 适应证

（1）T1DM。

（2）DKA、高血糖高渗状态和乳酸性酸中毒伴高血糖。

（3）各种严重的糖尿病急性或慢性并发症。

（4）应激时，如重症感染、急性心肌梗死、脑卒中或手术、妊娠和分娩。

（5）T2DM 的 β 细胞功能明显减退者。

（6）某些特殊类型糖尿病。

2. 胰岛素制剂

按作用起效快慢和维持时间长短，胰岛素制剂可分为短（速）效、中效和长（慢）效 3 类。速效有普通（正规）胰岛素（RI），皮下注射后发生作用快，但持续时间短，是唯一可经静脉注射的胰岛素，可用于抢救 DKA。中效胰岛素有低精蛋白胰岛素（NPH，中性精蛋白胰岛素）和慢胰岛素锌混悬液。长效制剂有精蛋白锌胰岛素注射液（PZI，鱼精蛋白锌胰岛素）和特慢胰岛素锌混悬液。速效胰岛素主要控制一餐饭后高血糖；中效胰岛素主要控制两餐饭后高血糖，以第二餐饭为主；长效胰岛素无明显作用高峰，主要提供基础水平胰岛素。

根据来源，目前胰岛素制剂有基因重组人胰岛素和猪胰岛素。人胰岛素比动物来源的胰岛素更少引起免疫反应。

3. 治疗原则和方法

胰岛素治疗应在综合治疗的基础上进行。胰岛素剂量取决于血糖水平、β 细胞功能缺陷程度、胰岛素抵抗程度、饮食和运动状况等，一般从小剂量开始，根据血糖水平逐渐调整。

生理性胰岛素分泌有两种模式：持续性基础分泌保持空腹状态下葡萄糖的产生和利用相平衡；进餐后胰岛素分泌迅速增加使进餐后血糖水平维持在一定范围内，预防餐后高血糖发生。胰岛素治疗应力求模拟生理性胰岛素分泌模式。

1 型糖尿病：对病情相对稳定、无明显消瘦的患者，初始剂量为 0.5 ~ 1.0 U/（kg·d）。维持昼夜基础胰岛素水平需全天胰岛素剂量的 40% ~ 50%，剩余部分分别用于每餐前。例如，每餐前 20 ~ 30 min 皮下注射速效胰岛素（或餐前即时注射速效胰岛素类似物）使胰岛素水平迅速增高，以控制餐后高血糖。提供基础胰岛素水平的方法如下。

（1）睡前注射中效胰岛素可保持夜间胰岛素基础水平，并减少夜间发生低血糖的危险性，另于早晨给予小剂量中效胰岛素可维持日间的基础水平。

（2）每天注射 1 ~ 2 次长效胰岛素或长效胰岛素类似物，使体内胰岛素水平达到稳态而无明显峰值。

目前，较普遍应用的强化胰岛素治疗方案是餐前多次注射速效胰岛素加睡前注射中效或长效胰岛素。应为患者制定试用方案，逐渐调整，至达到良好血糖控制。部分 T1DM 患者在胰岛素治疗后一段时间内病情部分或完全缓解，胰岛素剂量减少或可以完全停用，称为"糖尿病蜜月期"，通常持续数周至数月。

2 型糖尿病：胰岛素作为补充治疗，用于经合理的饮食和口服降糖药治疗仍未达到良好控制目标的患者，通常白天继续服用口服降糖药，睡前注射中效胰岛素（早晨可加或不加小剂量）或每天注射 1 ~ 2 次长效胰岛素。胰岛素作为替代治疗（一线用药）的适应证：T2DM 诊断时血糖水平较高，特别是体重明显减轻的患者；口服降糖药治疗反应差伴体重减轻或持续性高血糖的患者；难以分型的消瘦的糖尿病患者。此外，在 T2DM 患者胰岛素补充治疗过程中，当每日胰岛素剂量已经接近 50 U 时，可停用胰岛素促分泌剂而改成替代治疗。应用胰岛素作为 T2DM 替代治疗时，可每天注射两次中效胰岛素或预混制剂；β 细胞功能极差的患者应按与 T1DM 类似的方案长期采用强化胰岛素治疗。

采用强化胰岛素治疗方案后，有时早晨空腹血糖仍然较高，可能的原因如下。

（1）夜间胰岛素作用不足。

（2）"黎明现象"：夜间血糖控制良好，也无低血糖发生，仅于黎明短时间内出现高血糖，可能为清晨皮质醇、生长激素等胰岛素拮抗素激素分泌增多所致。

（3）索莫吉反应：在夜间曾有低血糖，在睡眠中未被察觉，但导致体内胰岛素拮抗素激素分泌增加，继而发生低血糖后的反跳性高血糖。夜间多次（于 0 时、2 时、4 时、6 时、8 时）测定血糖，有助于鉴别早晨高血糖的原因。

采用强化胰岛素治疗时，低血糖症发生率增加，应注意避免、及早识别和处理。2 岁以下幼儿、老年患者、已有晚期严重并发症者不宜采用强化胰岛素治疗。

4. 胰岛素的抗药性和不良反应

牛胰岛素的抗原性最强，其次为猪胰岛素，人胰岛素最弱。人体多次接受胰岛素注射约 1 个月后，血中可出现抗胰岛素抗体。临床上只有极少数患者表现为胰岛素抗药性，即在无酮症酸中毒也无拮抗胰岛素因素存在的情况下，每日胰岛素需要量超过 100 U 或 200 U。此时应选用单组分人胰岛素速效制剂。如皮下注射胰岛素不能降低血糖，可试用静脉注射 20 U 并观察 0.5 ～ 1.0 h 后血糖是否肯定下降，如仍无效，应迅速加大胰岛素剂量，给予静脉滴注，有时每日剂量可在 1000 U 以上，并可考虑联合应用糖皮质激素（如泼尼松每日 40 ～ 80 mg）及口服降糖药治疗。此时，胰岛素可从已形成的复合物中分离而使循环中游离胰岛素骤增，引起严重低血糖，应严密监护、及早发现和处理。胰岛素抗药性经适当治疗后可消失。

胰岛素的主要不良反应是低血糖反应，与剂量过大和（或）饮食失调有关，多见于接受强化胰岛素治疗者。胰岛素治疗初期可因钠潴留而发生轻度水肿，可自行缓解；部分患者出现视力模糊，为晶状体屈光改变，常于数周内自然恢复。

胰岛素超敏反应通常表现为注射部位瘙痒，继而出现荨麻疹样皮疹，全身性荨麻疹少见，可伴恶心、呕吐、腹泻等胃肠症状，罕见严重超敏反应（如血清病、过敏性休克）。处理措施包括更换胰岛素制剂，使用抗组胺药和糖皮质激素及脱敏疗法等。严重者需停止或暂时中断胰岛素治疗。

脂肪营养不良为注射部位皮下脂肪萎缩或增生，停止在该部位注射后可缓慢自然恢复，应经常更换注射部位以防止其发生。随着胰岛素制剂的改进，目前超敏反应和脂肪营养不良已很少发生。

（六）胰高血糖素样多肽 1 类似物和 DPP- IV 抑制剂

胰高血糖素样多肽 1（GLP-1）由肠道 L 细胞分泌，其主要活性形式为 GLP-l（7-36）

酰胺，可使 T2DM 患者血糖降低，作用机制如下。

（1）刺激胰岛 β 细胞葡萄糖介导的胰岛素分泌。

（2）抑制胰升糖素分泌，减少肝葡萄糖输出。

（3）延缓胃内容物排空。

（4）改善外周组织对胰岛素的敏感性。

（5）抑制食欲及摄食。

此外，GLP-1 还可促进胰岛 β 细胞增生、减少凋亡，增加胰岛 β 细胞数量。GLP-1 在体内迅速被二肽基肽酶 IV（DPP- IV）降解而失去生物活性，其半衰期不足 2 min。采用长作用 GLP-1 类似物或 DPP- IV 抑制剂可延长其作用时间。

长作用胰高血糖素样多肽 1 类似物如下。

（1）艾塞那肽 5 μg，每日 2 次，于早餐和晚餐前 60 min 内皮下注射给药，餐后不可给药。治疗 1 个月后，可根据临床反应将剂量增加至 10 μg。

（2）利拉鲁肽每日 0.6 mg，皮下注射，一周后加至 1.2 mg，必要时加至 1.8 mg。

二肽基肽酶 IV 抑制剂如下。

（1）西格列汀 100 mg，每日 1 次。

（2）沙格列汀 5 mg，每日 1 次。

（3）维格列汀 50 mg，每日 1 ～ 2 次。

（七）胰腺移植和胰岛细胞移植

胰腺移植和胰岛细胞移植的治疗对象主要为 T1DM 患者，目前尚局限于伴终末期肾病的 T1DM 患者。单独胰腺移植或胰肾联合移植可解除对胰岛素的依赖，改善生活质量。胰岛细胞移植技术已取得一定进展，许多问题有待解决。胰腺移植或胰岛细胞移植均宜在技术精良、经验丰富的医学中心进行。

（八）糖尿病慢性并发症的治疗原则

糖尿病各种慢性并发症的防治策略首先应是全面控制共同危险因素，包括积极控制高血糖、严格控制血压、纠正脂代谢紊乱、抗血小板治疗（如阿司匹林）、控制体重、戒烟和改善胰岛素敏感性等。

糖尿病患者的血压应控制在 130/80 mmHg 以下；如尿蛋白排泄量达到 1 g/24 h，血压应控制低于 125/75 mmHg，但要避免出现低血压或血压急速下降（糖尿病作为冠心病等危症，LDL-C 治疗的目标值为小于 2.6 mmol/L（100 mg/dL）。

糖尿病肾病抗高血压治疗可延缓肾小球滤过率（GFR）的下降速度，早期肾病应用血管紧张素转化酶抑制剂（ACEI）或血管紧张素 II 受体阻滞剂（ARB）除可降低血压外，还可减轻微量清蛋白尿；减少蛋白质摄入量对早期肾病及肾功能不全的防治均有利，临床肾病（IV 期）即要开始低蛋白饮食，肾功能正常的患者，饮食蛋白量为每天每千克体重 0.8 g，GFR 下降后进一步减至 0.6 g 并加用复方 α- 酮酸；蛋白激酶 C（PKC）-β 抑制剂治疗糖尿病肾病可能有一定益处；尽早给予促红细胞生成素（EPO）纠正贫血，尽早进行透析治疗，注意残余肾功能的保存等。

糖尿病视网膜病变应定期进行检查，必要时尽早应用激光光凝治疗，争取保存视力；RAS 抑制剂、PKC-β 抑制剂和血管内皮生长因子（VEGF）抗体治疗视网膜病变可能有一定前景。对糖尿病周围神经病变尚缺乏有效治疗方法，通常在综合治疗的基础上，采用多种维生素、醛糖还原酶抑制剂、肌醇及对症治疗等可改善症状。对于糖尿病足，强调注意预防，防止外伤、感染，积极治疗血管病变和末梢神经病变。

（九）糖尿病合并妊娠的治疗

饮食治疗原则与非妊娠患者相同，务必使孕妇体重正常增长。应选用短效和中效胰岛素，注意调节剂量。禁用口服降血糖药。在整个妊娠期间应密切监测孕妇血糖水平和胎儿情况。通常孕 36 周前早产婴儿病死率较高，38 周后胎儿宫内病死率增高，故主张选择 36～38 周进行引产或剖宫产。但目前认为应根据胎儿和母亲的具体情况综合考虑，特别是妊娠糖尿病，可争取足月妊娠自然分娩。产后注意对新生儿低血糖症的预防和处理。

十、预防

对 T2DM 的预防，关键在于筛查出糖耐量减低（IGT）人群，在 IGT 阶段进行干预，有可能使其保持在 IGT 或转变为正常糖耐量状态。近年来，陆续进行了一些大规模 IGT 临床干预试验，提示通过生活方式或药物干预有可能减少或延缓糖尿病的发生，但长期益处与安全性尚待进一步观察。

第五节 常用中药治疗内分泌系统疾病

一、常用方剂

方剂是在辨证审因确定治法之后，选择合适的药物，酌定用量，按照组方结构的要求妥善配伍而成的。根据内分泌病学的常用治法，现将常用方剂归纳如下。所选之方，多为全国各地中医内分泌与代谢病科临床基本方、常用方。因所选方剂方源年代各不相同，原书所载剂量及煎服方法与当前临床实际存在差异，故方源中具体方药剂量及煎服方法一概删除不录。具体用量请同道在临床工作中结合原方立意及国家药典等文献参考范围斟酌。应用要点中所列内分泌与代谢病方面具体疾病的参考应用等内容，遵循言必有征的原则，选取依据均参考自国内外公开发表的学术期刊中确有所载者，限于篇幅，具体参考文献恕不一一录出，在此谨向为中医内分泌与代谢病事业无私奉献的前辈及诸位同道致以诚挚谢意。

（一）八正散

八正散出自《太平惠民和剂局方》卷六。方由车前子、瞿麦、扁蓄、滑石、山栀、炙甘草、木通、熟大黄组成。功效：清热泻火，利水通淋。在内分泌与代谢性疾病中，应用要点如下。

1. 应用范围

糖尿病并发尿路感染、糖尿病肾病蛋白尿、糖尿病神经源性膀胱、痛风性关节炎急性期等属下焦湿热者可加减使用。

2. 应用指征

方为主治下焦湿热之常用方。临床应用以尿频尿急、溺时涩痛、舌苔黄腻、脉滑数为辨证要点。

3. 应用注意事项

肾虚气弱及虚寒病者非本方所宜。孕妇慎用，本方多服会引起虚弱的症状，如头晕、心跳、四肢无力、胃口欠佳。

（二）白虎加人参汤

白虎加人参汤出自《伤寒论》。方由知母、石膏、炙甘草、粳米、人参组成。功效：清热益气、生津止渴。在内分泌与代谢性疾病中，应用要点如下。

1. 应用范围

糖尿病、糖尿病酮症、糖尿病汗症等属气分热盛、气阴两伤证者可加减使用。

2. 应用指征

白虎汤证而汗出过多、倦怠乏力、脉大无力者。

3. 应用注意事项

诸亡血虚家，不可与之，得之则腹痛而利；忌海藻、菘菜。

（三）半夏白术天麻汤

半夏白术天麻汤出自《医学心悟》卷四。方由半夏、白术、天麻、橘红、茯苓、炙甘草、生姜、大枣组成。功效：燥湿化痰，平肝息风。在内分泌与代谢性疾病中，应用要点如下。

1. 应用范围

糖尿病合并高血压、代谢综合征、胰岛素抵抗等属痰瘀兼夹肝风者可加减使用。

2. 应用指征

以头晕呕恶、舌苔白腻为辨证要点。

3. 应用注意事项

阴虚阳亢、气血不足所致之眩晕，不宜使用。

（四）百合固金汤

百合固金汤出自《慎斋遗书》卷七。方由熟地黄、生地黄、当归身、白芍、甘草、桔梗、玄参、贝母、麦冬、百合组成。功效：养阴润肺，化痰止咳。在内分泌与代谢性疾病中，应用要点如下。

1. 应用范围

糖尿病合并肺结核、更年期综合征等属肺肾阴虚者可加减使用。

2. 应用指征

以咳嗽气喘、咽喉燥痛、舌红少苔、脉细数为辨证要点。

3. 应用注意事项

脾胃虚寒、食少便溏者慎用。

（五）人参败毒散

人参败毒散出自《太平惠民和剂局方》卷二。方由柴胡、甘草、桔梗、人参、川芎、茯苓、炒枳壳、前胡、羌活、独活组成。功效：散风祛湿，宣疏肌表，行气活血。在内分泌与代谢性疾病中，应用要点如下。

1. 应用范围

亚急性甲状腺炎急性期等属外感风寒湿而表实者可加减使用。

2. 应用指征

临床应用以恶寒发热、鼻塞声重、无汗、脉浮濡或浮数重按无力为辨证要点。

3. 应用注意事项

证属外感风热及素体阴虚者忌用。

（六）半夏厚朴汤

半夏厚朴汤出自《金匮要略》卷下。方由半夏、厚朴、茯苓、生姜、苏叶组成。功效：行气散结，降逆化痰。在内分泌与代谢性疾病中，应用要点如下。

1. 应用范围

糖尿病性胃轻瘫、糖尿病伴抑郁、甲状腺良性结节、单纯性甲状腺肿、桥本甲状腺炎、甲状腺功能减退、更年期综合征等属痰气郁结者可加减使用。

2. 应用指征

以咽中如有物阻、吞吐不得、胸膈满闷、苔白腻、脉弦滑为辨证要点。

3. 应用注意事项

气郁化火、阴伤津少者不宜。

（七）半夏泻心汤

半夏泻心汤出自《伤寒论》。方由半夏、黄芩、干姜、人参、炙甘草、黄连、大枣组成。功效：行气消痞，降逆化痰。在内分泌与代谢性疾病中，应用要点如下。

1. 应用范围

糖尿病性胃轻瘫、糖尿病伴抑郁、甲状腺良性结节、单纯性甲状腺肿、桥本甲状腺炎、甲状腺功能减退、更年期综合征等属寒热错杂、虚实互见者可加减使用。

2. 应用指征

临床应用以心下痞满、呕吐泻利、苔腻微黄为辨证要点。

3. 应用注意事项

气郁化火、阴伤津少者不宜。

（八）保和丸

保和丸出自《丹溪心法》卷三。方由山楂、神曲、半夏、茯苓、陈皮、连翘、莱菔子组成。功效：和胃消食。在内分泌与代谢性疾病中，应用要点如下。

1. 应用范围

糖尿病性胃轻瘫、糖尿病性便秘、糖耐量减低、高脂血症、甲状腺功能减退、更年期综合征等属食积中阻、中焦升降失司者可加减使用。

2. 应用指征

以脘腹胀满、嗳腐吞酸、恶食呃逆、苔厚腻、脉滑为辨证要点。

3. 应用注意事项

本方属攻伐之剂，故不宜久服。

（九）补阳还五汤

补阳还五汤出自《医林改错》卷下。方由黄芪、当归尾、赤芍、地龙、川芎、桃仁、红花组成。功效：补气活血通络。在内分泌与代谢性疾病中，应用要点如下。

1. 应用范围

糖尿病、糖尿病周围神经病变、糖尿病周围血管病变、糖尿病肾病、糖尿病视网膜病变、糖尿病足、糖尿病并发脑梗死、糖尿病性性功能障碍、糖尿病性心脏病、糖尿病多汗症、糖尿病性便秘、胰岛素抵抗、更年期综合征等属气虚血滞、脉络瘀阻证可加减使用。

2. 应用指征

以半身不遂、肢体痿废、苔白脉缓等总属气虚不能行血之本虚标实之证为辨证要点。

3. 应用注意事项

阴虚阳亢、痰阻血瘀者不宜。

（十）补中益气汤

补中益气汤出自《内外伤辨惑论》。方由黄芪、炙甘草、人参、升麻、柴胡、橘皮、当归身、白术组成。功效：补中益气，升阳举陷。在内分泌与代谢性疾病中，应用要点如下。

1. 应用范围

糖尿病、脆性糖尿病、糖尿病胰岛素抵抗、糖尿病合并胃轻瘫、糖尿病性腹泻、糖尿病神经源性膀胱、骨质疏松、更年期综合征等属脾胃气虚或中气下陷者可加减使用。

2. 应用指征

临床应用以体倦乏力、少气懒言、面色萎黄、脉虚软无力为辨证要点。

3. 应用注意事项

阴虚内热者不宜。

（十一）柴胡疏肝散

柴胡疏肝散出自《景岳全书》。方由柴胡、陈皮、川芎、芍药、炒枳壳、炙甘草、香附组成。功效：疏肝行气，和血止痛，在内分泌与代谢性疾病中，应用要点如下。

1. 应用范围

糖尿病、糖尿病性胃轻瘫、糖尿病性抑郁、桥本甲状腺炎、甲减、亚急性甲状腺炎、甲亢、甲相关性眼病、更年期综合征等属肝失疏泄、气郁血滞者可加减使用。

2. 应用指征

临床以胁肋疼痛、脘腹胀满、善太息、苔薄、脉弦为辨治要点。

3. 应用注意事项

肝阴不足者慎用。

（十二）大补阴丸

大补阴丸出自《丹溪心法》。方由熟地黄、制龟板、炒黄柏、炒知母、猪脊髓组成。功效：滋阴降火。在内分泌与代谢性疾病中，应用要点如下。

1. 应用范围

糖尿病、糖尿病性周围神经病变、糖尿病汗症、甲亢、骨质疏松、中枢性性早熟、更年期综合征等属阴虚火旺者可加减使用。

2. 应用指征

以骨蒸潮热、舌红少苔、尺脉数而有力为辨证要点。

3. 应用注意事项

脾胃虚弱、食少便溏者不宜。

（十三）大柴胡汤

大柴胡汤出自《金匮要略》。方由柴胡、黄芩、芍药、半夏、生姜、炒枳实、大枣、大黄组成。功效：外解少阳，内泻热结。在内分泌与代谢性疾病中，应用要点如下。

1. 应用范围

肥胖型糖尿病、糖尿病合并脂代谢紊乱、糖尿病肾病、糖尿病性胃轻瘫、更年期综合征等属少阳兼阳明腑实证者可加减使用。

2. 应用指征

临床应用以往来寒热、胸胁苦满、心下满痛、呕吐、便秘、苔黄、脉弦数有力为辨证要点。

3. 应用注意事项

脾胃虚弱、食少便溏者不宜。

（十四）当归六黄汤

当归六黄汤出自《兰室秘藏》。方由当归、生地黄、黄芩、黄柏、黄连、熟地黄、黄芪组成。功效：滋阴泻火，固表止汗。在内分泌与代谢性疾病中，应用要点如下。

1. 应用范围

糖尿病、糖尿病泌汗异常、糖尿病肾病、糖尿病皮肤瘙痒、糖尿病周围神经病变、桥本甲状腺炎、甲状腺功能亢进、更年期综合征等属阴虚火旺者可加减使用。

2. 应用指征

临床应用以盗汗面赤、心烦溲赤、舌红、脉数为辨证要点。

3. 应用注意事项

脾胃虚弱、纳减便溏者不宜。

（十五）当归四逆汤

当归四逆汤出自《伤寒论》。方由当归、桂枝、芍药、细辛、炙甘草、通草、大枣组成。功效：温经散寒，养血通脉。在内分泌与代谢性疾病中，应用要点如下。

1. 应用范围

糖尿病周围神经病变、糖尿病血管病变、糖尿病足、糖尿病下肢动脉闭塞症、更年期综合征属血虚有寒者可加减使用。

2. 应用指征

临床应用以手足厥寒、舌淡苔白、脉细欲绝为辨证要点。

3. 应用注意事项

证属阴虚火旺者不宜。

（十六）导赤散

导赤散出自《小儿药证直诀》。方由生地黄、木通、生甘草梢组成。功效：清心养阴，利水通淋。在内分泌与代谢性疾病中，应用要点如下。

1. 应用范围

糖尿病并尿路感染、糖尿病神经源性膀胱、更年期潮热等属心经热盛者可加减使用。

2. 应用指征

临床应用以心胸烦热、口渴、口舌生疮或小便赤涩、舌红脉数为辨证要点。

3. 应用注意事项

脾胃虚弱者慎用。

（十七）地黄饮子

地黄饮子出自《圣济总录》。方由熟地黄、巴戟天、山茱萸、肉苁蓉、附子、石斛、五味子、肉桂、白茯苓、麦冬、远志、石菖蒲组成。功效：滋肾阴，补肾阳，开窍化痰。在内分泌与代谢性疾病中，应用要点如下。

1. 应用范围

胰岛素抵抗、糖尿病周围神经病变、糖尿病性脑梗死、更年期潮热等属肾阴阳两虚者可加减使用。

2. 应用指征

临床应用以足冷面赤、脉沉细弱为辨证要点。

3. 应用注意事项

本方偏于温补，故对气火上升、肝阳偏亢而阳热之象明显者，不宜应用。

（十八）独活寄生汤

独活寄生汤出自《备急千金要方》。方由独活、桑寄生、杜仲、牛膝、细辛、秦艽、茯苓、肉桂、防风、川芎、人参、甘草、当归、芍药、地黄组成。功效：祛风湿，止痹痛，益肝肾，补气血。在内分泌与代谢性疾病中，应用要点如下。

1. 应用范围

糖尿病下肢血管病变、骨质疏松等属肝肾两虚、气血不足者可加减使用。

2. 应用指征

以腰膝冷痛、肢节屈伸不利、心悸气短、脉细弱为辨证要点。

3. 应用注意事项

属湿热实证者忌用。

（十九）左归丸

左归丸出自《景岳全书》。方由熟地黄、菟丝子、牛膝、龟板胶、鹿角胶、山药、山茱萸、枸杞子组成。功效：滋阴补肾。应用要点如下。

1. 应用范围

糖尿病、糖尿病合并高血压、糖尿病肾病、糖尿病合并骨质疏松、糖尿病合并黎明现象、糖尿病周围神经病变、卵巢早衰、骨质疏松性骨折等属真阴不足、精髓内亏者可加减使用。

2. 应用指征

临床以头目眩晕、腰酸腿软、舌光少苔、脉细为辨证要点。

3. 应用注意事项

需久服常服，每易滞脾碍胃，故脾虚泄泻者慎用。

（二十）二至丸

二至丸出自《医方集解》。方由女贞子、旱莲草组成。功效：补肝肾，滋阴血。在内分泌与代谢性疾病中，应用要点如下。

1. 应用范围

糖尿病前期、糖尿病肾病、糖尿病性视网膜病变、甲亢、桥本甲状腺炎、骨质疏松、更年期月经紊乱等属肝肾阴虚者，可加减使用。

2. 应用指征

临床应用以头晕耳鸣、潮热汗出、鼻咽干燥、腰膝酸软为辨证要点。

3. 应用注意事项

脾胃虚弱、纳少便溏者不宜。

（二十一）防风通圣散

防风通圣散出自《素问·宣明论方》。方由防风、川芎、当归、芍药、大黄、薄荷叶、麻黄、连翘、芒硝、石膏、黄芩、桔梗、滑石、甘草、荆芥、白术、栀子组成。功效：疏风解表，泻热通便。在内分泌与代谢性疾病中，应用要点如下。

1. 应用范围

高胰岛素血症、肥胖型糖尿病、糖尿病皮肤瘙痒、高脂血症、多囊卵巢综合征、单纯性肥胖等属风热壅盛、表里俱实者，可加减使用。

2. 应用指征

临床应用以憎寒壮热、口苦而渴、二便秘涩、苔黄、脉滑数为辨证要点。

3. 应用注意事项

本方汗下之力较为峻猛，素体虚弱者慎用。

二、常用中药

（一）葛根

性味归经：甘、辛，凉。归脾经、胃经。

功效：解肌退热，透疹，生津止渴，升阳止泻。

应用：葛根甘凉，于清热之中又能鼓舞脾胃清阳之气上升，而有生津止渴之功。用于治疗热病津伤口渴，常与芦根、天花粉、知母等同用，治疗消渴证属阴津不足者可与生地黄、麦冬等清热养阴生津药配伍，如天花散；内热消渴、口渴多饮、体瘦乏力、气阴不足者，又多配伍乌梅、天花粉、麦冬、党参、黄芪等药物，如玉泉丸。另外，葛根还可用于治疗表证发热、项背强痛、麻疹不透、热泻热痢、脾虚泄泻等证。

（二）黄芪

性味归经：甘，微温。归脾经、肺经。

功效：健脾补中，升阳举陷，益卫固表，利尿，托毒生肌。

应用：黄芪甘温，善入脾胃，为补中益气第一要药，可单用熬膏服用；又能利水消肿，标本兼治，为治气虚水肿之要药，常与白术、茯苓等利水消肿之品配伍；黄芪入肺经能补益肺气，可用于肺气虚弱、咳喘日久、气短神疲者，常与紫菀、款冬花、杏仁等同用；脾肺气虚之人常卫气不固、表虚自汗，所以黄芪亦常用于治疗气虚自汗。

（三）白术

性味归经：甘、苦，温。归脾经、胃经。

功效：健脾益气，燥湿利尿，止汗，安胎。

应用：白术甘苦性温，主归脾胃经，以健脾、燥湿为主要作用，被誉为"补气健脾第一要药"。白术还可用于治疗气虚自汗、脾虚胎动不安等症。

（四）山药

性味归经：甘、平。归脾经、肺经、肾经。

功效：补脾养胃，生津益肺，补肾固涩。

应用：消渴的基本病机为阴虚为本、燥热为标，并与脾肺肾有关，山药既能补脾肺肾之气，又补其阴，常与黄芪、天花粉、知母同用，如玉液汤。此外，山药还可用于治疗脾虚证、肺虚证、肾虚证。

（五）石膏

性味归经：甘、辛，大寒。归肺经、胃经。

功效：生用可清热泻火、除烦止渴；煅用可敛疮生肌、收湿、止血。

应用：石膏辛寒，入肺胃经，配伍知母、生地黄、麦冬等，可用于治疗胃热上蒸、耗伤津液之消渴证，如玉女煎。石膏还可治疗温热病气分实热证，肺热喘咳证，胃火牙痛、头痛，溃疡不敛，湿疹瘙痒，水火烫伤，外伤出血。

（六）柴胡

性味归经：苦、辛，微寒。归肝经、胆经。

功效：解表退热，疏肝解郁，升举阳气。

应用：柴胡辛行苦泻，性善条达肝气，疏肝解郁。治疗肝失疏泄、气机郁阻所致的胸胁或少腹胀痛、情志抑郁、妇女月经失调、痛经等症，常与香附、川芎、白芍同用，如柴胡疏肝散；若肝郁血虚，脾失健运，妇女月经不调，乳房胀痛，胁肋作痛，神疲食少，脉弦而虚，常配伍当归、白芍、白术、茯苓等，如逍遥散。柴胡还可用于治疗表证发热、少阳证、气虚下陷、脏器脱垂。

（七）知母

性味归经：苦、甘，寒。归肺经、胃经、肾经。

功效：清热泻火，生津润燥。

应用：知母性甘寒质润，能泻肺火、滋肺阴，泻胃火、滋胃阴，泻肾火、滋肾阴，可用于治疗阴虚内热之消渴证，常与天花粉、葛根等同用，如玉液汤；还可入肾经而滋肾阴、泻肾火、退骨蒸，用于治疗阴虚火旺所致骨蒸潮热、盗汗、心烦，常与黄柏、生地黄等同用，如知柏地黄丸。知母还可用于治疗热病烦渴、肺热燥咳、骨蒸潮热、肠燥便秘等证。

（八）芦根

性味归经：甘，寒。归肺经、胃经。

功效：清热泻火，生津止咳，除烦，止呕，利尿。

应用：芦根性味甘寒，既能清透肺胃气分实热，又能生津止渴、除烦，故可用于治疗热病津伤、烦热口渴，常与麦冬、天花粉等同用；或取其鲜汁配麦冬汁、梨汁、荸荠汁、藕汁服用，如五汁饮。芦根还可用于治疗胃热呕哕；肺热咳嗽，肺痈吐脓；热淋涩痛。

（九）天花粉

性味归经：甘、微苦，微寒。归肺经、胃经。

功效：清热泻火，生津止咳，消肿排脓。

应用：天花粉甘寒，既能清肺胃二经实热，又能生津止渴，故常用于治疗热病烦渴，可配芦根、麦冬等用，如天花散，或取本品生津止渴之功，配沙参、麦冬、玉竹等用，可治燥伤肺胃、咽干口渴，如沙参麦冬汤；天花粉还善清肺胃热、生津止渴，可用于治疗积热内蕴、化燥伤津之消渴证及气阴两伤者，如玉壶丸。天花粉还用于治疗热病烦渴、肺热燥咳、疮疡肿毒等症。

（十）黄连

性味归经：苦，寒。归心经、脾经、胃经、胆经、大肠经。

功效：清热燥湿，泻火解毒。

应用：黄连善清胃火而可用于治疗胃火炽盛、消谷善饥之消渴证，常配麦冬，如消渴丸；或配黄柏，以增强泻火之力，如黄柏丸；若配生地黄，可用于治疗肾阴不足、心胃火旺之消渴证，如黄连丸。另外，黄连还可用于治疗实热痞满、呕吐吞酸、实热泻痢、高热神昏、心烦不寐、血热吐衄；外用可治疗湿疹、湿疮、耳道流脓等症。

（十一）黄柏

性味归经：苦，寒。归肾经、膀胱经、大肠经。

功效：清热燥湿，泻火除蒸，解毒疗疮。

应用：黄柏入主肾经而泻相火、退骨蒸，用于治疗阴虚火旺、潮热盗汗、腰酸遗精，常与知母相须为用，并配生地黄、山药等，如知柏地黄丸。黄柏还可用于治疗湿热带下、热淋涩痛、热泻痢、黄疸、热脚气、痿证等。

（十二）熟地黄

性味归经：甘，微温。归肝经、肾经。

功效：补血养血，填精益髓。

应用：熟地黄甘温质润，养阴益精以生血，为养血补虚之要药，常与当归、白芍、川芎同用，治疗血虚萎黄、眩晕、心悸、失眠、月经不调、崩漏等症；若心血虚、心悸、怔忡，熟地黄可与远志、酸枣仁等安神药同用；熟地黄还可用于治疗肝肾阴虚诸证。

（十三）生地黄

性味归经：甘、苦，寒。归心经、肝经、肾经。

功效：清热凉血，养阴生津。

应用：生地黄甘寒质润，既能清热养阴，又能生津止渴。用于治疗热病伤阴、烦渴多饮，常配伍麦冬、沙参、玉竹等，如益胃汤；治阴虚内热之消渴证，可配伍山药、黄芪、山茱萸等，如滋膵饮；若治温病津伤、肠燥便秘，可配伍玄参、麦冬，如增液汤。此外，生地黄还可用于治疗阴虚内热、骨蒸劳热、热入营血、舌绛烦渴、斑疹吐衄等证。

（十四）白芍

性味归经：苦、酸，微寒。归肝经、脾经。

功效：养血敛阴，柔肝止痛，平抑肝阳。

应用：白芍味酸，可收敛肝阴、益养肝血，常与熟地黄、当归等同用，用于治疗肝血亏虚、面色苍白、眩晕心悸，或月经不调、崩漏等。白芍还可用于治疗肝脾不和，胸胁、脘腹疼痛，四肢挛急疼痛，或肝阳上亢、头痛眩晕等证。

（十五）当归

性味归经：甘、辛，温。归肝经、心经、脾经。

功效：补血调经，活血止痛，润肠通便。

应用：当归甘温质润，长于补血，为补血之圣药，且可补血活血、调经止痛，常用于治疗血虚诸证，或血虚血瘀、月经不调、经闭、痛经，或虚寒性腹痛、跌打损伤、痈疽疮疡、风寒痹痛，或血虚肠燥便秘等症。

（十六）玄参

性味归经：甘、苦、咸，微寒。归肺经、胃经、肾经。

功效：清热凉血，泻火解毒，滋阴。

应用：玄参甘寒质润，能清热生津、滋阴润燥，可治热病伤阴、津伤便秘，常配伍生地黄、麦冬，如增液汤；治肺肾阴虚、骨蒸劳咳，可配伍百合、生地黄、贝母等，如百合固金汤。玄参还有治温邪入营、内陷心包、温毒发斑、目赤咽痛、白喉、痈肿疮毒之能。

（十七）麦冬

性味归经：甘、微苦，微寒。归胃经、肺经、心经。

功效：养阴生津，润肺清心。

应用：麦冬味甘柔润，性偏苦寒，长于滋养胃阴，生津止渴，兼清胃热，广泛用于胃阴虚有热之舌干口渴、胃脘疼痛、饥不欲食、呕逆、大便干结等证。治胃热阴伤，常与生地黄、玉竹、沙参同用。治消渴可与天花粉、乌梅同用。此外，麦冬还可用于治疗肺阴虚、心阴虚等证。

（十八）五味子

性味归经：酸、甘，温。归肺经、心经、肾经。

功效：收敛固涩，益气生津，补肾宁心。

应用：五味子甘以益气，酸能生津，具有益气生津止渴之功，治疗热伤气阴、汗多口渴者，常与人参、麦冬同用，如生脉散；治疗阴虚内热、口渴多饮之消渴证，多与山药、知母、天花粉、黄芪等同用，如玉液汤。天花粉亦有治疗久咳虚喘、自汗、盗汗、遗精、滑精、久泻不止、心悸、失眠、多梦之功效。

（十九）山茱萸

性味归经：酸、涩，微温。归肝经、肾经。

功效：补益肝肾，收敛固涩。

应用：山茱萸酸、微温、质润，其性温而不燥，补而不酸，补益肝肾，既能益精，又能助阳，为平补阴阳之要药。山茱萸还可用于治疗遗精、滑精、遗尿、尿频、崩漏、月经过多、大汗不止、体虚欲绝等证。

（二十）牡丹皮

性味归经：苦、甘，微寒。归心经、肝经、肾经。

功效：清热凉血，活血祛瘀。

应用：牡丹皮性味苦辛寒，入血分而善于清透阴分伏热，为治无汗骨蒸之要药，常配鳖甲、知母、生地黄等药物，如青蒿鳖甲汤；另可用于治疗温毒发斑、血热吐逆、血滞经闭、痛经、跌打损伤、疮痈肿毒。

（二十一）地骨皮

性味归经：甘，寒。归肺经、肝经、肾经。

功效：凉血除蒸，清肺降火。

应用：地骨皮甘寒清润，能治肝肾之虚热，除有汗之骨蒸，为退虚热、疗骨蒸之佳品，常与知母、鳖甲、银柴胡等配伍，治疗阴虚发热，如地骨皮汤；用于治疗盗汗骨蒸、肌瘦潮热，常与秦艽、鳖甲配伍；另可用于治疗肺热咳嗽、血热出血等症。

（二十二）茯苓

性味归经：甘、淡，平。归心经、脾经、肾经。

功效：利水消肿，渗湿，健脾，宁心。

应用：茯苓可益心脾而宁心安神。常用于治疗心脾两虚、气血不足之心悸、失眠、健忘，多与黄芪、当归、远志同用，如归脾丸；心气虚，不能藏神，惊恐而不安卧者，常与人参、龙齿、远志同用，如安神定志丸。另外，茯苓味甘而淡，甘则能补，淡则能透，药性平和，既可驱邪，又可扶正，利水而不伤正气，实为利水消肿之要药，可用于治疗寒热虚实各种水肿，还可用于治疗脾虚泄泻、痰饮等证。

（二十三）泽泻

性味归经：甘，寒。归肾经、膀胱经。

功效：利水消肿，渗湿，泄热。

应用：泽泻淡渗，利水作用较强，可用于治疗水湿停蓄之水肿、小便不利、泄泻。

泽泻性寒，既能清膀胱之热，又能泻肾经之虚火，下焦湿热者尤为适宜；治疗肾阴不足、相火偏亢之遗精、潮热，则与熟地黄、山茱萸、牡丹皮同用，如六味地黄丸。

（二十四）陈皮

性味归经：辛、苦，温。归脾经、肺经。

功效：理气健脾，燥湿化痰。

应用：陈皮辛能温痛，有行气止痛、健脾和中之功，因其苦温而燥，故治疗寒湿阻中之气滞最宜。陈皮还可用于治疗呕吐、呃逆，湿痰、寒痰咳嗽，胸痹等证。

（二十五）枳实

性味归经：苦、辛、酸，温。归脾经、胃经、大肠经。

功效：破气除痞，化痰消积。

应用：枳实辛行苦降，善破气除痞、消积导滞，可用于治疗饮食积滞、胃肠积滞、气滞胸胁疼痛、产后腹痛及胸痹、结胸等证。

（二十六）香附

性味归经：辛、微苦、微甘，平。归肝经、脾经、三焦经。

功效：疏肝解郁，调经止痛，理气调中。

应用：香附入主肝经气分，芳香行气，善散肝气之郁结，味苦疏泄以平肝气之横逆，故为疏肝解郁、行气止痛之要药。治疗肝气郁结之胁肋疼痛，多与柴胡、川芎、枳壳等同用，如柴胡疏肝散。另可治月经不调、痛经、乳房胀痛、气滞腹痛。

（二十七）神曲

性味归经：甘、辛，温。归脾经、胃经。

功效：消食和胃。

应用：神曲辛以行散消食，甘温健脾开胃、和中止泻。常配山楂、麦芽、木香等同用，用于治疗食滞脘腹胀满、食少纳呆、肠鸣腹泻；或者用于滋补或清热伤阴药，以固护脾胃之气。

（二十八）麦芽

性味归经：甘，平。归脾经、胃经、肝经。

功效：消食健胃，回乳消胀。

应用：麦芽性味甘平，健胃消食，尤能促进淀粉性食物的消化。主治米面薯芋类积滞不化，常配山楂、神曲、鸡内金同用；本品还有回乳之功，可用于治疗断乳、乳房胀痛；又兼能疏肝解郁，常配伍川楝子、柴胡等，治肝气郁滞或肝胃不和之胁痛。

（二十九）鸡内金

性味归经：甘，平。归脾经、胃经、小肠经、膀胱经。

功效：消食健脾，涩精止遗。

应用：鸡内金消食化积作用较强，并可健运脾胃，故广泛用于治疗米面薯芋乳肉等各种食积证。鸡内金健脾作用较强，故常配伍其他药物同用，保护胃阴不受损失。另外，鸡内金还可用于治疗肾虚遗精、遗尿，沙石淋证，胆石证等。

（三十）川芎

性味归经：辛，温。归肝经、胆经、心包经。

功效：活血行气，祛风止痛。

应用：川芎辛散温通，既能活血化瘀，又能行气止痛，为"血中之气药"，具有通达气血的功效，故治气滞血瘀之胸胁、腹部诸痛。若治心脉瘀阻之胸痹心痛，常与丹参、桂枝、檀香等同用；若治肝郁气滞之胁痛，常配伍柴胡、白芍、香附，如柴胡疏肝散。川芎善"下调经水，中开郁结"，为妇科要药，能活血调经，可用于治疗多种妇产科疾病。还可用于治疗头痛、风湿痹痛。

（三十一）延胡索

性味归经：辛、苦，温。归心经、肝经、脾经。

功效：活血、行气、止痛。

应用：延胡索辛散温通，为活血、行气、止痛之良药，可"行血中之气滞，气中血滞，故专治一身上下诸痛"，为常用止痛药。如气滞胃痛，可配伍香附、木香、砂仁；如中虚胃痛，可配伍党参、白术、白芍。

（三十二）丹参

性味归经：苦，微寒。归心经、心包经、肝经。

功效：活血调经，祛瘀止痛，凉血消痈，除烦安神。

应用：丹参善能通行血脉、祛瘀止痛，广泛应用于各种瘀血病症的治疗，如血瘀心痛、脘腹疼痛、癥瘕积聚、跌打损伤、风湿痹证等。丹参还可入心经，既可清热凉血，又可除烦安神；既能活血，又能养血以安神定志。

（三十三）红花

性味归经：辛，温。归心经、肝经。

功效：活血通经、祛瘀止痛。

应用：红花可活血通脉，以化滞消斑，可用于治疗瘀热郁滞之斑疹色暗，常配伍清热凉血透疹的紫草、大青叶等。此外，红花还可用于治疗血滞经闭、痛经，产后瘀滞腹痛，癥瘕积聚，胸痹心痛，胁痛，跌打损伤，瘀滞肿痛等症。

（三十四）桃仁

性味归经：苦、甘，平，有小毒。归心经、肝经、大肠经。

功效：活血祛瘀，润肠通便，止咳平喘。

应用：桃仁味苦，入心肝血分，善泄血滞，祛瘀力强，又称为破血药，为治疗多种瘀血阻滞病症的常用药。桃仁常与红花相须为用，亦用于治疗肠痈、肺痈、肠燥便秘、咳嗽气喘等症。

（三十五）半夏

性味归经：辛，温，有毒。归脾经、胃经、肺经。

功效：燥湿化痰，降逆止呕，消痞散结；外用可消肿止痛。

应用：半夏辛开散结，化痰消痞。治痰热阻滞致心下痞满者，常配伍干姜、黄连、黄芩，以辛开苦降、开痞散结，如半夏泻心汤；治梅核气，气郁痰凝者，配伍紫苏、厚朴、茯苓，以行气解郁、化痰散结，如半夏厚朴汤。半夏味苦降逆和胃，为止呕要药，各种原因的呕吐，皆可随证配伍运用。如阴虚呕吐，配伍石斛、麦冬；气虚呕吐，配伍人参、白蜜等。半夏还可用于治疗湿痰、寒痰证，瘿瘤，痰核，痈疽肿痛，毒蛇咬伤，等等。

（三十六）川贝母

性味归经：苦、甘，微寒。归肺经、心经。

功效：清热化痰，润肺止咳，散结消肿。

应用：川贝母性寒味微苦，能清泻肺热化痰，又味甘质润，能润肺止咳，尤宜治疗内伤久咳、燥痰、热痰之证。治肺阴虚劳咳、久咳有痰者，常配伍沙参、麦冬等以养阴润肺、化痰止咳；治肺热、肺燥咳嗽，常配伍知母以清肺润燥、化痰止咳，如二母散等。此外，本品尚用于治疗乳痈、肺痈等证。

（三十七）瓜蒌

性味归经：甘、微苦，寒。归肺经、胃经、大肠经。

功效：清热化痰，宽胸散结，润肠通便。

应用：瓜蒌能利气开郁，导痰浊下行而奏宽胸散结之效，还可用于治疗肠燥便秘、肺痈、肠痈、乳痈、痰热咳喘等证。

（三十八）竹茹

性味归经：甘，微寒。归肺经、胃经。

功效：清热化痰，除烦止呕。

应用：竹茹甘寒性润，善清化痰热。肺热咳嗽、痰黄稠者，常配瓜蒌、桑白皮等同用；痰火内扰、胸闷痰多、心烦不寐者，常配枳实、半夏、茯苓等同用，如温胆汤。另外，竹茹还可用于治疗胃热呕吐、妊娠恶阻等症。

（三十九）海藻

性味归经：咸，寒。归肝经、肾经。

功效：消痰软坚，利水消肿。

应用：海藻咸能软坚、消痰散结。治瘿瘤，常与昆布、贝母等同用，如海藻玉壶汤；治瘰疬，常与夏枯草、玄参、连翘等同用。本品有利水消肿之功，但单用力薄，故多配伍茯苓、猪苓、泽泻等药物。

（四十）龙骨

性味归经：甘、涩，平。归心经、肝经、肾经。

功效：镇惊安神，平肝潜阳，收敛固涩。

应用：龙骨质重，入心经，能镇静安神，为重镇安神的常用药，用于治疗心神不宁、心悸失眠、健忘多梦等症，可与石菖蒲、远志等同用，或与酸枣仁、柏子仁、朱砂、琥珀等配伍；本品还可入肝经，质重沉降，有较强的平肝潜阳作用，故常用于治疗肝阴不足、肝阳上亢所致的头晕目眩、烦躁易怒等症，多与代赭石、生牡蛎、白芍等滋阴潜阳药同用，如镇肝熄风汤。龙骨还可用于治疗滑脱诸证及湿疮瘙痒、疮疡久溃不敛等证。

（四十一）牡蛎

性味归经：咸，微寒。归肝经、胆经、肾经。

功效：重镇安神，潜阳补阴，软坚散结。

应用：牡蛎质重能镇，有安神之效，用于治疗心神不安、惊悸怔忡、失眠多梦等症，常与龙骨相须为用，亦可配伍朱砂、琥珀、酸枣仁等安神之品。此外，牡蛎可用于治疗水不涵木、阴虚阳亢、头目眩晕、烦躁不安、耳鸣者，常与龙骨、龟甲、白芍等同用；牡蛎还可用于治疗滑脱诸证，痰核、瘿瘤、癥瘕积聚等证。

（四十二）人参

性味归经：甘、微苦，平。归肺经、脾经、心经。

功效：大补元气，补脾益肺，生津，安神益智。

应用：人参甘、微苦，既能补气，又能生津，所以热邪伤津耗气，或热病气津两伤、口渴、脉大无力者，常与知母、石膏同用，如白虎加人参汤。消渴一病，虽有在肺、脾（胃）、肾的不同，但常常相互影响，其病理变化主要是阴虚与燥热，往往气阴两伤，人参既能补益肺脾肾之气，又能生津止渴，故在治疗消渴的方剂中较常用。此外，人参还可用于治疗元气虚脱证、肺脾心肾气虚证。

（四十三）党参

性味归经：甘，平。归脾经、肺经。

功效：补脾肺气，补血，生津。

应用：党参对热伤气津之气短口渴，亦有补气生津的作用，用于治疗气津两伤的轻证，宜与麦冬、五味子等养阴生津之品同用。党参性味甘平，主归脾、肺二经，以补脾肺之气为主要作用。用于治疗中气不足的体虚倦怠、食少便溏等症，常与补气健脾除湿的白术、茯苓同用；对肺气亏虚的咳嗽气促、语声低微等症，可与黄芪、蛤蚧等同用，以补益肺气、止咳定喘。党参还可用于治疗气血两虚证，临症见面色苍白或萎黄、乏力、头晕、心悸之气血两虚证。

（四十四）太子参

性味归经：甘、微苦，平。归脾经、肺经。

功效：补气健脾，生津润燥。

应用：太子参能补脾肺之气，兼能养阴生津，其性略偏寒凉，属补气药中的清补之品。宜用于热病之后，气阴两亏、倦怠自汗、饮食减少、口干少津，而不易温补者。因其作用平和，多入复方作为病后调补之药。用于治疗脾气虚弱、胃阴不足所致食少倦怠、口干舌燥，宜与山药、石斛等益脾气、养胃阴之品同用；亦可用于治疗心气与心阴两虚所致心悸不眠、虚热汗多，宜与五味子、酸枣仁等养心安神敛汗之品同用。

（四十五）北沙参

性味归经：甘、微苦。归肺经、胃经。

功效：养阴清肺，益胃生津。

应用：北沙参甘润而偏于苦寒，能补肺阴、胃阴，生津止渴，兼能清肺热、胃热，用于治疗阴虚肺燥有热之干咳少痰、咯血或音哑等证，或胃阴虚有热之口干多饮、饥不欲食、大便干结、舌苔光剥（舌红少津）及胃痛、胃胀、干呕等症。

（四十六）甘草

性味归经：甘，平。归心经、肺经、脾经、胃经。

功效：补脾益气，祛痰止咳，缓急止痛，清热解毒，调和诸药。

应用：甘草在许多方剂中都可发挥调和药性的作用。通过解毒，可降低方中某些药的毒烈之性；通过缓急止痛，可缓解某些药刺激肠胃引起的腹痛；另其甜味浓郁，可矫正方中药物的滋味。此外，甘草还常用于治疗心气不足，脉结代、心动悸，脾气虚弱，咳喘，脘腹、四肢挛急疼痛，热毒疮疡，咽喉肿痛，药食中毒等症。

三、常用中成药

（一）糖脉康颗粒

组成：黄芪、生地黄、赤芍、丹参、牛膝、麦冬、黄精等 11 味药。

功效：养阴清热，活血化瘀，益气固肾。

主治：适用于气阴两虚兼瘀血症所致的倦怠乏力、气短懒言、自虚盗汗、五心烦热、口渴喜饮、便秘，以及 2 型糖尿病及并发症见上述症状者。

（二）消渴康颗粒

组成：生石膏、知母、生地黄、麦冬、天花粉、玉竹、玄参、牛膝、丹参、泽泻、党参、山萸肉、枇杷叶、南五味子。

功效：清热养阴，生津止渴。

主治：用于治疗阴虚热盛型 2 型糖尿病。症见口渴喜饮、消谷易饥、小便频数、急躁易怒、怕热心烦、大便干结等。

（三）金芪降糖片

组成：黄芪、金银花、黄连等。

功效：清热泻火，补中益气。

主治：用于治疗内热兼气虚所致的消渴证，症见口渴喜饮、易饥多食、气短乏力，以及2型糖尿病轻度、中度见上述证候者。

（四）消渴丸

组成：葛根、地黄、黄芪、天花粉、玉米须、南五味子、山药、格列本脲。

功效：滋肾养阴，益气生津。

主治：用于治疗气阴两虚所致的消渴证，症见多饮、多尿、多食、消瘦、体倦乏力、眠差腰痛，以及2型糖尿病见上述证候者。

（五）津力达颗粒

组成：人参、黄精（制）、苍术（炒）、苦参、麦冬、地黄、何首乌（制）、山茱萸、茯苓、佩兰、黄连、知母、淫羊藿（炙）、丹参、葛根、荔枝核、地骨皮。

功效：益气养阴，健脾运津。

主治：用于治疗2型糖尿病气阴两虚证，症见口渴多饮、消谷易饥、尿多、形体渐瘦、倦怠乏力、自汗盗汗、五心烦热、便秘等。

（六）百令胶囊

组成：成分为发酵虫草菌菌丝体干粉。主要含有虫草酸、甘露醇、甾体及19种氨基酸。

功效：具有补肺肾、益精气的功效。

主治：用于治疗肺肾两虚所致的咳嗽、气喘、腰背酸痛等症，现用于糖尿病肾病的早期治疗，可减少尿蛋白丢失。

（七）海昆肾喜胶囊

组成：成分为褐藻多糖硫酸酯。

功效：化浊排毒。

主治：用于治疗慢性肾衰竭（代偿期、失代偿期和尿毒症早期）湿浊证，对肾功能有保护作用，可延缓肾功能减退的速度。

（八）尿毒清颗粒

组成：大黄、黄芪、桑白皮、苦参、白术、茯苓、白芍、制何首乌、丹参、车前草等。

功效：通腑降浊、健脾利湿、活血化瘀。

主治：用于治疗慢性肾衰竭、氮质血症期和尿毒症早期、中医辨证属脾虚湿浊证和脾虚血瘀证。可降低肌酐、尿素氮，稳定肾功能，延缓透析时间。

（九）六味地黄丸或胶囊

组成：熟地黄、茯苓、山药、牡丹皮、泽泻、山萸肉。

功效：补肾滋阴。

主治：肾阴虚者可以选用。

（十）金匮地黄丸或胶囊

组成：制附子、肉桂、熟地黄、茯苓、山药、牡丹皮、泽泻、山萸肉。

主治：温补肾阳。

功效：肾阳虚者可以选用。

（十一）知柏地黄丸（浓缩丸）

组成：熟地黄、山萸肉（制）、山药、知母、黄柏、茯苓、泽泻、牡丹皮。

功效：滋阴降火。

主治：用于治疗阴虚火旺、潮热盗汗、口干咽痛、耳鸣遗精、小便短赤。用法与用量：每次 8 丸，每日 3 次。注意事项：本品为阴虚火旺证而设，气虚发热及实热者忌服；感冒者慎用，以免表邪不解；本品药性滋腻而寒凉，凡脾虚便溏、气滞中满者不宜使用；服药期间饮食宜选清淡易消化之品，忌食辛辣、油腻之物。

（十二）明目地黄丸

组成：熟地黄、山茱萸（制）、牡丹皮、山药、茯苓、泽泻、枸杞子、菊花、当归、白芍、蒺藜、石决明（煅）。

功效：滋肾，养肝，明目。

主治：用于治疗肝肾阴虚、目涩畏光、视物模糊等症。

（十三）石斛夜光丸

组成：石斛、人参、山药、茯苓、甘草、地黄、麦冬。

功效：滋阴补肾，清肝明目。

主治：用于治疗肝肾两亏、阴虚火旺、内障目暗、视物昏花等症。

（十四）木丹颗粒

组成：黄芪、延胡索（醋制）、三七、赤芍、丹参、川芎、红花、苏木、鸡血藤。

功效：益气活血，通络止痛。

主治：用于治疗糖尿病性周围神经病变属气虚络阻证，临床表现为四肢末梢及躯干部麻木、疼痛及感觉异常；或见肌肤甲错、面色晦暗、倦怠乏力、神疲懒言、自汗等。

（十五）活血通脉胶囊

组成：水蛭。

功效：破血逐瘀，活血散瘀，通经，通脉止痛。

主治：用于治疗癥瘕痞块、血瘀闭经、跌打损伤及高脂血症，见有眩晕、胸闷、心痛、体胖等属于痰瘀凝聚者。也可用于治疗糖尿病性周围神经病变之痰瘀阻络。

（十六）甲亢丸

组成：橘红、清半夏、云苓、海藻、昆布、夏枯草、煅牡蛎、大贝、三棱、黄药子、甘草、琥珀、朱砂。

功效：理气化痰，软坚散结。

主治：用于治疗因内伤七情，忧思恼怒，日久酿成痰气郁结的瘿瘤。

（十七）甲亢灵片

组成：墨旱莲、山药、丹参、龙骨（煅）、夏枯草、牡蛎（煅）。

功效：平肝潜阳，软坚散结。

主治：用于治疗具有心悸、汗多、烦躁易怒、咽干、脉数等症状的甲状腺功能亢进症。

（十八）血脂康胶囊

组成：红曲。

功效：除湿祛痰，活血化瘀，健脾消食。

主治：用于治疗脾虚痰瘀阻滞证，症见气短、乏力、头晕、头痛、胸闷、腹胀、食少纳呆等；也可用于高脂血症及动脉粥样硬化引起的心脑血管疾病的辅助治疗。

（十九）荷丹片

组成：荷叶、丹参、山楂、番泻叶、盐补骨脂。

功效：化痰降浊。

主治：用于治疗高脂血症属痰夹挟瘀证。

（二十）地奥脂必妥片

组成：主要成分为红曲。

功效：健脾消食、除湿祛痰、活血化瘀。

主治：用于治疗脾瘀阻滞证，症见气短、乏力、头晕、头痛、胸闷、腹胀、食少纳呆等；也可用于高脂血症及动脉粥样硬化引起的其他心脑血管疾病的辅助治疗。

参考文献

[1] 苏彦超，王丁，许鹏．心血管内科疾病临床诊疗技术 [M]．北京：中国医药科技出版社， 2016．

[2] 林典义．呼吸内科疾病诊疗新进展 [M]．西安：西安交通大学出版社，2015．

[3] 邵鹏．神经内科常见病诊疗精要 [M]．西安：西安交通大学出版社，2015．

[4] 陈艳成．内科学 [M]．重庆：重庆大学出版社， 2016．

[5] 张冰．中药临床合理用药理论与策略 [M]．北京：人民卫生出版社，2016．

[6] 杜文贞．消化内科疾病诊疗新进展 [M]．西安：西安交通大学出版社，2015．

[7] 阮长耿，沈志祥，黄晓军．血液病学高级教程 [M]．北京：人民军医出版社，2015．

[8] 杨世忠．中医肝胆病学 [M]．北京：中国中医药出版社，2016．

[9] 武谦虎．常用治疗肝病中药 [M]．2 版．北京：中国医药科技出版社，2014．

[10] 杨传梅．内分泌科疾病诊疗新进展 [M]．西安：西安交通大学出版社，2015．

[11] 张春艳，谢二辰，苏从肖．肾脏疾病临床诊疗技术 [M]．北京：中国医药科技出版社，2016．

[12] 刘学兰．中医内分泌代谢病学 [M]．北京：科学出版社，2017．